住院医师规范化培训精品案例教材

总主审：王成增　　总主编：姜　勇

肾脏内科

本册主编　赵占正

郑州大学出版社

图书在版编目(CIP)数据

肾脏内科／赵占正主编. -- 郑州：郑州大学出版社，2025.4. --（住院医师规范化培训精品案例教材／姜勇总主编). -- ISBN 978-7-5773-0670-4

Ⅰ. R692

中国国家版本馆 CIP 数据核字第 202496XY92 号

肾脏内科

SHENZANG NEIKE

项目负责人	孙保营　李海涛	封面设计	苏永生
策划编辑	陈文静	版式设计	苏永生
责任编辑	陈文静　苏靖雯	责任监制	朱亚君
责任校对	赵佳雪　丁晓雯		

出版发行	郑州大学出版社	地　　址	河南省郑州市高新技术开发区
出 版 人	卢纪富		长椿路 11 号(450001)
经　　销	全国新华书店	网　　址	http://www.zzup.cn
印　　刷	河南龙华印务有限公司	发行电话	0371-66966070
开　　本	850 mm×1 168 mm　1／16		
印　　张	14.5	字　　数	422 千字
版　　次	2025 年 4 月第 1 版	印　　次	2025 年 4 月第 1 次印刷

书　　号	ISBN 978-7-5773-0670-4	定　　价	81.00 元

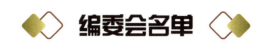

编委会名单

总主审 王成增

总主编 姜　勇

编　委（以姓氏笔画为序）

丁德刚	王　叩	王　悦	王　薇	王义生	王成增
王金合	王伊龙	王秀玲	王怀立	王坤正	车　璐
艾艳秋	卢秀波	田　华	兰　超	邢丽华	邢国兰
朱　涛	朱长举	刘　丹	刘　红	刘升云	刘刚琼
刘会范	刘冰熔	刘淑娅	刘献志	闫东明	许予明
许建中	李　莉	李向楠	李淑英	余祖江	宋东奎
宋永平	宋学勤	张　大	张　磊	张英剑	张国俊
张金盈	张建江	陈志敏	范应中	岳松伟	郎　艳
房佰俊	赵　松	赵　杰	赵占正	赵先兰	姜　勇
姜中兴	贺玉杰	秦贵军	贾　勐	贾延劼	徐　敬
高剑波	高艳霞	郭瑞霞	黄　艳	曹　钰	符　洋
董建增	程敬亮	曾庆磊	窦启锋	魏新亭	

秘　书 王秀玲

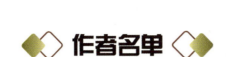

作者名单

主　编　赵占正

副主编　邢国兰　张　矗　朱　清　郭明好　王少亭　赵瑛瑛

编　委（以姓氏笔画为序）

丁　琪（信阳市中心医院）	肖　静（郑州大学第一附属医院）
马东红（新乡医学院第一附属医院）	时　军（河南大学淮河医院）
王　沛（郑州大学第一附属医院）	谷　裕（南阳市中心医院）
王　凯（郑州大学第一附属医院）	谷东风（郑州人民医院）
王　筝（郑州大学第一附属医院）	张　博（信阳市中心医院）
王少亭（郑州大学第五附属医院）	张　颖（郑州大学第一附属医院）
王延辉（郑州人民医院）	张　矗（阜外华中心血管病医院）
王林风（平顶山市第一人民医院）	张　瑾（郑州大学第五附属医院）
王俊霞（河南科技大学第一附属医院）	张军军（郑州大学第一附属医院）
王晓阳（郑州大学第一附属医院）	张丽洁（郑州大学第一附属医院）
户庆峰（商丘市第一人民医院）	张宏涛（河南省人民医院）
邢国兰（郑州大学第一附属医院）	张晓雪（郑州大学第一附属医院）
朱　清（河南省人民医院）	张献朝（平顶山市第一人民医院）
任东升（南阳市中心医院）	陈　凯（开封市人民医院）
刘东伟（郑州大学第一附属医院）	苗　艳（河南省人民医院）
齐媛媛（郑州大学第一附属医院）	尚　进（郑州大学第一附属医院）
孙志强（河南大学淮河医院）	周春宇（郑州大学第一附属医院）
苏晨皓（郑州大学第二附属医院）	赵　京（郑州大学第一附属医院）
杜跃亮（漯河市中心医院）	赵占正（郑州大学第一附属医院）
李　瑾（新乡医学院第一附属医院）	赵瑛瑛（郑州大学第二附属医院）
杨自君（郑州大学第一附属医院）	胡晓舟（郑州大学第五附属医院）

袁　毅(洛阳市中心医院)　　　　窦艳娜(郑州大学第一附属医院)

夏　璇(平顶山市第一人民医院)　　翟亚玲(郑州大学第一附属医院)

郭　林(焦作市中医院)　　　　　　樊景阳(郑州人民医院)

郭　敏(漯河市中心医院)　　　　　霍　帅(阜外华中心血管病医院)

郭明好(新乡医学院第一附属医院)　魏新平(商丘市第一人民医院)

黄　博(郑州大学第一附属医院)　　魏燕芙(商丘市第一人民医院)

梅芳芳(河南理工大学)

秘　书　张丽洁　窦艳娜

前 言

　　肾脏疾病是全球范围内被广泛关注的健康问题，对患者的生活质量和生存率都具有重大影响。随着医学技术的不断进步，我们对肾脏疾病的认识和治疗手段也在不断提升。本教材旨在介绍和分析肾脏内科常见、疑难病例，以及常见肾脏疾病诊疗技术，使住院医师规范化培训学员快速且高水准地适应肾脏内科的临床一线工作。

　　本教材以丰富的病例为基础，旨在帮助读者加深对肾脏疾病的认识，提高临床诊断和治疗水平，共归纳总结了 31 个有代表性的肾脏疾病病例，包括原发性肾小球肾炎、原发性肾病综合征、继发性肾脏病、急性肾损伤、急性肾小管间质性肾病、尿路感染、遗传性肾脏病、慢性肾脏病及其并发症等，以及 5 个常见肾脏疾病诊疗技术。每个病例详细列出了问诊、查体要点以及重点实验室检查，同时讲解了详细的诊疗经过和预后，配合思维引导，对病例逐一剖析，加深住培学员对肾脏内科疾病的认识和理解。最后的思考与讨论部分总结概括了最新的肾脏医学知识并归纳了诊治要点和新进展，使读者对疾病的认识更加深刻，为广大临床医生提供最新的学术资讯。文末的练习题、推荐阅读有助于拓展读者的知识面。

　　我们希望肾脏内科住培学员能够在学习本教材的过程中，培养扎实的临床基本功，勤于实践，不断学习、更新医疗知识，成为对患者负责、医术精湛的医务工作者。同时也希望本教材不仅能成为医学生的学习工具，也能成为临床医生和相关专业人士的参考读物。我们相信，通过对病例的深入讨论和分析，读者能够更好地理解肾脏内科疾病的复杂性和多样性，从而更好地应对临床实践中的挑战。

　　最后，我们要对参与本教材编写和出版的所有人员表示衷心的感谢，也衷心希望本教材能为广大医务工作者提供帮助，为促进患者的健康贡献一份力量。此外，由于医学知识的不断更新，教材中难免存在不足之处，希望读者能提出宝贵意见，使下一版本的教材更加完善。

编者

2025 年 1 月

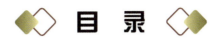

目　录

案例 1　IgA 肾病

一、病历资料 ▶▶

张某某,女,29 岁。

(一)门诊接诊

1. **主诉**　间断双下肢水肿 3 年余,再发 3 d。

2. **问诊重点**　眼睑和/或下肢水肿是肾炎或者肾病综合征患者的常见症状,患者病程较长,须注意每次水肿的诱发因素、伴随症状,有无尿量变化、泡沫尿、肉眼血尿、乏力、食欲减退、腹胀,有无腰痛、夜尿增多,有无血压升高等,以及诊治经过、治疗效果等。

3. **问诊内容**

(1)诱发因素:有无上呼吸道感染、胃肠道感染或尿路感染等诱发因素。

(2)主要症状:部分患者可完全无症状,仅在体检中发现尿蛋白或者镜下血尿;40%～50% 的患者表现为一过性或者反复发作性的肉眼血尿,大多伴有上呼吸道感染、少数有泌尿系统或者消化系统感染,肉眼血尿可在感染后数小时或者 3 d 内出现;部分患者可伴随眼睑或者双下肢水肿,水肿可呈晨轻暮重的特点,双下肢可呈指凹性水肿,从远心端开始。

(3)伴随症状:①泌尿系统症状,如肉眼血尿、泡沫尿、尿路刺激征、尿量变化;②继发性肾病可伴随全身症状,如发热、乏力、咯血、皮疹、关节痛、骨痛等;③肾病患者交感神经兴奋、容量负荷增加,容易出现高血压,须询问血压情况;④水肿患者易出现容量负荷过重表现,如胸闷、腹胀、食欲减退。

(4)诊治经过:有无治疗经历,用何种药,具体剂量、效果如何。

(5)既往史:既往有无其他疾病。

(6)个人史:患者的吸烟与饮酒史,不良习惯及嗜好,有毒有害物质接触史等。

(7)家族史:有无肾病的家族史。

问诊结果

患者 3 年前无明显诱因出现双下肢水肿,以脚踝部为著,晨轻暮重,伴有泡沫尿,不伴肉眼血尿,不伴发热、腹痛、皮疹、关节痛,不伴胸闷、腹胀等。至当地医院就诊,尿常规示尿蛋白(+),镜下红细胞计数 58/HP,肝功能、肾功能检查示血肌酐 62 μmol/L,白蛋白 41 g/L,诊断为"肾炎综合征",给予"厄贝沙坦"及"百令胶囊"口服,水肿缓解,患者未规律服药,后多次反复出现。3 d 前双下肢水肿再次出现,至我院门诊就诊,血压 155/95 mmHg,尿蛋白(+++),镜下红细胞 158/μL,血肌酐 90 μmol/L,血白蛋白 34 g/L,遂以"肾炎综合征"收入我科。自发病以来,神志清,精神好,大便如常,小便有泡沫,尿量无减少,体重无明显增加或减少。既往史、个人史均无特殊,否认肾病家族史。

---

4. **思维引导**　该患者病程较长,3 年前即出现双下肢水肿,伴泡沫尿,检验结果提示"肾炎综合征",未规律服药和随访,未接受肾穿刺活检,病理类型未明确。3 d 前复查结果提示肾炎综合征仍无缓解,并出现血压升高,应进一步完善相关检查,排除继发性因素(如过敏性紫癜、病毒性肝炎、药物等)导致的肾脏病变,必要时行肾穿刺活检明确病理类型,以便后续方案的制订。

（二）体格检查

1.重点检查内容与目的　患者"肾炎综合征"诊断明确，临床上表现为水肿和血压升高，除了重点查看患者的生命体征外，应注意排查有无其他继发性疾病的表现，如皮疹、腹痛、黄疸、腹腔积液，以及有无用药史等；另外，因患者较年轻，同时应排除继发性高血压病，应注意患者是否存在肥胖、皮肤紫纹等；此外，应检查患者眼睑、双下肢、腰骶部等容易水肿的部位，以及观察结膜是否苍白，心、肺听诊及腹部是否膨隆、肠鸣音如何等情况。

体格检查结果

体温（T）36.5 ℃，脉搏（P）82 次/min，呼吸（R）18 次/min，血压（BP）148/92 mmHg，身高160 cm，体重55 kg

神志清，营养中等，发育正常，走入病房，对答切题，查体合作。全身皮肤黏膜无明显黄染，无紫纹、皮疹。神清，精神可，眼睑无水肿，结膜无苍白，颈软，颈静脉无怒张，气管位居中，双侧甲状腺未触及肿大。胸廓无畸形，呼吸运动正常，语颤正常，无胸膜摩擦感，叩诊清音，双肺呼吸音粗，未闻及干、湿啰音及哮鸣音。心率82 次/min，律齐，各瓣膜听诊区未闻及病理性杂音。腹部稍膨，未见胃肠型、蠕动波。无腹壁静脉曲张。无明显压痛、反跳痛，肝、脾肋下未触及，胆囊未触及，墨菲（Murphy）征阴性，移动性浊音（−）。四肢肌力4 级，肌张力正常，双下肢轻度指凹性水肿，双侧足背动脉搏动存在。

2.思维引导　患者肾炎综合征诊断明确，接下来应进一步排查引起肾炎综合征的继发因素，完善实验室检查和影像学检查协助评估，行肾穿刺活检协助明确诊断。

（三）实验室检查

1.主要内容与目的

（1）血常规：查看患者有无贫血。

（2）尿常规：查看患者蛋白尿、镜下红细胞计数、尿比重，以及是否存在泌尿系统感染等。

（3）粪常规：查看患者是否存在消化道出血。

（4）24 h 尿蛋白定量：查看患者蛋白尿定量情况。

（5）尿红细胞形态学分析：查看异常形态的红细胞占比，判断患者镜下红细胞来源。

（6）血气分析：查看患者是否存在电解质及酸碱异常问题。

（7）血液生化：查看患者血电解质水平。

（8）血免疫及炎症指标：抗中性粒细胞胞质抗体（ANCA）四项，抗肾小球基底膜抗体，抗核抗体（ANA），抗 ds-DNA 抗体，ENA 谱，类风湿因子定量，血游离轻链（κ-LC，λ-LC），血 M 蛋白，补体，C 反应蛋白（CRP）、红细胞沉降率（ESR）协助判断患者是否存在继发性肾脏病；血 PLA2R 抗体可帮助判断患者是否存在膜性肾病。

（9）尿游离 κ 和 λ 型 M 蛋白：是否存在多发性骨髓瘤肾损害。

（10）甲状腺功能：查看患者是否有甲状腺问题。

（11）泌尿系 B 超：评估肾大小形态，皮质厚度，是否伴随实质回声增强、皮髓分界不清，是否存在泌尿系结石。

（12）其他彩超：是否存在甲状腺、心脏、肝、胆、胰、脾异常，是否存在双下肢静脉血栓。

（13）心电图：评估心脏情况。

（14）胸部 CT 及头颅 CT：患者是否存在肺部感染或由血压控制不佳引起的脑血管疾病。

（15）肾病理检查：明确患者的病理类型。

辅助检查结果

实验室化验及检查

(1) 血常规:红细胞(RBC)3.60×10^{12}/L↓,血红蛋白(Hb)97 g/L↓,白细胞(WBC)5.19× 10^9/L,血小板(PLT)328×10^9/L。

(2) 尿常规:蛋白(+++)↑,尿比重 1.015。

(3) 粪常规:阴性。

(4) 24 h 尿蛋白定量:2.93 g。

(5) 尿红细胞形态学分析:正常红细胞计数 70/μL,占比 21%,异常红细胞计数 269/μL,占比 79%,透明管型 3/μL。

(6) 血气分析:阴性。

(7) 血液生化:钾 3.91 mmol/L,钠 140 mmol/L,氯 105 mmol/L,钙 2.39 mmol/L,肌酐 90 μmol/L,估算肾小球滤过率(e-GFR):74.68 mL/min,白蛋白 34 g/L。

(8) 血免疫及炎症指标:ANCA 四项,ANA,抗 ds-DNA 抗体,ENA 谱,类风湿因子定量均未见异常,血游离轻链(κ-LC,λ-LC),血 M 蛋白,补体 C3、C4、C1q,CRP、ESO、ESR,血 PLA2R 抗体等均未见明显异常。

(9) 尿游离 κ 和 λ 型 M 蛋白:阴性。

(10) 甲状腺功能:正常。

(11) 泌尿系 B 超:双肾大小形态正常,左肾皮质厚度 17 mm,右肾皮质厚度 15 mm,双侧输尿管、膀胱未见明显异常。

(12) 其他彩超:甲状腺及颈部淋巴结区、心脏、肝、胆、胰、脾、双下肢静脉均未见明显异常。

(13) 心电图:正常范围心电图。

(14) 胸部 CT 及头颅 CT:右肺下叶小类结节,考虑炎性;头颅 CT 未见异常。

(15) 肾病理检查:局灶增生性 IgA 肾病。

1) 光镜:见图 1。

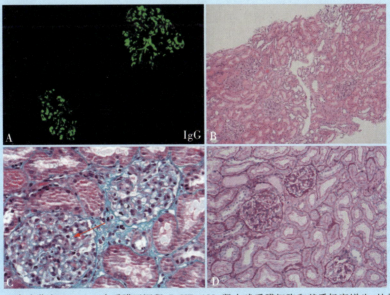

A. 免疫荧光×200,IgA 在系膜区沉积;B. HE×100,肾小球系膜细胞和基质轻度增生、灶状中度加重伴内皮细胞增生;C. MASSON×400,系膜区嗜复红蛋白沉积(箭头);D. PAS×200,肾小球系膜细胞和基质轻度增生、灶状中度加重伴内皮细胞增生

图 1　局灶增生性 IgA 肾病(免疫荧光+光镜)

2)电镜:见图2。

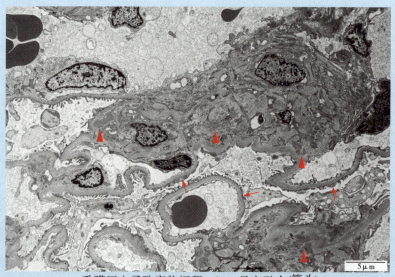

系膜区电子致密物沉积(▲),足突融合(箭头)

图2　IgA 肾病电子致密物(电镜)

2. 思维引导　根据患者临床表现(间断双下肢水肿),结合实验室检验结果(蛋白尿、肾小球源性血尿)以及高血压,诊断为"肾炎综合征"成立,并排除了系统性红斑狼疮、乙肝、抗 GBM 病等引起的继发性肾脏病,肾穿刺结果提示免疫荧光以系膜区 IgA 沉积为主,伴随 IgM 和 C3 沉积,排除了其他因素导致的继发性 IgA 肾病(如乙肝相关性 IgA 肾病、过敏性紫癜等),可以诊断患者为原发性 IgA 肾病。

(四)初步诊断

该患者诊断:①肾炎综合征,局灶增生性 IgA 肾病;②高血压 1 级,高危。

诊断依据:①青年女性,慢性病程。②蛋白尿,伴随镜下肾小球源性血尿,以及血压轻度升高。③无系统性红斑狼疮、乙肝等引起继发性肾病的因素存在。④肾活检病理示免疫荧光以系膜区 IgA 沉积为主,伴随 IgM 和 C3 沉积,是 IgA 肾病的典型病理改变,同时排除了其他因素导致的继发性 IgA 肾病(如乙肝相关性 IgA 肾病、过敏性紫癜等)。

二、诊疗经过

1. 治疗方法　低盐低脂优质蛋白饮食(24 h 钠摄入量控制在 4.8 g/d),初始给予氯沙坦钾 25 mg qd,根据血压情况逐步增加至 25 mg bid,同时给予泼尼松片 30 mg qd,吗替麦考酚酯 0.75 g bid,辅以碳酸钙片、阿法骨化醇、复方新诺明等药物预防激素不良反应。

2. 治疗效果　1 个月后,患者 24 h 蛋白尿为 1.5 g,血肌酐 85 μmol/L,白蛋白 38 g/L,血压控制在 110～120/70～80 mmHg,随后规律复查。半年后,患者 24 h 尿蛋白定量波动在 0.2～0.4 g,血肌酐波动在 70～82 μmol/L,白蛋白 38～43 g/L,血压控制在 105～120/70～80 mmHg,无特殊不适。

三、思考与讨论

IgA 肾病(IgAN),又称 Berger 病,在 1968 年被报道,是目前世界范围内常见的原发性肾小球肾炎之一,也是导致终末期肾脏病(end stage renal disease,ESRD)的重要原因,近 1/3 的患者在 10～

20 年内进展为终末期肾脏病,其发病具有明显的地域和人种分布差异,在亚洲人中最常见,其次为高加索人,非裔最为少见。

IgA 肾病的临床表现和病理表现异质性极强,从而造成预后差异也极大。临床表现方面,不同的个体可表现为无症状的孤立性血尿或蛋白尿,或者肉眼血尿,也可表现为肾炎综合征、肾病综合征,甚至急进性肾小球肾炎。IgA 肾病的发病机制目前尚未完全清楚,循环中糖基化异常、IgA1 水平的升高被认为是发病的关键环节。

IgA 肾病的确诊需要依赖肾穿刺活检。其病理特点为,免疫荧光下,以 IgA 为主的免疫球蛋白沉积于肾小球系膜区,部分患者可伴随 IgG、IgM 和补体的沉积。病理表现不均一,不同个体之间,甚至同一个体不同肾小球之间,可存在较大差异。IgA 在系膜区的沉积常伴随系膜区基质的增多和系膜细胞的增生,也可见到其他肾小球病变,如纤维素样坏死、新月体形成、内皮细胞增生、节段性硬化等;此外,肾小管萎缩和间质纤维化以及血管病变也经常伴随出现。与光镜相对应,电镜下,几乎均可见到系膜区或者系膜旁区电子致密物沉积。目前针对 IgA 肾病的病理分型体系有多种,如世界卫生组织(WHO)组织学分类方法,Lee 分类法和 Haas 分类法,每种分类方法均有自己的优缺点,直至 2009 年国际 IgAN 组织联合肾脏病理学会发布的牛津分型分类方法,才被广泛认可和应用。牛津分型包括 5 个指标,即系膜增生(M),内皮细胞增生(E),节段硬化或者球囊粘连(S),肾小管萎缩/间质纤维化(T)和新月体形成(C),该分型方法以病理学为基础进行半定量评分,从而用来预测患者肾功能进展的风险。

治疗方面,对摄入钠盐的控制是治疗的基础,血管紧张素转化酶抑制剂(ACEI)/血管紧张素 II 受体阻滞剂(ARB)在治疗方面的地位也毋庸置疑,通过近年来的大型多中心双盲对照研究,肯定了激素对于治疗 IgA 肾病的获益,但要注意适用的肾功能范围、激素的不良反应和剂量等。南方医科大学侯凡凡院士的研究认为,吗替麦考酚酯对于中国 IgA 肾病患者具有一定疗效,此外,越来越多的生物制剂也正在进行临床试验,为未来 IgA 肾病的治疗提供更多的选择。

针对此患者,青年女性,处于 IgA 肾病的好发年龄阶段,慢性病程,临床表现为双下肢水肿,轻度升高的血压,化验结果提示肾炎综合征,符合 IgA 肾病的特点,在入院排除了系统性红斑狼疮、多发性骨髓瘤、乙肝等可引起继发性肾病的因素外,肾穿刺活检结果提示局灶增生性 IgA 肾病,从而得出患者的最终诊断,而对于该患者的治疗,使用激素+吗替麦考酚酯,也取得了一定效果,但仍需要继续随访。

附:鉴别诊断

1. 过敏性紫癜性肾炎　又称为 IgA 血管炎,病理表现与 IgA 肾病有高度相似性,可从临床表现方面加以鉴别,比如过敏性紫癜性肾炎患者有皮肤紫癜,可伴随腹痛、关节痛等表现,并有过敏无接触史等。

2. 乙肝相关性 IgA 肾病　患者有明确的乙肝病史,且在肾活检组织上可见到乙肝抗原沉积。

3. 其他有血尿表现的肾脏疾病　一些遗传性疾病如薄基底膜肾病、Alport 综合征等,可出现血尿,不同的是前者肾功能可长期维持在正常范围,而后者呈进行性肾功能减退直至终末期肾病,同时可伴随感音神经性聋及眼部病变,肾脏病理改变的不同是进行鉴别的重要手段。此外,急性链球菌感染后肾炎也可在上呼吸道感染后出现血尿,感染潜伏期为 1～2 周,表现为肾炎综合征,但初期补体 C3 下降会随着病情的好转而恢复至正常,部分患者抗链球菌溶血素 O(ASO)升高,良性病程,预后良好。

四、练习题

1. IgA 肾病的常见临床表现有哪些？
2. IgA 肾病的治疗手段有哪些？

五、推荐阅读

[1] ROVIN BH, ADLER SG, BARRATT J, et al. Executive summary of the KDIGO 2021 Guideline for the Management of Glomerular Diseases[J]. Kidney Int, 2021, 100(4):753-779.

[2] Working Group of the International IgA Nephropathy Network and the Renal Pathology Society, ROBERTS IS, COOK HT, et al. The Oxford classification of IgA nephropathy: pathology definitions, correlations, and reproducibility[J]. Kidney Int, 2009, 76(5):546-556.

[3] CATTRAN DC, COPPO R, COOK HT, et al. The Oxford classification of IgA nephropathy: rationale, clinicopathological correlations, and classification[J]. Kidney Int, 2009, 76(5):534-545.

[4] SAHA MK, JULIAN BA, NOVAK J, et al. Secondary IgA nephropathy[J]. Kidney Int, 2018, 94(4): 674-681.

[5] 王海燕, 赵明辉. 肾脏病学[M]. 4版. 北京：人民卫生出版社, 2020.

（翟亚玲　赵占正）

案例2 急性链球菌感染后肾小球肾炎

一、病历资料

王某某,男,14岁。

(一)门诊接诊

1. 主诉 咽痛、流涕12 d,尿检异常1 d。

2. 问诊重点 咽痛、流涕为呼吸道感染常见症状,患者病程短,问诊时应着重询问病程中主要症状及伴随症状的特点,有无发热、咳嗽、咳痰,有无心悸、皮疹、关节痛;疾病演变过程,有无胸闷气促、呼吸困难,有无体力下降、食欲缺乏,以及诊治经过、治疗效果等。近期发现尿检异常有无明显诱因、是否伴水肿、尿量变化(减少、增多、夜尿增多等)、有无泡沫尿、肉眼血尿等,是否有血压变化。

3. 问诊内容

(1)诱发因素:有无劳累、受凉、不洁饮食、呕吐及腹泻等诱发因素。

(2)主要症状:急性扁桃体炎及咽炎均可出现咽痛及流涕症状,应询问咽痛的性质,如急性会厌炎通常出现声门上方疼痛,伴有声音嘶哑、吞咽甚至呼吸困难,茎突综合征可表现为耳痛和颈痛,在吞咽、说话或头部转动时明显;如合并细菌感染时常出现黄脓涕。鼻腔异物或出血时可能出现涕中带血。

(3)伴随症状:有无发热、咳嗽、咳痰,若有则可能存在呼吸道感染;有无心悸、胸闷,若有则可能存在心力衰竭、心肌炎等;有无皮疹、关节痛症状,若有则可能存在过敏性疾病、自身免疫性疾病等;有无水肿、尿量减少,若有则可能合并急性肾损伤;有无尿频、尿急、尿痛及肉眼血尿,若有则可能合并尿路感染。

(4)诊治经过:用药否、用何种药、具体剂量、效果如何,以利于迅速选择药物。

(5)既往史:是否有呼吸道感染及肾炎病史。

(6)个人史:患者的出生史、喂养史、过敏史及预防接种史等。

(7)家族史:如高血压有家族遗传倾向。

问诊结果

患者12 d前受凉后出现咽痛、流涕,呈清涕,无发热及咳嗽、咳痰,无声嘶、吞咽及呼吸困难,无心悸、胸闷气促,无水肿、肉眼血尿及尿量减少,无尿频、尿急、尿痛及腰痛,无皮疹及关节痛等症状,在当地诊所按"上呼吸道感染"给予"青霉素"治疗,具体剂量不详,3 d后咽痛症状缓解,遂停药,仍有间断流涕,无涕中带血等表现,为进一步治疗于1 d前至当地医院就诊,查尿常规:蛋白(++),隐血(+++),尿红细胞计数945/μL,血常规示Hb 102 g/L,血清白蛋白42.9 g/L,今为进一步治疗来院。发病以来,神志清楚,精神一般,食欲下降,睡眠可,大便正常,尿色尿量如常,体重无明显改变,体力较前轻度下降。既往史、个人史无特殊,否认肾病家族史。

4.思维引导　该患者有咽痛、流涕症状,须考虑患者是否存在上呼吸道感染,可等待患者血常规、CRP、肺部影像学等检查结果;患者存在镜下血尿,按来源可分为肾小球源性和非肾小球源性血尿,可进一步完善尿红细胞形态分析检查;同时伴随蛋白尿,须除外功能性或生理性原因引起的一过性蛋白尿,可嘱患者休息后复查尿常规,并完善24 h尿蛋白定量检查;患者食欲下降,须除外氮质血症可能,监测患者24 h尿量,并进一步完善肝功能、肾功能、补体、泌尿系彩超等检查。

(二)体格检查

1.重点检查内容与目的　患者有咽痛、流涕症状,应重点查看患者的体温并进行咽腔及扁桃体检查,是否合并咽腔充血、扁桃体肿大及脓性分泌物,并进行心、肺听诊,明确是否合并心律失常及肺部感染;患者伴随有血尿、蛋白尿,应监测血压和心率等,同时完善肾区叩击痛等检查以排除泌尿系感染引起的尿检异常。

体格检查结果

T 36.8 ℃,P 100 次/min,R 18 次/min,BP 130/80 mmHg,身高 158 cm,体重 50 kg

神志清,营养中等,发育正常,步入病房,对答切题,查体合作。全身皮肤黏膜无明显黄染、皮疹、瘀点、瘀斑及色素沉着。鼻腔通畅,无异常分泌物。咽腔充血,扁桃体Ⅰ度肿大,表面无脓性分泌物,发音清晰。颈软,颈静脉无怒张,气管位居中,双侧甲状腺未触及肿大。胸廓无畸形,呼吸运动正常,语颤正常,无胸膜摩擦感,叩诊清音,双肺呼吸音粗,未闻及干、湿啰音及哮鸣音。心率 100 次/min,律齐,各瓣膜听诊区未闻及病理性杂音。腹部平坦,未见胃肠型、蠕动波。无腹壁静脉曲张。无明显压痛、反跳痛,肝、脾肋下未触及,胆囊未触及,墨菲征阴性,移动性浊音(-),双肾区叩击痛(-),四肢肌力及肌张力正常,神经系统查体未见明显异常,双下肢无水肿。

2.思维引导　患者有咽腔充血,扁桃体肿大,表面未见脓性分泌物,无声音嘶哑等喉部病变症状,应进一步完善感染血清学及影像学检查明确感染程度及部位;血压临界高值,应进一步记录24 h尿量明确机体容量负荷,双肾区无叩击痛,未发现泌尿系感染相关体征,应进一步行实验室检查明确血尿及蛋白尿原因。

(三)实验室检查

1.主要内容与目的

(1)血常规:明确患者有无白细胞减低、贫血及血小板减低等血液系统损伤。

(2)尿常规:查看患者蛋白尿定性,有无血尿及管型尿。

(3)尿红细胞形态分析:明确尿红细胞形态,进而判断其是否为肾小球来源。

(4)24 h尿蛋白定量:查看患者蛋白尿定量情况。

(5)血液生化:查看患者血电解质、肝功能及肾功能。

(6)ESR+CRP+降钙素原+白介素-6(IL-6):明确患者病情活动程度及炎症程度。

(7)自身抗体指标:ANA、ENA谱、ANCA,查看患者是否存在风湿免疫病。

(8)血免疫指标:抗链球菌溶血素O(ASO)滴度、补体C3、C4及免疫球蛋白,明确机体免疫状态,是否合并ASO滴度升高及补体下降等相关表现。

(9)免疫八项:排除乙肝、丙肝相关性肾炎。

(10)抗肾小球基底膜抗体:明确患者是否存在抗肾小球基底膜病。

(11)抗磷脂酶A2受体抗体:明确患者是否为膜性肾病。

（12）甲状腺功能：明确患者是否合并甲状腺功能亢进等代谢异常。

（13）心电图：评估患者是否存在心律失常、心肌缺血。

（14）心脏彩超：评估患者是否存在风湿性心脏病、心包积液等，协助评价心功能。

（15）泌尿系+肾血管 B 超：是否存在梗阻、结石等引起的肾损伤，了解肾的大小形态回声及血流，初步判断肾血管情况。

（16）胸片：明确是否合并肺部感染、胸腔积液等病变。

（17）肾病理检查：明确引起患者蛋白尿及血尿的病理类型。

辅助检查结果

（1）血常规：WBC $5.54×10^9$/L，RBC $4.01×10^{12}$/L↓，Hb 104 g/L↓，PLT $316×10^9$/L。

（2）尿常规：蛋白（++），隐血（++），RBC 241/μL，WBC（−），尿比重 1.015，pH 6.50。

（3）尿红细胞形态分析："面包圈""花环""草莓型"红细胞占 73%，正常形态红细胞占 27%。

（4）24 h 尿蛋白定量：1.22 g，尿量 2000 mL。

（5）血液生化：白蛋白 39.7 g/L，二氧化碳结合力 19.9 mmol/L↓，血肌酐 53 μmol/L，肝功能、血糖及电解质均正常。

（6）ESR+CRP+PCT+IL-6：ESR 25 mm/h↑，CRP 15.2 mg/L↑，PCT 及 IL-6 正常。

（7）自身抗体指标：ANA 1∶100（−），ENA 谱均（−），ANCA（−）。

（8）血免疫指标：ASO 414.1 U/mL↑，补体 C3 0.85 g/L↓，IgM 0.39 g/L。

（9）免疫八项：HBsAb（+），余各项均阴性。

（10）抗肾小球基底膜抗体：阴性。

（11）抗磷脂酶 A2 受体抗体：阴性。

（12）甲状腺功能：未见明显异常。

（13）心电图：窦性心律，正常心电图。

（14）心脏彩超：静息状态下，心脏结构及血流未见明显异常。

（15）泌尿系+肾血管 B 超：双肾形态大小正常，双肾动脉血流未见明显异常。

（16）胸片：心肺未见明显异常。

（17）肾病理检查：毛细血管内增生性肾小球肾炎。

1）光镜：见图 3。

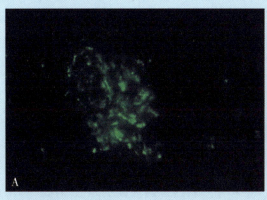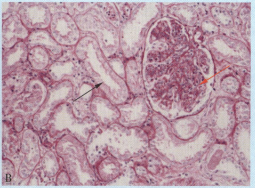

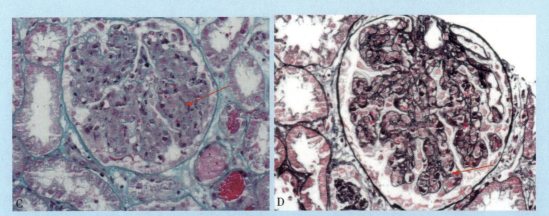

A.免疫荧光×400,IgG沿毛细血管壁及系膜区颗粒状沉积;B.PAS×200,毛细血管内细胞增生(红色箭头),上皮细胞空泡颗粒变性(黑色箭头);C.MASSON×400,毛细血管内细胞增生;D.PASM+MASSON×400,毛细血管内细胞增生,肾小球外观近似分叶状

图3　毛细血管内增生性肾小球肾炎(免疫荧光+光镜)

2)电镜:见上皮下驼峰状电子致密物沉积(图4)。

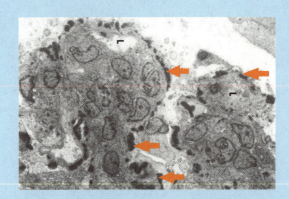

图4　毛细血管内增生性肾小球肾炎(电镜)

2.思维引导　根据患者短期内出现血尿、蛋白尿,可判断为急性肾炎综合征;24 h尿蛋白定量提示非大量蛋白尿;尿红细胞形态分析提示为肾小球源性血尿;补体减低,自身抗体系列检查阴性,可暂排除自身免疫性疾病如系统性红斑狼疮等;胸片未见明显肺部感染征象,结合患者咽腔充血及扁桃体肿大表现,考虑为上呼吸道感染;ASO滴度明显升高伴低补体血症,结合患者发病前7~14 d有呼吸道前驱感染史,肾穿刺活检病理提示为毛细血管内增生性肾小球肾炎,可以诊断患者为急性链球菌感染后肾小球肾炎。

(四)初步诊断

该患者诊断:①急性链球菌感染后肾小球肾炎;②上呼吸道感染;③轻度贫血。

诊断依据:①青少年男性患者,急性起病。②起病前11 d有呼吸道前驱感染史,查体见咽腔充血,扁桃体肿大。③有血尿、蛋白尿等肾小球肾炎表现。④实验室检查示ASO滴度明显升高伴低补体血症、血沉升高。⑤影像学检查提示肾彩超正常。⑥肾穿刺活检病理提示为毛细血管内增生性肾小球肾炎。

二、诊疗经过

1. 治疗方法　①卧床休息；②给予低盐优质蛋白富含维生素饮食；③抗感染治疗：阿莫西林克拉维酸钾注射液 1.2 g q12 h，静脉滴注；④酌情利尿：呋塞米片 20 mg qd 口服，监测血压并维持水、电解质酸碱平衡。

2. 治疗效果　2 个月后，患者无咽痛、流涕症状，无泡沫尿及肉眼血尿表现。复查尿常规示蛋白（−），RBC（−），24 h 蛋白尿为 0.15 g，Hb 110 g/L，ASO 滴度 28 U/mL，补体 C3 0.92 g/L。

3. 思维引导　患者为青少年男性，呈急性病程，发病前有明确的上呼吸道感染诱因，潜伏期 11 d，有肾炎综合征（血尿、蛋白尿）表现，这需要与一些同样于感染后出现尿检异常的疾病相鉴别，如 IgA 肾病；实验室检查可见低补体血症，但具有自愈性，多于 8 周恢复正常，如血补体持续低下须排除其他疾病；实验室检查可见 ASO 升高，但在其他病原体感染所致急性肾小球肾炎时，ASO 并不升高；常合并有轻度正细胞、正色素性贫血，多与水钠潴留、血液稀释相关，但亦与红细胞生成减少、红细胞存活时间缩短有关。该病为自愈性疾病，急性期大多预后良好，因此治疗原则基本上为对症治疗，主要环节为预防和治疗水钠潴留，控制循环血量，从而减轻症状（水肿、高血压），预防致死性合并症（心力衰竭、脑病、急性肾衰竭），以及预防出现各种加重肾脏病变的因素，促进肾组织学及功能上的修复。

三、思考与讨论

急性肾小球肾炎是肾病科的一种常见疾病，通常急性起病，以血尿、蛋白尿、高血压、水肿、少尿和氮质血症为常见临床表现，又称之为急性肾炎综合征（acute nephritic syndrome）。本病好发于儿童，常出现在链球菌感染之后。发病年龄以 5～10 岁多见，2 岁以下罕有发病，男女比例约为 2∶1。该病属于免疫复合物型肾炎，主要与链球菌抗原循环免疫复合物形成、在肾小球沉积伴随补体活化以及链球菌和肾组织产生自身免疫反应、抗原引起的自身免疫反应等具有一定的关系。

目前该病的治疗主要以支持疗法为主，限制钠的摄入、利尿等对机体的液体潴留均有效。利尿剂和钙通道阻滞剂等对高血压的控制具有积极作用，可有效降低死亡率。必要时对于重度液体潴留的患者给予血液透析，此类患者往往存在难治性高血钾、急性肾功能衰竭或者使用利尿剂效果不佳。本病急性期预后良好，尤其是儿童，大多数患者于发病 2～4 周内水肿消退，肉眼血尿消失，血压恢复正常。少数患者的镜下血尿和微量白蛋白尿可迁延 6～12 个月方消失。一般不需要激素或免疫抑制剂治疗。

该患者为儿童，急性起病，有呼吸道前驱感染史，入院检查提示血尿、蛋白尿，故诊断为急性肾炎综合征，实验室检查提示 ASO 滴度明显升高伴低补体血症，肾彩超正常，肾穿刺活检病理提示毛细血管内增生性肾小球肾炎，其临床表现、血清学检查及肾脏病理检查符合急性链球菌感染后肾小球肾炎。因此该患者最终诊断为：①急性链球菌感染后肾小球肾炎；②上呼吸道感染；③轻度贫血。

应注意，本病于下列两种情况时应及时做肾穿刺活检以明确诊断，指导治疗：①少尿 1 周以上或进行性尿量下降、肾小球滤过功能呈进行性损害者。虽少数急性肾炎可呈此种表现，但更多见于急进性肾炎，对后者须早期进行激素冲击或血浆置换治疗，故及时行肾穿刺活检明确诊断十分重要。②病程 2 个月以上，无好转趋势者，应考虑以急性肾炎综合征起病的其他原发性肾炎（如 IgA 肾病、非 IgA 系膜增生性肾炎、系膜毛细血管性肾炎）及全身系统性疾病肾受累（如狼疮性肾炎、过敏性紫癜性肾炎等）。

附：鉴别诊断

1. 其他病原体感染后肾小球肾炎　如感染性心内膜炎，可由病原体及抗体形成免疫复合物介导性肾小球肾炎，临床上亦可表现为急性肾炎综合征，亦有循环免疫复合物阳性、冷球蛋白血症及低补体血症，但伴有心脏病变及感染性心内膜炎的全身表现可资鉴别。

2. 其他原发性肾小球肾炎

（1）IgA 肾病及非 IgA 系膜增生性肾炎：常于呼吸道感染后发生血尿，有时伴有蛋白尿，但前驱感染不是链球菌（链球菌培养阴性，ASO 滴度不升高），潜伏期短，血补体正常，肾穿刺活检可鉴别。

（2）急进性肾炎：发病过程与本病相似，但患者呈进行性少尿、无尿及急骤发展的肾衰竭。急性肾炎综合征 1 个月以上不见缓解时，须及时行肾活检以排除该病。

（3）系膜毛细血管性肾炎：起病过程与本病很相似，也可有呼吸道前驱感染甚至链球菌感染史，但系膜毛细血管性肾炎没有自愈倾向，故急性肾炎综合征如病程超过 2 个月仍无减轻时应考虑该病，肾穿刺活检有助鉴别。

3. 全身系统性疾病肾脏受累　狼疮性肾炎、过敏性紫癜性肾炎等，多伴有其他系统受累的表现，自身抗体及皮肤可有相应改变，如无正确治疗，同样不具有自愈倾向。

4. 非肾小球疾病　如急性过敏间质性肾炎，可有急性肾炎类似表现，注意过敏史及用药史的采集，必要时行肾穿刺活检病理以资鉴别。

四、练习题

1. 急性链球菌感染后肾小球肾炎进行肾穿刺活检的指征是什么？
2. 急性链球菌感染后肾小球肾炎的治疗原则是什么？

五、推荐阅读

［1］VOGEL A M，LENNON D R，VAN DER WERF B，et al. Post-streptococcal glomerulonephritis：some reduction in a disease of disparities［J］. J Paediatr Child Health，2019，55（6）：652-658.

［2］DEMIRCIOGLU K B，AKBALIK K M，BUYUKCELIK M，et al. Pediatric post-streptococcal glomerulonephritis：clinical and laboratory data［J］. Pediatrics International，2018，60（7）：645-650.

［3］王海燕，赵明辉. 肾脏病学［M］. 4 版. 北京：人民卫生出版社，2020.

（谷　裕　任东升）

案例 3　急进性肾小球肾炎

一、病历资料

彭某某,男,54 岁。

(一)门诊接诊

1. 主诉　发热 12 d,血肌酐升高 10 d。

2. 问诊重点　患者发热、血肌酐高,在问诊过程中要注意鉴别二者是否存在相关性。存在以下 3 种情况:①感染合并急性肾损伤;②感染性发热引起急性肾损伤,可见于急性肾小球肾炎、急进性肾小球肾炎;③非感染性发热合并急性肾损伤,常见于自身免疫病引起的急性或急进性肾小球肾炎,食物药物过敏引起的急性过敏性间质性肾炎,可也见于血液系统疾病和肿瘤引起的急性肾损伤。因此,问诊过程中需要对诱因、症状、伴随症状重点询问。此外,问诊时还应注意疾病演变过程、诊治经过、治疗效果等。

3. 问诊内容

(1)诱发因素:是否存在受凉、不洁食物摄入、过敏性食物摄入、肾毒性药物服用、突然停用长期服用药物(如甲巯咪唑片、糖皮质激素)等诱发因素。

(2)主要症状:发热的热度、热型;有无尿毒症毒素蓄积症状,如乏力、食欲减退、恶心、呕吐。

(3)伴随症状:有无咳嗽、咳痰、胸痛、咯血,若有应考虑存在肺部病变;有无尿频、尿急、尿痛,若有应考虑泌尿系感染;有无腹痛、腹泻、少尿、无尿,若有应考虑肠胃炎合并急性肾损伤;有无皮疹、关节痛、脱发、口腔溃疡,若有应考虑自身免疫性疾病。

(4)诊治经过:是否行化验检查,是否用药,用何种药,具体剂量、效果如何。

(5)既往史:除了询问是否合并常见的慢性疾病,如高血压、糖尿病、脑血管病外,还应询问是否存在肾病、结缔组织病、内分泌代谢疾病、血液系统疾病、肿瘤等。近期有无手术史,传染病接触史,疫区接触史。

(6)个人史:患者的烟酒史,工作性质及环境。

(7)家族史:是否存在肾病及家族性遗传病史。

问诊结果

12 d 前淋雨后出现发热,体温波动在 37.1~37.6 ℃,午后开始出现,持续至凌晨自行消退,伴乏力、嗜睡,无畏寒、寒战、肌肉酸痛,无咳嗽、咳痰、咯血,无恶心、呕吐、腹泻,无尿频、尿急、尿痛、肉眼血尿、泡沫尿,无头晕、头痛,无皮疹、关节痛。10 d 前就诊于当地卫生院,查血常规示,白细胞 11.74×10^9/L,中性粒细胞百分比 78%;血肌酐 246 μmol/L;尿常规:蛋白(++),潜血(+++),给予口服药物治疗(具体不详),监测血肌酐进一步增高(具体不详)。1 d 前至医院就诊,查血肌酐 517 μmol/L,尿微量白蛋白>350 mg/L,为求进一步诊治来院,门诊以"肾功能不全——急性? 急进性?"收入院。自发病以来,食欲减退,睡眠欠佳,大小便正常,尿量无明显变化,体重无明显变化。既往史、个人史无特殊,否认肾病家族史。

---

4. 思维引导　该患者为中老年男性,急性起病,感染性发热后出现血尿、蛋白尿(肾小球肾炎),血肌酐呈上升趋势,无少尿、皮疹、关节痛,无腹泻、呕吐等大量失液表现。既往体健。对患者目前

症状分析如下。①患者无急性失血、失液,无肾毒性药物摄入,无皮肤过敏表现,临床表现为肾小球肾炎,因此可以排除急性肾小管坏死、急性过敏性间质性肾炎。②少数急性肾小球肾炎患者可表现为急性肾衰竭,但该病多见于儿童,常于前驱感染后 1~3 周起病,该患者不符合此症状。该病常有血清补体 C3 降低、ASO 滴度升高,完善上述检查可协助诊断。③患者血肌酐快速上升,须警惕急进性肾小球肾炎,该病是由多种原因所致的一组疾病,包括原发性急进性肾小球肾炎、继发于全身性疾病(如系统性红斑狼疮)的急进性肾小球肾炎及在原发性肾小球病(如系膜毛细血管性肾小球肾炎)的基础上形成广泛的新月体。原发性急进性肾小球肾炎分为 3 型:Ⅰ型抗肾小球基底膜(GBM)型,Ⅱ型免疫复合物型,Ⅲ型寡免疫复合物型(原发性小血管炎)。自身免疫病引起的急进性肾小球肾炎(如抗 GBM 病、ANCA 相关血管炎、狼疮性肾炎)可通过完善血抗 GBM 抗体、ANCA、结缔组织病全套、补体水平等相关检查协助诊断。其他类型的新月体肾炎可通过肾穿刺活检明确。④患者为老年男性,须警惕肿瘤相关肾病及骨髓瘤肾损害,完善肿瘤标志物、血、尿单克隆免疫球蛋白(M 蛋白)、全身淋巴结查体、胸腹部影像学检查筛查肿瘤,协助鉴别。肾穿刺活检是诊断肾脏病变的金标准,完善术前检测,若无肾穿刺禁忌证,须尽快安排肾穿刺活检术。

(二)体格检查

1. 重点检查内容与目的　患者发热,须测量体温、脉搏、呼吸。肾病容易合并高血压,需测量血压。肾大小随身高、体重变化,测量身高和体重可以协助肾彩超评估患者肾体积是否正常,对判断急、慢性肾功能不全和评估肾穿刺风险具有重要作用。此外,对判断是否合并肥胖相关肾病也至关重要。血肌酐高,可出现尿毒症脑病;狼疮性肾炎患者可合并狼疮脑病,因此要判断患者神志。尿毒症患者常合并肾性贫血,而急性患者少见,因此观察面容有助于判断急、慢性肾病。过敏性紫癜性肾炎、急性过敏性间质性肾炎、狼疮性肾炎等会出现皮疹,合并血小板减少(如血栓性微血管病、系统性红斑狼疮)时会出现皮下出血。肾病患者通常有水肿表现,少尿时容易出现心力衰竭,因此检查有无皮肤水肿、颈静脉怒张非常重要。无论是感染性发热还是排除肿瘤,都应该检查全身浅表淋巴结。发热患者应检查咽部、扁桃体有无红肿。脑膜炎时可出现颈抵抗。甲状腺功能异常时可出现蛋白尿、肾功能不全,因此需要检查甲状腺。对于发热患者,肺部、心脏、腹部查体都非常重要。急性肾盂肾炎、肾结石时可出现肾区叩击痛和输尿管点压痛。结缔组织病可累及肾,该病常合并关节病变。肾病性水肿通常表现为双下肢指凹性水肿,注意与甲状腺功能减退时黏液性水肿区别。

体格检查结果

T 36.5 ℃,P 80 次/min,R 19 次/min,BP 126/63 mmHg,身高 168 cm,体重 58 kg

神志清,正常面容,无皮疹、紫癜、瘀斑,皮肤无水肿。全身浅表淋巴结未触及。眼球无突出、眼球运动正常、无眼震。咽部无红肿,扁桃体无肿大。颈软、无抵抗,颈静脉无怒张。双侧甲状腺未触及肿大。呼吸运动正常,语颤正常,叩诊清音。双肺呼吸音粗,未闻及干、湿啰音和胸膜摩擦音。心率 80 次/min,律齐,各瓣膜听诊区未闻及病理性杂音。腹部平坦,无腹壁静脉曲张。无明显压痛、反跳痛,肝、脾肋下未触及,墨菲征阴性,移动性浊音(-)。双肾区无叩击痛,输尿管点无压痛。脊柱、关节无红肿、畸形、压痛、活动受限。双下肢无水肿。病理征阴性。

---

2. 思维引导　患者阳性体征较少,不能为疾病的诊断提供更多的支持,但可以帮助排除很多疑似疾病。患者无贫血貌,血肌酐高更支持急性发病,慢性肾脏病可能性小。无皮疹、紫癜、瘀斑、关节病变,不支持过敏性紫癜性肾炎、狼疮性肾炎、急性过敏性间质性肾炎。眼部、甲状腺检查无异常,甲状腺疾病继发肾损伤可能性小。咽部、扁桃体、肺部、腹部、泌尿系查体均未见明显感染表现,为下一步免疫抑制治疗奠定基础。同时也说明除肾受累外,未损伤其他重要器官。

（三）实验室检查

1. 主要内容与目的

（1）血常规：查看患者是否为感染性发热，是否贫血，可以辅助鉴别诊断急、慢性肾功能不全，以及是否需要考虑肿瘤相关肾损伤。是否存在贫血和血小板减低，可以协助判断是否为系统性红斑狼疮、血栓性微血管病。

（2）尿常规：查看患者有无血尿、蛋白尿、管型尿、脓尿、尿比重以及尿 pH 情况；判断有无合并尿路感染，初步判定肾小球损伤或肾小管损伤。

（3）24 h 尿蛋白定量：查看患者蛋白尿定量情况，判断肾小球损伤程度。

（4）粪便常规：查看患者是否为胃肠道感染。

（5）血液生化：查看患者肾功能水平、有无电解质紊乱，以及肝功能和白蛋白水平。

（6）血气分析：查看患者是否存在代谢性酸中毒、呼吸衰竭。

（7）炎症指标：判断是否存在炎症及程度。

（8）甲状旁腺激素：判断是否为慢性肾功能不全。

（9）甲状腺功能：判断是否合并甲状腺疾病，该病可累及肾脏引起蛋白尿和肾功能不全。

（10）血免疫指标：ANA，抗 ds-DNA 抗体，ENA 谱，类风湿因子定量，ANCA 四项，抗 GBM 抗体，补体 C3、C4 水平，查看患者是否存在继发性肾脏病，如系统性红斑狼疮，ANCA 相关血管炎，抗 GBM 肾小球肾炎。

（11）血、尿游离轻链和 M 蛋白：判断是否存在多发性骨髓瘤肾损害。

（12）肿瘤标志物：筛查肿瘤。

（13）心电图：判断是否存在心律失常、心肌缺血，肾穿刺术前检查项目。

（14）心脏彩超：了解心功能，以及是否存在感染性心脏瓣膜病，该病可累及肾脏。

（15）泌尿系彩超：根据肾大小判断肾功能不全病程，慢性肾脏病时肾脏缩小，皮质变薄；急性或急进性肾损伤时肾脏体积增大。同时判断肾穿刺活检风险。此外，根据肾结构、形态有无异常，判断是否存在梗阻性肾病、多囊肾。

（16）胸部 CT：明确是否存在肺部受累（肺出血）以及是否合并肺部感染。

（17）肾病理检查：明确引起患者肾损伤的病理类型。

辅助检查结果

（1）血常规：WBC 9.44×10^9/L，中性粒细胞百分比（N%）80.7%↑，淋巴细胞百分比（L%）8.5%，RBC 3.91×10^{12}/L，Hb 114 g/L，PLT 276×10^9/L

（2）尿常规：蛋白（++），红细胞 890/μL，管型（-）。

（3）24 h 尿蛋白定量：0.98 g，尿量 1100 mL。

（4）粪便常规：正常。

（5）血液生化：尿素 21.30 mmol/L↑，肌酐 512 μmol/L↑，尿酸 395 μmol/L，谷丙转氨酶 9 U/L，谷草转氨酶 9 U/L，白蛋白 32.7 g/L↓，球蛋白 31.7 g/L，肾小球滤过率（GFR）10.16 mL/min；钾 5.63 mmol/L↑，钠 133.6 mmol/L↓，钙 2.22 mmol/L，磷 1.62 mmol/L，二氧化碳结合力 19.4 mmol/L↓。

（6）血气全项（未吸氧）：pH 7.41，$PaCO_2$ 34.30 mmHg↓，PaO_2 129.20 mmHg↑，BE（实际碱剩余）-2.50 mmol/L，AB（实际碳酸氢根）21.10 mmol/L，SB（标准碳酸氢根）21.90 mmol/L，AG（阴离子间隙）18.90 mmol/L。

（7）炎症指标：CRP 54.99 mg/L↑，PCT 0.223 mg/mL↑。

（8）甲状旁腺激素：21 pg/mL（参考范围：15~65 pg/mL）。

（9）甲状腺功能：游离三碘甲状腺原氨酸（FT$_3$）2.58 pmol/L↓（参考范围：3.28~6.47 pmol/L），游离甲状腺激素（FT$_4$）12.17 pmol/L，促甲状腺激素（TSH）0.640 μIU/mL。

（10）血免疫指标：GBM（抗肾小球基底膜抗体）（IIF）1：32，（xMAP）910 U/mL（参考范围0~100 U/mL）；ANA、抗 ds-DNA 抗体、ENA 谱、ANCA 均未见异常；类风湿因子定量正常，补体C3、C4 水平正常。

（11）血、尿轻链和 M 蛋白：血尿轻链正常，M 蛋白（-）。

（12）肿瘤标志物：CEA（癌胚抗原）、CA125（糖类抗原125）、CA19-9（糖类抗原19-9）、SCC（鳞状上皮细胞癌抗原）、NSE（神经元特异性烯醇化酶）、AFP（甲胎蛋白）、CA72-4（糖类抗原72-4）、PSA（前列腺癌特异性抗原）均阴性。

（13）心电图：正常心电图。

（14）心脏彩超：左室舒张功能下降，EF 63%。

（15）泌尿系彩超：双肾大小形态正常，左肾大小约 102 mm×53 mm×43 mm，实质厚 13 mm，右肾大小约 98 mm×36 mm×40 mm，实质厚 12 mm，实质回声增强。诊断为双肾弥漫性回声改变。

（16）胸部 CT：双肺下叶轻微炎症；双侧胸膜稍增厚。

（17）肾病理检查：新月体性肾小球肾炎（结合临床、免疫荧光及电镜检查）符合抗 GBM。

1）光镜：见图5。

2）免疫荧光：2 个肾小球，毛细血管壁、鲍曼氏囊壁及肾小管基底膜线状沉积：IgG++，IgA++（节段系膜区颗粒状沉积，复染一次），IgG1++，IgG2++，IgG3-，IgG4++，C3+，C4-。

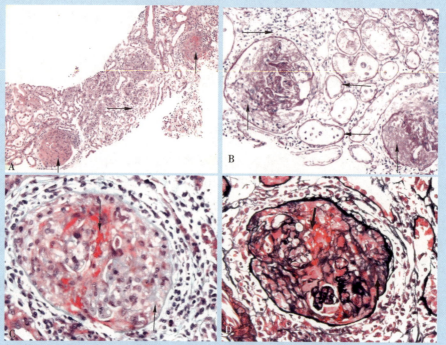

A. HE×100；B. PAS×200；C. MASSON×400；D. P+M×400

细胞性及细胞纤维性新月体形成（↑），袢坏死（↓），上皮细胞空泡、颗粒变性、管腔扩张、细胞低平、刷状缘脱落，可见裸基底膜（←），肾间质水肿、炎症细胞浸润（→）

图5　Ⅰ型新月体性肾小球肾炎（光镜）

3)电镜:抗 GBM 肾炎伴 IgA 肾病(图 6)。

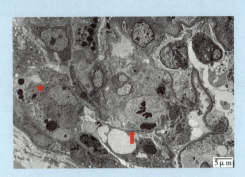

细胞性新月体(★),基底膜断裂(↑)
图6　Ⅰ型新月体性肾小球肾炎(电镜)

2.思维引导　患者为中老年男性,发热后出现血尿、少量蛋白尿,血 C3 正常,入院后监测血肌酐进行性升高,考虑急进性肾小球肾炎。完善自身抗体检查,血抗 GBM 抗体阳性,肾脏病理提示广泛新月体形成,比例 76.4% >50%,免疫荧光示 IgG 沿肾小球基底膜呈线状沉积,因此抗 GBM 肾炎诊断明确。

(四)初步诊断

该患者诊断:①急进性肾小球肾炎,抗 GBM 肾炎伴 IgA 肾病;②电解质紊乱,高钾血症,低钠血症;③肾性贫血(轻度);④肺炎;⑤低 T_3 综合征。

诊断依据:①中老年男性,急性起病。②低热,伴乏力、嗜睡、食欲减退。③辅助检查显示短期内血肌酐进行性升高,镜下血尿,轻度蛋白尿,抗 GBM 抗体阳性。④肾组织病理免疫荧光 IgG 和 C3 沿肾小球毛细血管壁和基底膜呈线状沉积,光镜下见弥漫性新月体形成(新月体比例 76.4%),为抗 GBM 肾炎典型病理改变。此外,该患者系膜细胞轻度增生,系膜区嗜复红蛋白沉积,免疫荧光提示 IgA 节段系膜区颗粒状沉积,因此合并 IgA 肾病。

二、诊疗经过

1.治疗方法　2021 年 6 月 28 日行肾穿刺活检术,病理结果支持抗 GBM 肾炎。应用哌拉西林/他唑巴坦针抗感染。2021 年 6 月 27 日至 2021 年 7 月 2 日甲泼尼龙 40 mg qd ivgtt,2021 年 7 月 3 日至 7 月 5 日甲泼尼龙 0.5 g qd ivgtt,2021 年 7 月 6 日至 7 月 18 日甲泼尼龙 40 mg qd ivgtt,7 月 19 日强的松 45 mg qd po,1 个月后开始逐渐减量,1 年后停用。2021 年 7 月 1 日开始接受血液透析治疗。结合肾穿刺活检病理结果,于 7 月 2 日开始隔日血浆置换,至 2021 年 7 月 16 日共进行血浆置换 7 次,后因经济原因停止。抗 GBM 抗体滴度变化如表 1 所示。2021 年 7 月 9 日给予环磷酰胺 0.8 g ivgtt,7 月 15 日、9 月 7 日、10 月 11 日、11 月 9 日各给予环磷酰胺 0.6 g ivgtt,累计 3.2 g,后因肺部真菌感染停用环磷酰胺。余给予纠正电解质紊乱、改善贫血、护胃、补钙、调节免疫功能、预防感染等对症支持治疗。

表1　肾病相关指标变化

日期	Scr(μmol/L)	eGFR(mL/min)	GBM(U/L)	Hb(g/L)	ALB(g/L)	24 hTP(g)
2021.06.24	512	10.16	910	114	32.7	–
2021.06.26	694	7.03	–	116	–	0.98

续表1

日期	Scr(μmol/L)	eGFR(mL/min)	GBM(U/L)	Hb(g/L)	ALB(g/L)	24 hTP(g)
2021.06.28	786	6.05	–	109	–	–
2021.07.01	906	5.10	717	109	–	0.93
2021.07.06	645	7.69	632	107	28.9	–
2021.07.11	466	11.39	–	95	–	–
2021.07.16	390	14.12	431	87	30.6	–

注:2021.07.01 开始接受治疗;"–"表示未查。

2. 治疗效果　抗 GBM 抗体滴度逐渐下降,2021 年 10 月 9 日降至 74 U/L(正常参考值 0～100 U/L),此后抗体持续阴性。但肾功能未能恢复,维持在 600 μmol/L 左右(透析前),少尿,现规律血液透析治疗。

3. 思维引导　抗 GBM 抗体引起的急进性肾小球肾炎,应尽早治疗(24 h 内),甚至早于肾穿刺活检确诊之前。包括针对急性免疫介导的炎症病变的强化治疗以及对症支持治疗。强化治疗包括血浆置换、甲泼尼龙冲击联合环磷酰胺治疗。血浆置换是首选治疗,可以有效地清除体内的抗 GBM 抗体。2021 年改善全球肾脏病预后组织(KDIGO)的指南推荐抗 GBM 肾炎患者应进行血浆置换直至抗 GBM 抗体转阴。本例患者血浆置换 7 次,抗体并未转阴,后因经济原因停止。后期随着激素、免疫抑制剂应用,体内抗体逐渐转阴。免疫抑制治疗增加感染风险,尤其是接受激素冲击治疗患者,因此治疗前须充分控制感染,治疗期间避免感染。该患者在治疗期间出现肺部真菌感染,因此在环磷酰胺累积使用 3.2 g 时暂时停用该药。预后方面,既往研究表明,血肌酐超过 600 μmol/L 及肾穿刺活检中超过 85% 肾小球新月体形成是肾预后不良的指标。患者治疗时血肌酐 906 μmol/L,肾脏病理新月体比例 76.4%,前期没有接受充分血浆置换,后期因感染中断环磷酰胺治疗,因此患者虽然血肌酐水平有一定回落,但并未脱离透析。由于抗 GBM 肾炎极少复发(0～6%),因此当抗 GBM 抗体转阴持续 6 个月以上,应停止免疫抑制治疗。

三、思考与讨论

急进性肾小球肾炎是以急性肾炎综合征、肾功能短期内急剧恶化、多在早期出现少尿性急性肾衰竭为临床特征,病理类型为新月体性肾小球肾炎的一组疾病。根据免疫病理可以将急进性肾炎分为 3 型。①Ⅰ型:抗肾小球基底膜型;②Ⅱ型:免疫复合物型;③Ⅲ型:少免疫复合物型。曾有学者结合肾免疫病理和自身抗体的不同,将急进性肾小球肾炎分为五型,见表2。3 种新月体肾炎的发病年龄、临床病理表现、治疗和预后各不相同,见表3。本病病情危重、预后差,早期诊断、及时治疗,有助于改善患者预后。

表2　新月体肾炎的两种分型的关系和免疫病理学特点

三型分类法	免疫病理特点	血清学自身抗体检测	五型分类法
Ⅰ 抗 GBM 抗体型	IgG、C3 沿肾小球毛细血管祥呈线条样沉积	抗 GBM 抗体阳性,ANCA 阴性	Ⅰ
		抗 GBM 抗体阳性,ANCA 阳性	Ⅳ
Ⅱ 免疫复合物型	免疫球蛋白和补体成分呈颗粒样或团块样沿肾小球毛细血管祥和系膜区沉积		Ⅱ

续表2

三型分类法	免疫病理特点	血清学自身抗体检测	五型分类法
Ⅲ 少免疫沉积型	无明显免疫球蛋白成分沉积	ANCA 阳性	Ⅲ
		ANCA 阴性	V

表3　3种急进性肾小球肾炎的特点和预后

类型	临床表现	病理表现	自身抗体	治疗方案	预后
I	急进性肾炎综合征,部分患者有肺出血	IgG/C3 沿 GBM 呈线条样沉积。多数肾小球新月体形成且新月体类型较为一致、常伴 GBM 及包曼囊断裂	抗 GBM 抗体阳性,部分 ANCA 阳性	首选血浆置换;甲泼尼龙(MP)冲击疗法;糖皮质激素联合细胞毒药物	疗效差,多依赖肾脏替代疗法
Ⅱ	急进性肾炎综合征,可有基础肾脏病的表现	免疫球蛋白和补体成分呈颗粒样或团块样沿肾小球毛细血管和系膜区沉积,肾小球细胞浸润明显。除新月体形成外,多有基础肾小球疾病的特点	可有抗核抗体和类风湿因子等	MP 冲击疗法;糖皮质激素联合细胞毒药物	疗效尚可,及时治疗可脱离透析
Ⅲ	急进性肾炎综合征,多有全身多脏器受累的表现	无明显免疫球蛋白沉积。可有肾小球的祥坏死,新月体多新旧不等	多 ANCA 阳性	MP 冲击疗法;糖皮质激素联合胞毒药物	疗效较好,及时治疗可脱离透析

　　抗肾小球基底膜病(抗 GBM 病)是一种罕见的肾小球疾病,发病率为每百万人口 0.5~1 人。它是由抗Ⅳ型胶原 α3 链非胶原结构域的自身抗体引起的。抗 GBM 肾炎可表现为孤立性肾脏疾病或肺肾综合征(Goodpasture 病)。环境因素是抗 GBM 病发病的一个重要因素,50% 患者发病前有上呼吸道感染或流感样症状及其他感染表现。该病有两个发病年龄高峰,第一个高峰在 20~30 岁,第二个高峰在 60~70 岁。血抗 GBM 抗体阳性可确诊,肾穿刺活检显示沿 GBM 呈线性 IgG 沉积。该病如果不治疗,几乎所有患者都会发生肾功能衰竭,并且有显著的死亡率。治疗的基础是迅速清除致病性自身抗体并抑制其产生,以防止进一步的肾和肺损伤。

　　2021 年 KDIGO 指南建议,所有疑似急进性肾小球肾炎的患者均应立即被诊断为抗 GBM 病,在确诊之前即应立即开始治疗。推荐环磷酰胺、糖皮质激素及血浆置换用于所有抗 GBM 肾炎的初始免疫抑制治疗,但不包括已完全依赖透析或肾穿刺活检 100% 新月体形成且不伴肺出血的患者(肾功能恢复机会低)。血浆置换应进行到检测不到抗 GBM 抗体滴度为止,环磷酰胺应该延长使用 2~3 个月,糖皮质激素应该延长使用 6 个月左右。一旦抗 GBM 病达到缓解极少复发(0~6%),因此抗 GBM 病不需要维持治疗。难治性抗 GBM 病可尝试使用利妥昔单抗。临床上出现少尿或无尿,开始治疗时已经接受透析,肾穿刺活检新月体比例达到 85%~100% 的患者,肾功能恢复率仅为 5% 左右。进入终末期的患者可采用肾脏替代治疗,包括透析和肾移植。对于准备肾移植患者,建议推迟至抗体转阴半年后。

　　患者为中老年男性,发热后出现血尿、蛋白尿,肾功能短期内进行性下降,血抗 GBM 抗体阳性,肾穿刺活检显示沿 GBM 呈线性 IgG 沉积,肾小球弥漫新月体形成,故急进性肾小球肾炎 Ⅰ 型-抗 GBM 肾炎诊断明确。该患者接受血浆置换、激素冲击、激素联合环磷酰胺治疗,但因患者治疗前血肌酐升至 906 μmol/L,肾病理新月体比例达 76.4%,前期没有接受充分血浆置换,后期因感染中断环磷酰胺治疗,因此患者虽然血肌酐水平有一定回落,但并未脱离透析。

附:鉴别诊断

1. 引起少尿性急性肾衰竭的非肾小球疾病

(1)肾前性或肾后性急性肾小管坏死:常有明确的肾缺血(如休克、脱水)、肾毒性药物(如肾毒性抗生素)或肾小管堵塞(如血管内溶血)等诱因,临床上以肾小管损害为主(尿钠增加、低比重尿及低渗透压尿),一般无急性肾炎综合征表现。

(2)急性过敏性间质性肾炎:常有明确用药史,部分患者有药物过敏反应(低热、皮疹等)、血和尿嗜酸性粒细胞增加等,可资鉴别,必要时依靠肾穿刺活检。

(3)梗阻性肾病:常突发或急骤出现无尿,但无急性肾炎综合征表现,B超、膀胱镜检查或逆行尿路造影可诊断。

2. 引起急进性肾炎综合征的其他肾小球疾病

(1)其他继发性急进性肾炎:狼疮性肾炎、ANCA 相关血管炎、过敏性紫癜性肾炎等均可引起新月体肾小球肾炎,根据受累的临床表现,以及特异性实验室检查,如 ANA、抗 ds-DNA 抗体、ENA 抗体谱、抗 ANCA 抗体以及补体 C3、C4 水平等可协助诊断。

(2)原发性肾小球肾炎:重度毛细血管内增生性肾小球肾炎或重症系膜毛细血管性肾小球肾炎等可引起急进性肾炎综合征,但病理并无新月体形成,临床鉴别比较困难,常须做肾活检协助诊断。

(3)急性肾小球肾炎:重型链球菌感染后肾小球肾炎可表现为急性肾衰竭。本病多数为可逆性,少尿和肾功能损害持续时间短,肾功能一般在病程 4~8 周后可望恢复,肾穿刺活检或动态病程观察可助两者鉴别。

四、练习题

1. 急进性肾小球肾炎的临床分型和病理表现有哪些?
2. 抗肾小球基底膜抗体肾炎治疗原则是什么?

五、推荐阅读

[1]葛均波,徐永健,王辰.内科学[M].9版.北京:人民卫生出版社,2018.
[2]王海燕,赵明辉.肾脏病学[M].4版.北京:人民卫生出版社,2020.
[3]万学红,卢雪峰.诊断学[M].9版.北京:人民卫生出版社,2018.

(张丽洁　肖　静)

案例 4 微小病变型肾病

张某某,女,21 岁。

(一)门诊接诊

1. 主诉 发现泡沫尿 4 d,乏力 1 d。

2. 问诊重点 该病常突然起病,常表现为双下肢水肿,尿里有泡沫。血尿不突出,约 20% 患者仅有轻微的镜下血尿。问诊时应注意主要症状及伴随症状特点,有无腹胀、水肿,有无行动障碍,夜间起床次数,还应关注尿量、血压情况以及诊治经过、疗效等。

3. 问诊内容

(1)诱发因素:有无感冒、劳累等诱发因素。

(2)主要症状:泡沫尿,是否为细小泡沫,久而不散。有无尿色、尿量异常。

(3)伴随症状:有无眼睑、颜面部及双下肢水肿;有无腹胀、食欲减退、便秘;有无发热、咳嗽、咳痰,有无心慌、胸闷,有无腰痛、尿痛。

(4)诊治经过:用药否,用何种药、具体剂量、效果如何,以利于迅速选择药物。

(5)既往史:有无高血压、糖尿病病史,有无肝炎、肝硬化病史,有无泌尿系感染病史。

(6)个人史:有无烟酒史等。

(7)家族史:有无 Alport 综合征、薄基底膜肾病等家族遗传性肾病。

问诊结果

4 d 前患者无明显诱因出现尿中带泡沫,不易消散,伴乏力、腰部不适感,晨起重,无发热,无胸闷气促,无胸痛心悸,无恶心、呕吐,无腹泻、腹痛,无明显眼睑及双下肢水肿,至我院门诊查 24 h 尿蛋白 11352 mg。睡眠、饮食尚可,小便量尚正常,尿里有泡沫,大便无明显异常。既往史、个人史无特殊,否认肾病家族史。

---

4. 思维引导 该患者有大量蛋白尿,发病前无感染诱因,无明显血尿,IgA 肾病的可能性较小;大量蛋白尿为主要症状,应找寻导致蛋白尿的继发因素,如结缔组织病、肿瘤、非甾类抗炎药等。

(二)体格检查

1. 重点检查内容与目的 患者有大量蛋白尿,无糖尿病病史,应进一步确定导致大量蛋白尿的病因。有无水肿,水肿的部位、性质、程度,血压的情况等,进一步行实验室检查和影像学检查明确诊断。

体格检查结果

T 36.2 ℃,P 78 次/min,R 19 次/min,BP 99/62 mmHg,身高 165 cm,体重 60 kg,腹围 27 cm

神志清,精神可,营养中等,发育正常,走入病房,对答切题,查体合作。全身皮肤黏膜无明显黄染。颈软,颈静脉无怒张,气管位居中,双侧甲状腺未触及肿大。胸廓无畸形,呼吸运动正常,语颤正常,无胸膜摩擦感,叩诊清音,双肺呼吸音粗,未闻及干、湿啰音及哮鸣音。心率78 次/min,律齐,各瓣膜听诊区未闻及病理性杂音。腹部稍膨,未见胃肠型、蠕动波。无腹壁静脉曲张。无明显压痛、反跳痛,肝、脾肋下未触及,胆囊未触及,墨菲征阴性,移动性浊音(−),四肢肌力 5 级,肌张力正常,双下肢无明显水肿,双侧足背动脉搏动存在。

2. 思维引导　患者大量蛋白尿,应考虑是原发性还是继发性肾脏病变,是否因 ANCA 相关性血管炎、系统性红斑狼疮等系统疾病导致肾损伤,应行肾穿刺活检以确定肾病理改变,同时应注意血清白蛋白的情况,是否有形成血栓风险,注意是否存在电解质紊乱等情况。

(三)实验室检查

1. 主要内容与目的

(1)血常规:查看患者有无贫血、感染、血液系统疾病。

(2)尿常规:查看患者有无蛋白尿、血尿以及尿比重情况。

(3)24 h 尿蛋白定量:查看患者尿蛋白定量情况。

(4)血液生化:查看患者肝功能、肾功能、电解质以及血脂情况。

(5)血免疫指标:ANCA,ANA,抗 ds-DNA 抗体,抗 GBM 抗体,免疫球蛋白及补体水平,查看患者是否存在继发性肾脏病。

(6)胸片:是否存在胸腔积液、肺部感染等。

(7)甲状腺功能及肿瘤标志物:了解甲状腺功能,筛查肿瘤。

(8)泌尿系 B 超:了解肾体积大小及泌尿系结构等。

(9)心电图、心脏彩超:是否存在心律失常,评估心脏的结构、功能等情况。

(10)肾病理检查:明确引起患者蛋白尿的病理类型。

辅助检查结果

(1)血常规:RBC $8.66×10^{12}$/L,N% 65%,L% 25%,Hb 121 g/L,WBC $7.22×10^9$/L,PLT $214×10^9$/L。

(2)尿常规:蛋白(+++),RBC 0/HP。

(3)24 h 尿蛋白定量:11352 mg。

(4)血液生化:钾 3.74 mmol/L,钠 131 mmol/L,氯 94 mmol/L,钙 2.47 mmol/L,肌酐 59 μmol/L,白蛋白 22.4 g/L,总胆固醇 6.45 mmol/L,甘油三酯 1.98 mmol/L,低密度脂蛋白 4.72 mmol/L,高密度脂蛋白 1.02 mmol/L。

(5)免疫指标:ANCA 四项,ANA,抗 ds-DNA 抗体,抗 GBM 抗体,补体等均未见明显异常。

(6)甲状腺功能及肿瘤标志物:均无异常。

(7)泌尿系 B 超:左肾大小约 110 mm×68 mm,实质厚度 14.5 mm,右肾大小约 109 mm×67 mm,实质厚度 15 mm,包膜规整,形态正常。

(8)其他彩超:甲状腺及双侧甲状旁腺区未见明显异常。

(9)心电图及心脏彩超:窦性心律,心脏彩超无明显异常。

(10)肾病理检查:微小病变型肾病。

1) 光镜:见图7。

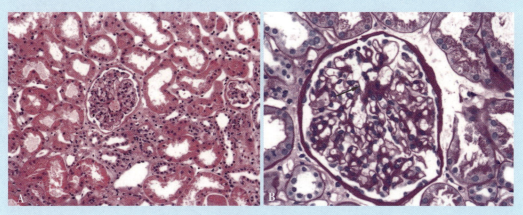

A. HE×200,基本正常肾小球;B. PAS×400,基本正常肾小球

图7　微小病变型肾病(光镜)

2) 电镜:微小病变肾小球病,脏层上皮细胞微绒毛变性,上皮足突弥漫融合(箭头),未见电子致密物(图8)。

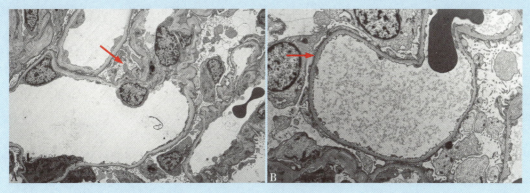

A. 电镜×2000,脏层上皮细胞微绒毛变性;B. 电镜×2000,上皮足突弥漫融合

图8　微小病变型肾病(电镜)

2. 思维引导　根据患者大量蛋白尿和低蛋白血症,可以诊断患者存在肾病综合征;针对患者心脏彩超和心电图,可以排除患者存在心力衰竭;根据患者蛋白尿定量>3.5 g/d,血清白蛋白<30 g/L,高血脂,以及肾病理结果,可以诊断患者为微小病变型肾病。

(四)初步诊断

该患者诊断:原发性肾病综合征,微小病变型肾病。

诊断依据:①青年女性,急性起病。②24 h 蛋白尿定量 11352 mg,血清白蛋白 22.4 g/L。③肾穿刺活检病理提示微小病变型肾病。

二、诊疗经过

1. 一般治疗　低盐低脂饮食,抗凝、抗血小板聚集等药物对症治疗。

2. 药物治疗　给予足量"泼尼松片 1 mg/(kg·d)"治疗,同时给予补钙、降血脂、利尿等对症支持治疗,嘱患者监测血压及血糖。

3.复查　治疗 2 周后复查,24 h 尿蛋白定量 960 mg/d,血清白蛋白 31 g/L,周身未见明显水肿。

三、思考与讨论

微小病变型肾病(MCD)是指临床表现为肾病综合征,光镜下肾小球结构大致正常、免疫荧光全阴性、电镜下仅以足细胞足突广泛消失为主要特点的一类肾小球疾病。机制不明,可能与 T 淋巴细胞功能失调相关。原发性 MCD 的发病高峰在儿童及青少年,占 10 岁以内儿童肾病综合征的 70%~90% 及成年肾病综合征的 10%~30%,中年为低谷,老年略有上升形成第二发病高峰。主要依靠肾穿刺活检病理结果,光镜下肾小球无病变,或仅见 PASM 染色下的基底膜空泡变性,或局灶节段性的轻微的系膜细胞和基质增生,毛细血管腔不受影响。肾小管上皮细胞可见轻重不等的颗粒变性、滴状变性、空泡变性和脂肪变性;免疫病理学检查显示肾小球无免疫球蛋白和补体沉积;电镜下可见肾小球上皮细胞足突弥漫性融合或绒毛样变,足细胞的基底膜侧微丝增多,肾小球内无电子致密物。该病常突然起病,常表现为肾病综合征,水肿多明显,血尿不突出,可合并感染、电解质紊乱、血栓、栓塞、营养不良、内分泌功能紊乱及急性肾衰竭。本病 30%~40% 的病例可能在发病后数月内自发缓解。90% 的病例对糖皮质激素治疗敏感,治疗 2 周左右开始利尿,尿蛋白可在数周内迅速减少至阴性,血清白蛋白逐渐恢复正常水平,最终可达临床完全缓解。但本病复发率高达 60%,若反复发作或长期大量蛋白尿未得到控制,本病可能转变为系膜增生性肾小球肾炎,进而转变为局灶节段性肾小球硬化。一般认为,成人的治疗缓解率和缓解后复发率均较儿童低。

关于 MCD 的治疗,若无禁忌证,起始给予足量糖皮质激素维持至少 4 周;未达到完全缓解的患者,维持不超过 16 周。达到缓解的患者,糖皮质激素在缓解后的 6 个月内缓慢减量,开始减量时,激素在 40 mg/d 以上时,可以每 2 周减 10 mg/d;40 mg/d 以下时,可以每 2 周减 5 mg/d;当激素减至 15 mg/d 左右时,易于复发,因此,可酌情在 10~15 mg/d 时,维持 2~3 个月后再缓慢减量;总疗程 9 个月至 1 年。

对于使用糖皮质激素有相对禁忌证或不耐受的患者,建议口服环磷酰胺或钙调磷酸酶抑制剂。对于激素依赖/频繁复发的 MCD 患者也可行利妥昔单抗治疗。

附:鉴别诊断

1.系膜增生性肾小球肾炎(非 IgA 型)　表现为系膜增生性肾小球肾炎的患者与 MCD 的临床特点非常相似,部分患者可能有比较突出的血尿,光镜下可见弥漫性系膜细胞及基质增生,免疫荧光见 IgG、IgM、补体 C3 等沉积,电镜下可见电子致密物在系膜区沉积,以此可与 MCD 鉴别。

2.局灶节段性肾小球硬化　由于本病的局灶节段性特点,因而可能在肾穿刺活检或病理切片时未取到节段性硬化的肾小球而被误诊为 MCD。

四、练习题

1.微小病变型肾病并发症有哪些?
2.微小病变型肾病的治疗原则是什么?

五、推荐阅读

［1］BLANCHARD A，BOCKENHAUER D，BOLIGNANO D，et al. Gitelman syndrome：consensus and guidance from a Kidney Disease：Improving Global Outcomes（KDIGO）Controversies Conference ［J］. Kidney Int,2017,91（1）:24-33.

［2］王海燕,赵明辉. 肾脏病学［M］.4 版.北京:人民卫生出版社,2020.

（梅芳芳　郭　林　赵瑛瑛）

案例 5 膜性肾病

一、病历资料

张某某,男,38 岁。

(一)门诊接诊

1. 主诉 水肿、蛋白尿 2 个月,加重 6 d。

2. 问诊重点 水肿和尿蛋白阳性为肾脏疾病典型表现,心功能不全、肝脏疾病、甲状腺功能减退也会出现水肿症状,注意鉴别;生理性蛋白尿、体位性蛋白尿、尿路感染也会引起尿蛋白阳性,注意排查。病程 2 个月,为慢性病程,问诊时应注意主要症状及伴随症状特点,如有无心慌、胸闷、乏力、腹胀,尿频、尿急、血尿,有无口干、眼干、脱发,有无发热、皮疹、关节痛,水肿部位及性质,尿量及体重变化。有无剧烈活动,以及诊治经过、治疗效果等。

3. 问诊内容

(1)诱发因素:有无感染史、特殊用药史,有无剧烈活动、发热、劳累等诱发因素。

(2)主要症状:蛋白尿和水肿为肾脏疾病常见症状。

(3)伴随症状:有无心慌、胸闷、乏力;有无腹胀、食欲减退;有无尿急、尿频、血尿;有无口干、眼干、脱发,有无发热、皮疹、关节痛。

(4)诊治经过:在哪里就诊并是否进行检查,给予何种诊断;用药史,用何种药、具体剂量、效果如何。

(5)既往史:是否有高血压、糖尿病、免疫相关疾病病史,是否有乙肝等传染病病史。

(6)个人史:患者的吸烟与饮酒史等。

(7)家族史:有无多囊肾等家族遗传病史。

问诊结果

患者 2 个月前无明显诱因出现晨起眼睑、颜面部水肿,无发热,无心慌、胸闷,无腹胀、食欲减退,无皮疹、光过敏、口腔溃疡、关节疼痛,无尿频、尿急、血尿,尿量无明显减少,就诊于当地诊所,尿常规提示尿蛋白阳性(具体不详)。后就诊于内分泌科,完善相关检查示空腹血糖 9.3 mmol/L,尿蛋白(++),给予控制血糖、利尿等对症治疗,好转后出院。6 d 前再次复查:尿微量白蛋白 15000 mg/L,较前明显升高,颜面部水肿加重,并出现双下肢水肿。既往史:有"糖尿病"病史 3 年,"甲状腺功能减退"病史半月,目前均口服药物治疗。否认"冠心病""高血压"等慢性疾病史。个人史无特殊,否认肾病家族史。

---

4. 思维引导 该患者蛋白尿,有糖尿病病史,需考虑患者是否存在糖尿病肾病;同时患者大量蛋白尿,是否符合肾病综合征诊断,进一步完善生化等相关检查。

(二)体格检查

1. 重点检查内容与目的 患者有糖尿病病史,应重点检查患者的眼底、肢体感觉;有水肿症状,大量蛋白尿,可能存在低蛋白血症,应注意检查患者心、肺、腹,排除胸腔积液、心包积液、腹腔积液的存在;有甲状腺功能减退病史,注意甲状腺的视、触诊以及水肿的特点。

体格检查结果

T 36.4 ℃,P 78 次/min,R 18 次/min,BP 84/56 mmHg,身高 168 cm,体重 65 kg

神志清,精神可,营养中等,发育正常,步入病房,查体合作。全身皮肤黏膜无明显黄染,颈软,颈静脉无怒张,气管位居中。双侧甲状腺未触及肿大。胸廓无畸形,呼吸运动正常,语颤正常,未触及胸膜摩擦感,叩诊清音,双肺呼吸音粗,未闻及干、湿啰音及哮鸣音。心率78次/min,律齐,各瓣膜听诊区未闻及病理性杂音。腹部稍膨,未见胃肠型、蠕动波。无腹壁静脉曲张。无明显压痛、反跳痛,肝、脾肋下未触及,胆囊未触及,墨菲征阴性,移动性浊音阳性,四肢肌力、肌张力正常,双下肢轻度指凹性水肿,双侧足背动脉搏动存在。

2. **思维引导**　患者有甲状腺功能减退及糖尿病病史,无特殊用药史,无心血管疾病病史,无传染性疾病病史,无肿瘤相关病史指征;应进一步排除患者是否有肝脏疾病引起肝源性水肿;排除是否有免疫相关疾病及乙肝等传染病引起的肾病综合征,进一步行实验室检查和影像学检查明确诊断。

(三)实验室检查

1. **主要内容与目的**

(1)血常规:查看有无贫血、血小板减低,白细胞、中性粒细胞、淋巴细胞计数有无异常。

(2)尿常规:查看尿蛋白定性以及尿比重、血尿等情况。

(3)24 h 尿蛋白定量:查看尿蛋白定量情况。

(4)血液生化:查看血糖、肝功能、肾功能、血脂以及电解质情况。

(5)血免疫指标:ANCA 谱,抗 GBM 抗体,ANA,抗 ds-DNA 抗体,ENA 谱,类风湿因子定量,血游离轻链(κ-LC,λ-LC),血 M 蛋白,判断是否存在继发性肾脏病。

(6)尿游离 κ 和 λ 型 M 蛋白:是否存在多发性骨髓瘤肾损害。

(7)传染病:是否存在乙肝、丙肝等传染病导致的继发性肾损害。

(8)泌尿系 B 超:了解肾脏结构、大小等。

(9)心电图:是否存在心律失常。

(10)肾病理检查:明确引起蛋白尿的病理类型。

辅助检查结果

(1)血常规:WBC 4.42×10^{9}/L,PLT 237×10^{9}/L,RBC 3.98×10^{12}/L,Hb 122.0 g/L。

(2)尿常规:蛋白(+++)↑,尿比重1.005。

(3)24 h 尿蛋白定量:4.32 g↑。

(4)血液生化:钾 3.46 mmol/L↓,钠 139 mmol/L,氯 107 mmol/L,钙 1.87 mmol/L↓,空腹血糖 7.7 mmol/L↑,肌酐 75 μmol/L,eGFR 68.7 mL/min↓,白蛋白 15.1 g/L↓,甘油三酯 3.96 mmol/L↑。

(5)免疫指标:抗 PLA2R 抗体 103 RU/mL↑,ANCA,抗 GBM 抗体,ANA,抗 ds-DNA 抗体,ENA 谱,类风湿因子定量均阴性,血游离轻链(κ-LC,λ-LC)等未见明显异常。

(6)尿游离 κ 和 λ 型 M 蛋白:阴性。

(7)甲状腺功能:TSH 4.62 pmol/L↑,FT_4 14.8 pmol/L,FT_3 3.22 pmol/L。

(8)泌尿系彩超:双肾未见明显异常。

（9）其他彩超：轻度脂肪肝；三尖瓣少量反流。

（10）心电图：窦性心律。

（11）胸部 DR：心、肺、膈未见明显异常。

（12）肾病理检查：Ⅱ期膜性肾病。

1）光镜：见图9。

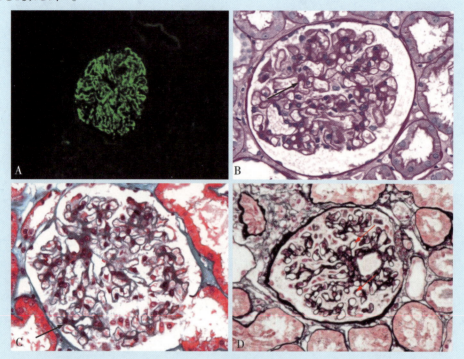

A. 免疫荧光×200，IgG 在肾小球毛细血管壁颗粒状沉积；B. PAS×400，基底膜弥漫性增厚；

C. MASSON×400，上皮下嗜复红蛋白沉积；D. PASM+MASSON×400，基底膜外侧钉突形成

图9　Ⅱ期膜性肾病（免疫荧光+光镜）

2）电镜：肾小球，小球系膜细胞轻度增生，肾小球基底膜弥漫增厚，钉突样增生，上皮下多数块状电子致密物沉积，上皮足突弥漫融合；肾小管，上皮空泡变性，溶酶体增多，部分微绒毛脱落；肾间质，无明显病变（图10）。

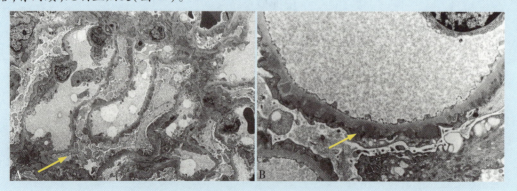

A. 电镜×200，基底膜弥漫增厚，钉突样增生；B. 电镜×4000，上皮下块状电子致密物沉积

图10　Ⅱ期膜性肾病（电镜）

病理诊断：Ⅱ期膜性肾病。

2. 思维引导　结合患者病史、体格检查、辅助检查结果,患者符合肾病综合征诊断:①大量蛋白尿;②低蛋白血症;③水肿;④高脂血症。进一步结合肾脏病理诊断,可以诊断为:Ⅱ期膜性肾病。针对患者引起继发性肾损伤因素相关检查未见异常,考虑原发性膜性肾病;有糖尿病病史,血糖水平升高,可以诊断患者存在 2 型糖尿病。彩超检查结果诊断脂肪肝。存在甲状腺功能减退病史。

(四)初步诊断

该患者诊断:①肾病综合征 Ⅱ期膜性肾病;②2 型糖尿病;③甲状腺功能减退症;④脂肪肝。

诊断依据:①青年男性,亚急性病程,血压水平不高;②大量蛋白尿,低蛋白血症,高脂血症,水肿;③引起继发性肾损伤因素相关检查未见明显异常;④肾穿刺活检病理提示Ⅱ期膜性肾病。

二、诊疗经过

1. 治疗方法　该患者给予"泼尼松片 30 mg qd po+他克莫司胶囊 1 mg bid po";予降糖、补钙等对症治疗。3 个月后复查治疗效果差,停用上述方案,改为"利妥昔单抗针 375 mg/m² 体表面积,每周 1 次,应用 4 次"。

2. 治疗效果　利妥昔单抗治疗半月后,复查患者 24 h 蛋白尿定量为 2.542 g,空腹血糖 7.1 mmol/L,肌酐 93 μmol/L,白蛋白 26.8 g/L,甘油三酯 2.24 mmol/L。

3. 思维引导　该男性患者入院后结合检验结果,临床诊断为肾病综合征。肾病综合征根据病因可分为原发性和继发性,其中原发性肾病综合征病因不明,病理类型包括微小病变、局灶节段性肾小球硬化、膜性肾病等,继发性肾病综合征可由感染性、肿瘤等疾病引起,病理表现各有特点。膜性肾病作为肾病综合征常见原因之一,诊断主要依靠肾穿刺活检病理结果,光镜下可见肾小球毛细血管基底膜弥漫性增厚;免疫荧光可见 IgG 和 C3 在毛细血管壁弥漫颗粒样沉积,其中以 IgG 强度最高,也可有 IgA 和 IgM 沉积;电镜下可见基底膜上皮下有电子致密物沉积,脏层上皮细胞足突广泛融合。目前临床的 PLA2R 抗体检测对原发性膜性肾病的诊断也有很大帮助。该患者肾小球基底膜弥漫性增厚、钉突形成,上皮下嗜复红蛋白沉积,均提示膜性肾病的诊断。

三、思考与讨论

膜性肾病(membranous nephropathy,MN)是以肾小球基底膜(GBM)外侧、上皮细胞下免疫复合物沉积伴 GBM 弥漫增厚为特征的一组疾病,常在发病 5~10 年后出现肾功能损害。病因未明者称为原发性 MN,分为磷脂酶 A2 受体(PLA2R)抗体相关性和非 PLA2R 抗体相关性。膜性肾病是构成中老年患者原发性肾病综合征的常见疾病,发病高峰年龄为 40~60 岁,男女比例约为 2∶1。另外还有家族性 MN 和继发性 MN。继发性 MN 的常见原因有感染、自身免疫病、恶性肿瘤、药物及重金属、同种异体免疫反应等。

原发性 MN 起病隐匿,水肿逐渐加重,患者中 80% 表现为肾病综合征,20% 表现为无症状蛋白尿,部分患者有镜下血尿、高血压等表现。

肾脏病理是诊断 MN 的金标准,近年来逐渐应用于临床的 PLA2R 抗体检测对原发性 MN 的诊断也有很大帮助。

该患者入院后检查有大量蛋白尿、低蛋白血症、水肿、高脂血症;肾穿刺活检病理提示Ⅱ期膜性肾病,可以诊断为:Ⅱ期膜性肾病,针对患者引起继发性肾损伤因素相关检查未见异常,考虑原发性膜性肾病;有糖尿病病史,血糖水平升高,可以诊断患者存在 2 型糖尿病。彩超检查结果诊断脂肪肝。存在甲状腺功能减退病史。因此该患者最终诊断为:Ⅱ期膜性肾病,2 型糖尿病,甲状腺功能减退症,脂肪肝。

膜性肾病的治疗如下。

1. 一般治疗 ①卧床休息;②低盐饮食(<3 g/d),优质蛋白饮食0.8～1.0 g/(kg·d)。

2. 对症治疗 ①利尿剂消肿,呋塞米片20 mg tid po;②降脂治疗,阿托伐他汀20 mg,qn po。

3. 预防并发症 抗凝治疗,低分子肝素钙4100 IU,1次/d,皮下注射。

4. 免疫抑制治疗 临床上根据膜性肾病进行风险评估,可分为低、中、高、极高风险,根据风险分层应用钙调酶抑制剂+/−糖皮质激素、利妥昔单抗、钙调酶抑制剂+利妥昔单抗、环磷酰胺+糖皮质激素等不同方案。目前利妥昔单抗常用的方案是:①每次375 mg/m²,1周1次,连续4周为1个疗程;②每次1 g,间隔2周使用,共计使用2次为1个疗程。

本患者应用利妥昔单抗,按体表面积375 mg/m² 静脉滴注,每周1次,四剂方案。

附:鉴别诊断

病理诊断MN后,应首先除外继发因素,才可诊断原发性MN。常需要鉴别的疾病如下。

1. 膜型狼疮性肾炎 常见于年轻女性,有系统性红斑狼疮的多系统损害表现,病理表现为免疫荧光多为各种免疫球蛋白、补体成分均阳性的"满堂亮"现象,一般C1q阳性比较突出。但也有个别患者起病时仅有肾脏受累而无系统性表现。

2. 乙型肝炎病毒相关性肾炎 儿童及青少年MN患者大多继发于乙型肝炎病毒感染,可有乙型肝炎的临床表现或乙型肝炎病毒的血清学异常,病理表现为具有增殖性病变的非典型膜性肾病,免疫荧光多为"满堂亮",在肾组织中能够检测出乙型肝炎病毒抗原。

3. 肿瘤相关性MN 见于各种恶性实体瘤及淋巴瘤,常规病理检查可与原发性MN无区别,少数病人可以在确诊MN后3～4年才发现肿瘤,应特别予以注意。多发生在老年。

4. 药物或毒物导致的膜性肾病 有接触史,停药后多数患者可自发缓解,在病理上可以与原发性MN无区别,所以详细了解病史非常重要。

四、练习题

1. 膜性肾病的病因有哪些?

2. 膜性肾病的治疗原则是什么?

五、推荐阅读

[1] 王海燕,赵明辉. 肾脏病学 [M]. 4版. 北京:人民卫生出版社,2020.

[2] Kidney Disease:Improving Global Outcomes (KDIGO) Glomerular Diseases Work Group. KDIGO 2021 Clinical Practice Guideline for the Management of Glomerular Diseases[J]. Kidney Int,2021,100(4S):S50−S56.

[3] 中华医学会肾脏病学分会专家组. 利妥昔单抗在肾小球肾炎中应用的专家共识[J]. 中华肾脏病杂志,2022,38(2):151−160.

(梅芳芳 郭 林)

案例6 系膜增生性肾小球肾炎

一、病历资料

张某某,女,48岁。

(一)门诊接诊

1. 主诉　泡沫尿半年余。

2. 问诊重点　患者为中年女性,泡沫尿,需要仔细询问有无诱发或者加重的因素,主要症状及伴随症状特点,相关辅助检查结果以及诊疗经过、治疗效果等。

3. 问诊内容

(1)诱发因素:有无感染、劳累等。

(2)主要症状:泡沫尿半年余,多次查尿蛋白阳性,符合肾炎综合征的临床表现,但在全身系统性疾病的肾受累,如狼疮性肾炎、紫癜性肾炎、糖尿病肾病、高血压肾损害也都可以有相似的临床表现,问诊需注意有无肉眼血尿,有无尿量减少,有无水肿,有无高血压,有无多饮、多尿、多食,有无夜尿增多,有无面部红斑、反复口腔溃疡、脱发、光过敏,有无皮肤紫癜、皮疹、关节痛、腹痛、黑便等症状。

(3)伴随症状:有无肉眼血尿,看是否合并血尿;有无尿量减少、水肿,看近期是否合并急性肾损伤的可能;有无多饮、多尿,看是否存在糖尿病肾病的可能;有无夜尿增多,看是否存在肾小管功能损害的可能,高血压肾损害早期可以出现肾小管损害、夜尿增多的情况;有无面部红斑、反复口腔溃疡、脱发、光过敏,看是否存在狼疮性肾炎的可能;有无皮肤紫癜、关节痛、腹痛、黑便,看是否存在紫癜性肾炎的可能。

(4)诊治经过:做了哪些检验、检查项目,是否用药,用何种药、具体剂量、效果如何,以利于迅速选择药物和辅助诊断。

(5)既往史:是否有糖尿病、高血压病史,是否有肝炎病史。

(6)个人史:有无吸烟、饮酒、熬夜等不良生活方式。

(7)家族史:有无家族遗传性肾脏病。

问诊结果

半年前,患者无明显诱因出现泡沫尿,无肉眼血尿,无尿量减少,无水肿,无多饮、多尿,无夜尿增多,无面部红斑、反复口腔溃疡,无脱发、光过敏,无皮肤紫癜、皮疹、关节痛,无腹痛、黑便,无发热,当地医院就诊,血压为145/90 mmHg,尿常规:蛋白(++),红细胞(-),24 h尿蛋白定量1.07 g,诊断为"肾小球肾炎",给予"氨氯地平片5 mg qd po、百令胶囊0.5 g/粒,3粒 tid po"保肾、降血压及对症治疗,多次复查尿常规,尿蛋白均为阳性,为进一步明确诊断遂至门诊就诊,以"慢性肾炎综合征"收治入院,神志清,精神可,饮食及夜眠尚可,大便通畅,尿量正常。既往史、个人史无特殊,否认肾病家族史。

---

4. 思维引导　患者中年女性,隐匿起病,慢性病程,出现泡沫尿伴血压升高,多次查尿蛋白阳性,尚需排除狼疮性肾炎、紫癜性肾炎、糖尿病肾病、高血压肾损害的可能性,可等待血糖,糖化血红蛋白,自身抗体谱,补体C3、C4的结果,同时,查胸部CT了解肺部是否感染或间质病变,是否存在胸膜增厚、胸腔积液,查心脏彩超了解心脏结构和功能是否异常,是否存在左心房扩大、室间隔和左室后壁厚度增加,查看是否有眼底病变,从而协助了解是否存在高血压肾损害的可能性,腹部B超了解有无腹腔积液

及腹腔脏器形态结构异常,泌尿系彩超,了解肾形态、结构有无异常,为肾穿刺活检做准备。

(二)体格检查

1. 重点检查内容与目的　患者有高血压、蛋白尿,表现为肾炎综合征,重点查看患者有无面部红斑、皮疹,有无颜面部或肢体水肿,有无胸腔或腹腔积液,心、肺听诊有无异常,双肾区是否有叩击痛。

体格检查结果

T 36.2 ℃,P 85 次/min,R 19 次/min,BP 147/88 mmHg,体重 55 kg,身高 160 cm,BMI 21.5 kg/m^2

发育正常,营养中等,神志清,精神可,慢性病容,步入病房,对答切题,自主体位,查体合作。全身皮肤黏膜无明显黄染、出血点及皮疹。浅表淋巴结无肿大。头颅五官无畸形,眼睑无水肿,结膜无苍白,巩膜无黄染,瞳孔等大等圆,对光反射灵敏,耳鼻无异常分泌物,口唇无发绀,咽部无充血,双侧扁桃体无肿大,其表面未见脓点或脓性分泌物附着。颈软,无抵抗,颈静脉无怒张,气管位居中,双侧甲状腺未触及肿大。胸廓无畸形,呼吸运动正常,语颤正常,无胸膜摩擦感,叩诊清音,双肺呼吸音清,未闻及干、湿啰音及哮鸣音。心率 85 次/min,律齐,各瓣膜听诊区未闻及病理性杂音。腹部平坦,未见胃肠型、蠕动波,无腹壁静脉曲张,无明显压痛、反跳痛,肝、脾肋下未触及,胆囊未触及,墨菲征阴性,移动性浊音(−),双肾区无叩击痛。双下肢无水肿。四肢肌力、肌张力正常,生理反射存在,病理反射未引出。

---

2. 思维引导　患者有高血压、蛋白尿,须进一步完善实验室及影像检查,协助诊治;完善肾穿刺活检术的术前检查,排除肾穿刺活检术禁忌证后,行肾穿刺活检术,以明确诊断、指导治疗、判断预后。

(三)实验室检查

1. 主要内容与目的

(1)血常规:查看患者有无贫血,有无血小板减少,有无白细胞异常。

(2)尿常规:查看患者有无尿蛋白、红细胞、管型以及尿比重。

(3)24 h 尿蛋白定量:查看患者蛋白尿定量情况。

(4)血液生化:查看患者血脂、血糖、肝功能、肾功能、血清白蛋白以及电解质水平。

(5)血免疫指标:ANA,抗 ds-DNA 抗体,ENA 谱,类风湿因子定量,免疫球蛋白,补体 C3、C4,查看患者是否存在继发性肾脏病。

(6)炎症指标:ASO,辅助鉴别是否急性链球菌感染后肾小球肾炎;查看患者 C 反应蛋白、血沉等炎症指标。

(7)凝血指标:查看患者的凝血功能,为肾穿刺活检做准备。

(8)传染病指标:查看患者有无传染病,可以辅助鉴别是否存在乙肝相关性肾炎的可能并为肾穿刺活检术前做准备。

(9)泌尿系彩超:查看患者双肾大小、形态结构是否正常,是否存在肾穿刺活检术的禁忌证。

(10)肾动脉彩超:查看肾动脉是否存在狭窄。

(11)心脏彩超:查看心脏结构和功能,了解有无左房扩大、室间隔和左室后壁厚度增加。

(12)腹部 B 超:了解有无腹腔脏器结构异常,有无腹腔积液。

(13)心电图:查看患者是否存在心律失常,是否有左室高电压改变。

(14)胸部 CT:患者是否存在肺部感染或间质性病变可能,是否存在胸腔积液、胸膜增厚。

(15)眼底检查:查看眼底是否存在动脉硬化等高血压眼底改变或糖尿病视网膜改变。

(16)肾病理检查:明确引起蛋白尿的病理类型。

辅助检查结果

(1)血常规:RBC $4.61×10^{12}$/L,Hb 107 g/L,WBC $7.6×10^9$/L,PLT $380×10^9$/L。

(2)尿常规:蛋白(++)↑,红细胞(-),尿比重>1.030,颗粒管型+/LP。

(3)24 h尿蛋白定量:789 mg↑。

(4)血液生化:胱抑素C 0.87 mg/L,尿素氮 5.66 mmol/L,肌酐 63 μmol/L,白蛋白 39.9 g/L,血脂、血糖、肝功能均正常。

(5)血免疫指标:ANA,抗ds-DNA抗体,ENA谱,免疫球蛋白,补体C3和C4,类风湿因子定量均未见异常。

(6)炎症指标:血沉、C反应蛋白正常,ASO为322 kU/L↑。

(7)凝血指标:无异常。

(8)传染病指标:无异常。

(9)泌尿系彩超:双肾大小、形态结构均正常,无肾结石。

(10)肾动脉彩超:无异常。

(11)心脏彩超:无异常。

(12)腹部B超:无异常。

(13)心电图:正常。

(14)胸部CT:正常。

(15)眼底检查:无异常。

(16)肾病理检查:系膜增生性肾小球肾炎。

1)光镜:见图11。

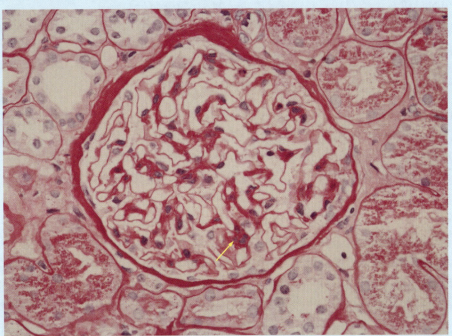

PAS×200,黄色箭头所示:系膜细胞和基质轻度增生

图11　系膜增生性肾小球肾炎(光镜)

2）电镜：见图12。

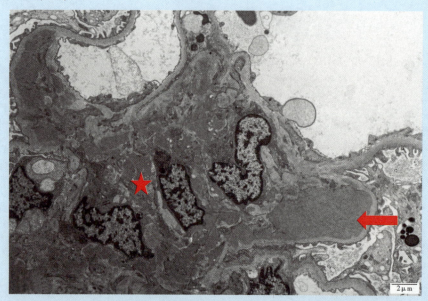

系膜细胞和基质轻度增生，系膜区电子致密物沉积（★），电子致密物沉积（箭头）

图12　系膜增生性肾小球肾炎（电镜）

2. 思维引导　患者中年女性，隐匿起病，慢性病程，泡沫尿伴血压升高，辅助检查提示尿蛋白阳性，尿蛋白定量升高，结合肾病理结果，以肾小球系膜细胞和基质轻度增生为主，免疫荧光阴性。诊断：肾炎综合征　系膜增生性肾小球肾炎，诊断明确。

（四）初步诊断

该患者诊断：①肾炎综合征　系膜增生性肾小球肾炎；②肾性高血压。

诊断依据：①患者，中年女性，隐匿起病，慢性病程；②蛋白尿、高血压；③肾脏病理提示系膜增生性肾小球肾炎。

二、诊疗经过

1. 治疗方法

（1）优化对症治疗：控制血压，减少尿蛋白；血压目标值为125/75 mmHg，优选 ACEI 类或 ARB 类药物，既能控制血压，又能减少尿蛋白，所以为该患者选择缬沙坦胶囊 80 mg bid po。

（2）生活方式干预：低盐低脂优质蛋白饮食，避免感冒、过度劳累和肾毒性药物应用，适当运动，增强体质，提高抵抗力。

2. 治疗效果　2个月后复查，患者血压达标（120/75 mmHg），24 h 尿蛋白定量530 mg，肾功能正常。

3. 思维引导　本例患者入院后查尿蛋白阳性，尿蛋白定量升高，高血压，呈慢性肾炎综合征表现，继发因素筛查未见异常，目前诊断明确。针对系膜增生性肾小球肾炎的治疗方案，应根据不同临床和病理表现类型来进行制订。①针对无症状血尿和/或蛋白尿者，应以保养为主，注意避免感冒、过度劳累及应用肾毒性药物，定期复查观察病情变化；②针对肾病综合征，此类患者肾病理可为轻、中或重度系膜增生性肾小球肾炎，重度还常继发局灶节段性肾小球硬化（focal segmental glomerulosclerosis，FSGS），应根据病理轻重不同采用不同治疗方案。表现为轻度系膜增生性肾小球肾炎者，治疗方案与微小病变型肾病相似，初始可以单用激素，反复发作时加用免疫抑制剂，而表现为中重度系膜增生性肾小球肾炎者，初始治疗就应激素联合免疫抑制剂治疗，继发 FSGS 者还应参考原发性 FSGS 治疗原则处理,除上述抗免疫炎症治疗外,还应积极对症治疗,包括利尿消肿,降血压等。③针对慢性肾炎综合征,此类患者病理检查可表现为轻、中或重度系膜增生性肾小球肾炎,后者临床上常出现慢性肾功能不全。患者应积极控制血压、减少蛋白尿,来延缓肾损害进展。一般认为这类患者不宜应用激素及免疫抑制剂治疗。高血压应降达目标值,尿蛋白定量大于 1 g/d 的患者血压应降至 125/75 mmHg,首选 ACEI 类或 ARB 类药物配合小剂量利尿剂治疗,血压不能达标者再加钙通道阻滞剂,仍不能达标者再加其他类降压药。ACEI 类或 ARB 类药物不但能通过降低高血压、减少尿蛋白发挥肾保护效应,而且长期应用还可通过抑制细胞外基质蓄积而延缓肾损害进展。本例患者呈慢性肾炎综合征表现,病程中 24 h 尿蛋白定量在 1 g 左右,伴血压升高,病理类型为轻度系膜增生性肾小球肾炎,所以,治疗上选择控制血压,减少尿蛋白的优化治疗方案,降压药物选择 ARB 类药,血压控制目标为 125/75 mmHg。同时,进行饮食宣教和生活方式指导,以减轻肾负担,避免加重肾损害的不利因素。定期复查观察病情变化。

三、思考与讨论

系膜增生性肾小球肾炎(mesangial proliferative glomerulonephritis,MsPGN)又称系膜增生性肾小球病(mesangial proliferative glomerulopathy),是一个病理形态学诊断,以弥漫性肾小球系膜细胞增生及不同程度系膜基质增多为主要病理特征。根据其免疫病理可将 MsPGN 分为 IgA 肾病(系膜区以 IgA 沉积为主)及非 IgA 肾病两大类,前者为 IgA 肾病范畴,后者才是本例所述的原发性系膜增生性肾小球肾炎。

随着肾病学和病理学的进展,很多系膜增生性肾小球肾炎的病因和发病机制已明确,被划入了各类继发性肾小球肾炎的一个病理类型,如系膜增生性狼疮性肾炎、系膜增生性紫癜性肾炎等,而原发性系膜增生性肾小球肾炎已少见。

本病多见于青少年,男性多于女性。临床表现多样,常隐匿起病,可表现为无症状性血尿和/或蛋白尿、慢性肾炎综合征、肾病综合征等,有前驱感染史者可呈急性起病,甚至表现为急性肾炎综合征。本例患者的发病特点呈慢性肾炎综合征表现,隐匿起病,呈慢性病程,表现为蛋白尿、高血压,临床表现并无特异性,与继发性肾小球疾病和一些原发性肾小球疾病很难鉴别,因此,肾脏病理才是"金标准"。

附:鉴别诊断

1. 继发性肾小球疾病　某些以弥漫性系膜增生系膜基质增多为主要病理表现的继发性肾小球疾病,如狼疮性肾炎Ⅱ型、过敏性紫癜性肾炎及糖尿病弥漫性肾小球硬化症等均应与本病鉴别。

(1)狼疮性肾炎:狼疮性肾炎Ⅱ型为系膜增生型,光镜表现与非 IgA MsPGN 相似,但狼疮性肾炎常伴有多系统侵犯,化验抗核抗体等多种自身抗体阳性,活动期 IgG 增高,C3 下降,肾组织光镜检查除系膜增生外,病变有多样性及不典型性的特点,免疫病理检查呈现出"满堂亮"的现象。因此,不难鉴别。

(2)紫癜性肾炎:此类肾炎光镜表现也与非 IgA MsPGN 相似。但是紫癜性肾炎除有肾脏疾病的表现外,还可以有过敏性紫癜的临床表现,化验检查血清 IgA 有时可以增高,肾组织免疫病理检查,可以看见 IgA 伴 C3 在系膜区的沉积,这些表现均与非 IgA MsPGN 不同。

(3)糖尿病肾病:糖尿病弥漫性肾小球硬化症需与非 IgA MsPGN 相鉴别,但本病患者有较长糖尿病病史,并且多伴有糖尿病眼底病变等微血管病合并症。肾组织病理检查,光镜下系膜基质增多,而系膜细胞增生却不明显,免疫病理检查糖尿病患者有时可见 IgG 及白蛋白在肾小球毛细血管壁呈线样沉积(为非特异性沉积)。上述特点也能与非 IgA MsPGN 鉴别。

2.原发性肾小球疾病

（1）IgA 肾病：MsPGN 为 IgA 肾病最常见的病理类型之一，它与非 IgA MsPGN 的鉴别关键在免疫病理检查，IgA 肾病以 IgA 为主的免疫球蛋白伴 C3 在系膜区或系膜及毛细血管壁沉积，这与非 IgA MsPGN 不同。据北京大学第一医院资料，IgA 肾病的临床表现与非 IgA MsPGN 也不同，其肾病综合征发生率比非 IgA MsPGN 低，仅为 10%～18%，而肉眼血尿发生率却高，为 50%～60%。上呼吸道感染后 3 d 出现肉眼血尿和/或血清 IgA 增高是临床上提示 IgA 肾病的重要线索，在非 IgA MsPGN 并不存在。

（2）急性感染后肾小球肾炎消散期：其病理和免疫病理表现均与本病相似（免疫病理常见 IgG、C3 沉积或单纯 C3 沉积），并且持续时间很长，可以达到 2～3 年，故应与本病鉴别。如果有典型急性肾炎病史的患者（感染后 1～3 周急性发病并且表现为典型的急性肾炎综合征，起病初期的 6～8 周内血清补体 C3 下降，以后恢复），可依据病史鉴别，病史不清鉴别困难者应对患者进行追踪，二者转归不同。

（3）微小病变型肾病：临床表现为肾病综合征的轻度非 IgA MsPGN 须与微小病变型肾病相鉴别，鉴别要点在免疫病理检查，非 IgA MsPGN 可见 IgM、IgG 或 C3 在系膜区呈颗粒样沉积，而微小病变型肾病呈阴性。但是，免疫病理检查阴性的轻度非 IgA MsPGN 与微小病变型肾病极难鉴别。

（4）FSGS：重度非 IgA MsPGN 常继发 FSGS 病变，过去曾认为这是原发性 FSGS 的一个变异型——系膜增生型 FSGS，但是 2004 年新的国际分型已将它从原发性 FSGS 中去除，临床上，重度非 IgA MsPGN 继发的 FSGS 与原发性 FSGS 不易鉴别，均可出现重度蛋白尿，镜下或肉眼血尿，高血压及肾功能减退，且治疗反应皆差（原发性 FSGS 中顶端型除外，其治疗反应可能较好），但是，从病理形态学上鉴别并不难，非 IgA MsPGN 继发 FSGS 时仍存在弥漫系膜细胞增生及系膜基质增多的背景，与原发性 FSGS 不同。

四、练习题

1. 系膜增生性肾小球肾炎与 IgA 肾病怎么鉴别？
2. 系膜增生性肾小球肾炎的治疗原则是什么？

五、推荐阅读

［1］Kidney Disease：Improving Global Outcomes（KDIGO）Glomerular Diseases Work Group. KDIGO 2021 Clinical Practice Guideline for the Management of Glomerular Diseases［J］. Kidney Int，2021，100（4S）：S1–S276.

［2］陈香美. 肾脏病学高级教程［M］.北京：中华医学电子音像出版社，2016.

［3］邹万忠.肾活检病理学［M］.4 版.北京：北京大学医学出版社，2016.

［4］陈香美.临床诊疗指南·肾脏病学分册［M］.北京：人民卫生出版社，2011.

［5］王海燕.肾脏病学［M］.3 版.北京：人民卫生出版社，2008.

（王林凤　张献朝）

一、病历资料

王某某,女,45岁。

(一)门诊接诊

1. 主诉 间断眼睑及双下肢水肿2年,加重1个月。

2. 问诊重点 患者为中年女性,患者隐匿起病,慢性病程,眼睑、下肢水肿,需要仔细询问有无诱发或加重的因素,主要症状及伴随症状特点,有无水肿伴肝大;有无泡沫尿;有无呼吸困难、发绀;水肿与月经周期有无关系;有无明显消瘦、体重减轻等症状,以及诊治经过、治疗效果等。

3. 问诊内容

(1)诱发因素:有无着凉、感冒、劳累等诱发因素。

(2)主要症状:水肿为内科常见症状,但应区别肾源性水肿、心源性水肿、肝源性水肿、营养不良性水肿、内分泌代谢所致的黏液性水肿等,仔细询问水肿的特点、开始部位、发展快慢、局部或全身、是否对称凹陷。活动后是否加重,水肿是否自发缓解,有无周期性。肾源性水肿常表现为眼睑、双下肢水肿,发展快,常伴随血压升高、蛋白尿、血尿。心源性水肿常常从足部开始,向上延及全身,发展较缓慢,严重时可出现胸腔积液或腹腔积液。

(3)伴随症状:是否出现泡沫尿、血尿、夜尿增多,是否有尿量的变化,以此判断肾源性水肿的可能。有无合并胸闷、胸痛、呼吸困难等表现,有无腹胀、腹腔积液情况排除心源性、肝源性水肿。有无皮肤粗糙、畏寒、情绪淡漠等甲状腺功能减退所致水肿情况。有无关节疼痛、皮疹、口腔溃疡、光过敏、脱发等系统性红斑狼疮导致水肿的情况。

(4)诊治经过:做了哪些检验、检查项目,是否用药,用何种药、具体剂量、效果如何,以利于迅速选择药物。

(5)既往史:是否有高血压、糖尿病、冠心病等慢性病病史,是否有乙肝等传染病病史,是否有长期肾毒性药物用药史。

(6)个人史:有无吸烟、饮酒、熬夜等不良生活习惯,有无手术史、外伤史、输血史、食物药物过敏史等。

(7)家族史:有无家族遗传倾向。

问诊结果

患者2年前无明显诱因出现眼睑水肿,未重视,逐渐出现双下肢水肿,水肿为指凹性水肿,晨轻暮重,水肿与月经周期无关。尿液为泡沫尿,尿色正常,尿量未见明显减少,无明显夜尿增多,无胸闷、呼吸困难;无发热、咳嗽;无腹胀、食欲减退;无关节疼痛、皮疹、红斑;无口腔溃疡、脱发、光过敏。水肿休息后可缓解,患者未重视,未就诊。1个月前上述症状加重伴活动后胸闷,无胸痛、端坐呼吸,无明显咳嗽、咳痰、咯血;今前来就诊,门诊查尿常规:尿蛋白(+++)潜血(+),肌酐73 μmol/L,尿酸505.2 μmol/L。诊断"尿蛋白查因:肾病综合征?"收入院,起病以来,患者神志清、精神可、饮食一般、大便正常,小便泡沫尿,近期体重增加约4 kg。既往史、个人史无特殊,否认肾病家族史。

4.思维引导　该患者中年女性,慢性病程,有眼睑及双下肢水肿病史伴泡沫尿,尿常规提示尿蛋白阳性,潜血阳性,考虑患者存在肾源性水肿可能,肾炎综合征待排,可等待患者尿常规、血白蛋白、血脂、24 h尿蛋白定量检查结果回示。目前患者尿蛋白原因不明,需要进一步鉴别原发性及继发性肾小球疾病。

尚须排除糖尿病肾病、狼疮性肾炎、肿瘤相关肾病、浆细胞病的可能性,可等待血糖、糖化血红蛋白、自身抗体谱、补体C3和C4、肿瘤标记物、免疫球蛋白电泳的结果,同时,查胸部CT了解肺部是否有感染或间质病变,是否存在胸膜增厚、胸腔积液,查心脏彩超,了解心脏结构和功能是否异常,是否存在左心房扩大、室间隔和左室后壁厚度增加,以及完善脑利尿钠肽(BNP)检查,从而协助了解是否存在心源性水肿的可能性。腹部B超了解有无腹腔积液及腹腔脏器形态结构异常,完善肝功能、是否存在肝源性水肿可能。完善泌尿系彩超,了解肾大小、形态、结构及皮质厚度,为肾穿刺做准备。

(二)体格检查

1.重点检查内容与目的　患者有双下肢水肿病史,应重点查看患者水肿的程度、波及范围、是否对称、凹陷性,是否合并胸腔、腹腔积液。患者有无面部红斑、皮疹、口腔溃疡、关节肿痛,排除狼疮性肾炎表现;患者有无肝大、颈静脉怒张、心脏杂音、心脏叩诊范围的异常等,排除心源性水肿可能,下肢水肿应观察下肢皮肤颜色、皮温、肿胀程度、是否对称等,判断是否合并下肢静脉血栓可能。

体格检查结果

T 36.3 ℃,P 84 次/min,R 19 次/min,BP 133/74 mmHg,身高 165 cm,体重 65 kg,BMI 23.8 kg/m²

发育正常,营养中等,神清,精神可,发育正常,步入病房,对答切题,查体合作。全身皮肤黏膜无明显黄染、出血点及皮疹,浅表淋巴结无肿大,头颅五官无畸形,眼睑水肿,结膜无苍白,巩膜无黄染,瞳孔等大等圆,对光反射灵敏,口唇无发绀,咽部无充血,双侧扁桃体无肿大。颈软,无抵抗,颈静脉无怒张,气管位居中,双侧甲状腺未触及肿大。胸廓无畸形,呼吸运动正常,语颤正常,无胸膜摩擦感,叩诊清音,双肺呼吸音清,未闻及干、湿啰音及哮鸣音。心率 84 次/min,律齐,各瓣膜听诊区未闻及病理性杂音。腹部稍膨,未见胃肠型、蠕动波。无腹壁静脉曲张。无明显压痛、反跳痛,肝、脾肋下未触及,胆囊未触及,墨菲征阴性,移动性浊音阴性,双肾区无叩击痛,双下肢轻度凹陷性水肿。神经系统:四肢肌力、肌张力正常,生理反射存在,病理反射未引出。

2.思维引导　患者颜面部及双下肢对称性凹陷性水肿,泡沫尿、尿检异常,考虑肾源性水肿慢性肾炎、肾病综合征可能性大,病史询问中无心源性水肿、肝源性水肿及内分泌、风湿系统疾病相关证据,进一步考虑原发性肾病可能性大,进一步完善实验室检查和影像学检查明确。完善肾穿刺活检的术前检查,排除肾穿刺活检禁忌证后,行肾穿刺活检,以明确诊断、指导治疗、判断预后。

(三)实验室检查

1.主要内容与目的

(1)血常规:查看患者有无贫血,有无血小板减少,有无白细胞异常。

(2)尿常规:查看患者有无尿蛋白、红细胞、管型以及尿比重。

(3)24 h尿蛋白定量:查看患者蛋白尿定量情况。

(4)血液生化:查看患者肾功能、肝功能、白蛋白、血脂、心肌酶、电解质、PLA2R抗体水平。

（5）凝血指标：查看患者的凝血功能，为肾穿刺活检做准备。

（6）传染病指标：查看患者有无传染病，可以辅助鉴别是否存在乙肝相关性肾炎的可能并为肾穿刺活检术前做准备。

（7）肿瘤标记物：筛查肿瘤相关性疾病。

（8）血免疫指标：ANCA四项，ANA，抗ds-DNA抗体，ENA谱，补体C3、C4，免疫球蛋白，查看患者是否存在自身免疫性疾病。

（9）血清免疫蛋白电泳：是否存在血液系统骨髓瘤、浆细胞病等相关疾病。

（10）泌尿系彩超：查看患者双肾大小、形态结构是否正常，是否存在肾穿刺活检的禁忌证。

（11）心脏彩超：查看心脏结构和功能，了解有无左房扩大、室间隔和左室后壁厚度增加，是否合并心包积液。

（12）腹部B超：了解有无腹腔脏器结构异常，有无腹腔积液。

（13）心电图：查看患者是否存在心律失常。

（14）胸部CT：患者是否存在肺部感染或间质性病变可能，是否存在胸腔积液、胸膜增厚。

（15）下肢静脉血管彩超：了解是否存在深静脉血栓并发症。

（16）肾病理检查：明确患者引起蛋白尿的病理类型。

辅助检查结果

（1）血常规：WBC $5.4×10^9$/L，PLT $192×10^9$/L，RBC $3.8×10^{12}$/L，Hb 120 g/L。

（2）尿常规：尿色为淡黄色，尿比重1.015，蛋白（+++）↑潜血（+）↑。

（3）24 h尿蛋白定量：3.6 g，尿量2.2 L。

（4）血液生化：钾 4.77 mmol/L，钠 140 mmol/L，氯 108 mmol/L，钙 2.03 mmol/L↓，磷 1.33 mmol/L，肌酐 62 μmol/L，eGFR 95 mL/min，血清总蛋白（TP）47.6 g/L↓，白蛋白 26.3 g/L↓，葡萄糖 4.4 mmol/L，总胆固醇（CHOL）6.96 mmol/L↑，甘油三酯（TG）0.95 mmol/L，高密度脂蛋白胆固醇（HDL-C）1.79 mmol/L↑，低密度脂蛋白胆固醇（LDL-C）4.12 mmol/L↑，PLA2R抗体阴性，BNP 450 pg/mL。

（5）凝血功能：无异常。

（6）传染病指标：无异常。

（7）肿瘤标记物：未见明显异常。

（8）免疫指标：ANCA四项，抗GBM抗体，ANA，抗ds-DNA抗体，ENA谱，补体C3、C4等均未见明显异常。

（9）免疫球蛋白电泳：未见异常单克隆条带。

（10）泌尿系B超：双肾大小正常，皮质厚度可。

（11）心脏彩超：二尖瓣、三尖瓣少量反流，左室舒张功能减退，心包积液，左室后壁可探及不规则液性暗区深约5 mm，EF 56%。

（12）肝胆胰脾彩超：均未见明显异常。

（13）心电图：正常心电图。

（14）胸部CT：左肺下叶炎性灶，双侧胸腔积液。

（15）下肢静脉血管彩超：未见异常。

（16）肾病理检查：局灶节段性肾小球硬化症（顶端型）。

1)光镜:见图13。

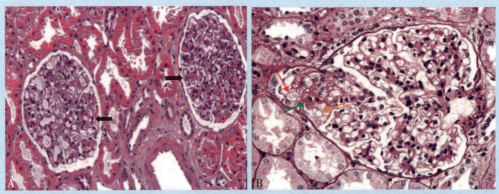

A. HE×200,肾小球系膜细胞轻度增生;B. PAS×400,红色箭头示毛细血管袢与近端小管粘连;绿色箭头示细胞外基质增多,出现节段性硬化;橙色箭头示泡沫细胞或足细胞肿胀、空泡变性

图13　局灶节段性肾小球硬化(光镜)

2)电镜:见图14。

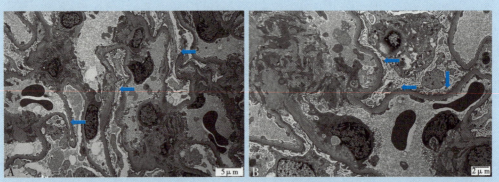

A. 肾小球脏层上皮细胞足突弥漫融合(箭头);B. 肾小球脏层上皮细胞微绒毛变性,上皮足突弥漫融合(箭头)

图14　局灶节段性肾小球硬化(电镜)

2. 思维引导　患者中年女性,隐匿起病,慢性病程,眼睑、双下肢水肿伴泡沫尿,辅助检查提示尿蛋白阳性,24 h尿蛋白定量大于3.5 g,低蛋白血症,"肾病综合征"诊断明确,结合肾病理结果,肾小球系膜细胞轻度增生,肾小球节段硬化伴足细胞增生为主,免疫荧光阴性。诊断:肾病综合征局灶节段性肾小球硬化。

(四)初步诊断

该患者诊断:肾病综合征 局灶节段性肾小球硬化

诊断依据:①中年女性,慢性病程。②水肿、蛋白尿、血尿、低蛋白血症,血脂异常,浆膜腔积液。③尿蛋白大于3.5 g/24 h。③排除常见的继发性肾炎后,患者进行了肾穿刺活检。

肾脏病理可见:光镜下肾小球系膜细胞轻度增生,1个肾小球节段硬化伴细胞增生(位于尿极)。电镜下肾小球脏层上皮细胞足突弥漫融合,基底膜节段皱缩,未见电子致密物沉积。小动脉节段内膜可见玻璃样变性。免疫荧光 IgG(−),IgM(++),IgA(−),C3(+),C1q(−),FRA(−),IgG1(−),IgG2(−),IgG3(−),IgG4(−)。

二、诊疗经过

1.治疗方法

（1）因患者已出现水肿、低蛋白血症及高脂血症等症状，因此需要低盐、低脂饮食，同时饮食需要补充蛋白质。另外，患者治疗中需要服用糖皮质激素，因此饮食中需要低糖，以降低发生类固醇糖尿病的概率。高度水肿者必要时给予利尿剂包括氢氯噻嗪或袢利尿剂治疗，他汀类药物是治疗高脂血症的首选药物。

（2）经肾活检确诊局灶节段性肾小球硬化且临床表现为肾病综合征，电镜表现为弥漫性足突消失，考虑原发性FSGS，选择免疫抑制治疗，若不存在肾病综合征，应首先评估是否有继发性因素或进行遗传筛查，不会立即开始免疫抑制治疗。该患者排除糖皮质激素禁忌证，治疗上给予足量激素（泼尼松 60 mg qd po），同时护胃、补钙以防止相关并发症。

（3）给予ACEI和/或ARB减少尿蛋白。

（4）因服用糖皮质激素会使机体免疫力下降，容易感染，平时须注意预防上呼吸道、肠道感染，注意保暖，避免食用生冷不洁食物。

2.治疗效果　2个月后，患者一般情况可，胸闷症状消失，下肢水肿缓解。实验室检查：24 h 尿蛋白 1.2 g，尿潜血（++）、尿蛋白（++）、血肌酐 52 μmol/L，eGFR 96 mL/min，白蛋白 32.3 g/L，CHOL 5.52 mmol/L，TG 1.95 mmol/L。

3.思维引导　该患者入院后完善相关检查提示大量蛋白尿、低蛋白血症、高脂血症，行肾穿刺活检后诊断为原发性局灶节段性肾小球硬化。因局灶节段性肾小球硬化是一种病理诊断，不同病因可以表现同一种病理现象，故在诊断原发性局灶节段性肾小球硬化时，应排除一些常见的继发原因。同时肾病理诊断对肾脏病理切片和肾小球数量是有一定要求的。在临床上也见到初始诊断原发性局灶节段性肾小球硬化的患者，在经过常规治疗后，效果不佳，重复肾穿刺活检诊断为遗传性肾病的病例。

根据改善全球肾脏病预后组织（KDIGO）临床诊疗指南中，对于原发性局灶节段性肾小球硬化的初步治疗，存在肾病综合征，尿蛋白大于 3.5 g，白蛋白小于 30 g/L 的患者，建议使用激素联合免疫抑制剂的治疗。对于无肾病综合征状态的局灶节段性肾小球硬化，排除继发性和遗传性，常常不需要使用免疫抑制剂，给予支持治疗，监测蛋白尿和血白蛋白，动态观察病情。

结合该患者病理诊断局灶节段性肾小球硬化合并肾病综合征状态，所以治疗上选择足量激素联合免疫抑制剂（激素减量过程中加用）。定期复查观察病情变化。

三、思考与讨论

局灶节段性肾小球硬化（focalsegmentalglomerulosclerosis，FSGS）是一个临床和病理均具特点的肾小球疾病。临床以大量蛋白尿或肾病综合征为特征，病理以局灶和节段分布的硬化性病变为主要变化的肾小球疾病。根据病因发病机制分为原发性和继发性两大类，继发性 FSGS 是指多种肾小球疾病所导致的局灶肾小球的节段硬化性病变，而原发性 FSGS 则在病因、发病机制、病变特点、临床表现和预后诸方面均具特点的肾小球疾病。

FSGS 的发病在年龄和性别方面无明显差别，虽然有的报道显示男性多于女性，临床表现以难治性大量蛋白尿或肾病综合征为主要表现，只有少数患者出现非肾病综合征水平的蛋白尿。血尿常见，以镜下血尿为主。高血压也常见于 FSGS。后期呈现肾功能减退的现象。蛋白尿能否得到控制，是能否发展到肾衰竭的重要因素。

按照哥伦比亚分型，原发性 FSGS 主要分为 5 型，分别为顶部型、细胞型、门周型、塌陷型及非特殊型。

其中细胞型最少见，且细胞型及塌陷型的治疗效果及预后均较差。顶部型为至少1个节段病变在顶部（外周袢最靠近近端小管起点的部位），其诊断依赖标本中肾小球数目，若肾小球数目少，顶部型最易漏诊。细胞型 FSGS 可能是节段硬化的早期表现，常表现为足细胞增生，并常伴有泡沫细胞。研究表明，细胞型诊断不依赖肾组织标本中肾小球数目。门周型病变常表现为肾小球血管极部的硬化和透明变性。塌陷型为1个肾小球至少1个节段袢塌陷，同时伴有脏层上皮细胞肥大和增生。非特殊型最为常见，是排除其他4种类型后的病理类型。

FSGS 治疗目标是力求在短期内减少蛋白尿，保护肾功能。继发性 FSGS 应积极寻找病因，以治疗原发病为主。原发性 FSGS 自发缓解率低，以激素、免疫抑制治疗为主，蛋白尿程度及持续时间与肾预后密切相关。非肾病水平蛋白尿患者一般预后较好。通过保守治疗其5～10年肾存活率超过90%。而肾病水平蛋白尿患者5年、10年肾存活率分别为65%、35%。

附：鉴别诊断

1. 继发性 FSGS

（1）遗传性 FSGS：括 Alport 综合征、Frasier 综合征、甲髌综合征、Fabry 病、MELAS 综合征、原发性辅酶 Q10 缺乏症等。可结合典型的临床特点鉴别，常存在家族遗传史。

（2）反应性 FSGS：主要包括病毒感染如人类免疫缺陷病毒（HIV）、细小病毒 B19、猿猴空泡病毒、巨细胞病毒。以及如吗啡、干扰素（INF）-a、帕米磷酸钠、阿屈膦酸盐等药物中毒所致。再者如淋巴瘤相关和适应性 FSGS。适应性 FSGS 的主要发病机制是肾小球内的高流量、高滤过和高压力导致肾小球肥大。根据发病初期肾单位数目是否减少可将其分为两大类，即肾单位数量减少性（寡肾小球肥大症、孤立肾、肾发育不良、反流性肾病、肾皮质坏死后遗症、肾脏切除术、慢性移植性肾病等导致功能性肾单位数量减少的肾病）和肾单位数量非减少性（高血压、肥胖、糖尿病、先天性心脏病、镰状细胞性贫血、急性血管闭塞性损伤、吞噬红细胞综合征等）。

2. 其他肾小球疾病　在其自身发展过程中出现的非特异性 FSGS 样改变常存在于 IgA 肾病Ⅱ型、狼疮性肾炎（LN）Ⅲ型、寡免疫复合物型局灶坏死性肾炎等、遗传性肾炎（Alport 综合征等）、膜性肾病（MN）和血栓性微血管病（TMA）等疾病的进展过程中。这些所谓的 FSGS 改变的鉴别诊断主要依据为免疫荧光病理和电子显微镜下超微结构观察。免疫荧光病理：原发性 FSGS 的硬化区域以 C3、Clq 和 IgM 沉积较为多见，其他血浆蛋白成分少见。非硬化区域通常无免疫球蛋白和补体的沉积，少数系膜区可存在低水平的 IgM 和 C3 的沉积（C3 较 IgM 更少见），罕有 IgG 和 IgA 沉积。

3. 非 IgA 系膜增生性肾小球肾炎

（1）IgM 肾病：IgM 肾病是指一组在肾小球系膜区以特异性 IgM 沉积为主的原发性肾小球病。在光学显微镜下表现为轻微病变、局灶节段性瘢痕样改变及弥漫性系膜细胞增殖。免疫荧光提示常伴有 C3 沉积，电子显微镜下可见电子致密物沉积。由于光学显微镜下见病变的程度轻重不一，临床表现的差异亦很大，程度轻者仅表现为孤立性镜下血尿，程度重者可表现为严重的肾病综合征。大多数伴有蛋白尿的患者属于激素依赖型，治疗通常需要加用其他免疫抑制剂，总体预后良好。

（2）Clq 肾病：Clq 肾病是一种引起蛋白尿甚至肾病综合征的少见疾病，好发于儿童及青少年，临床表现和病理特征与 FSGS 十分相似。激素抵抗常见，单用激素治疗的效果较差，加用其他免疫抑制剂后疗效较好，预后良好，且重复肾活组织检查表明免疫抑制治疗后 Clq 在肾小球内的沉积明显减少。诊断依据为系膜区或系膜旁区免疫复合物沉积，主要以 Clq 沉积（荧光强度超过其他免疫球蛋白或补体的强度）为主，可伴 IgG、IgM 和/或 C3 沉积，IgA 沉积少见。诊断前必须经临床及实验室检查排除 LN,病理检查排除 I 型膜增生性肾小球肾炎。光学显微镜下表现为轻微病变、局灶节段性瘢痕样改变及局灶性系膜细胞增殖。免疫复合物主要在邻近基底膜的系膜旁区呈逗点状沉积,偶伴沉积区域扩展至内皮下甚至上皮下。电子显微镜下主要表现为系膜区及系膜旁区界限清楚的免疫复合物型电子致密物的沉积,足突融合常见但变异较大。免疫病理和电子显微镜特征是 C1q 肾病与 FSGS 鉴别诊断的主要依据。

4. 微小病变型肾病(MCD)　由于 FSGS 与 MCD 的临床表现相似,非硬化肾小球的病理形态相似,所以很易混淆。病理鉴别的要点是在无病变的肾小球的背景下,发现局灶性节段性硬化的肾小球,即使发现 1 个病变肾小球,也应诊断 FSGS。当 MCD 的肾活检标本出现肾小球肥大、灶状的肾小管萎缩和肾间质纤维化、免疫病理出现系膜区的 IgM 沉积,电镜检查发现肾小球上皮细胞增生及严重的空泡变性、临床出现高血压及肾功能受损等情况时,都应考虑到 FSGS 的可能。

四、练习题

1. 原发性 FSGS 的病理分型特点有哪些?
2. 原发性 FSGS 的治疗原则是什么?

五、推荐阅读

[1] Kidney Disease:Improving Global Outcomes(KDIGO)Glomerular Diseases Work Group. KDIGO 2021 Clinical Practice Guideline for the Management of Glomerular Diseases[J]. Kidney Int,2021, 100(4S):S1-S276.
[2] 陈香美. 肾脏病学高级教程[M]. 北京:中华医学电子音像出版社,2016.
[3] 陈香美. 临床诊疗指南·肾脏病学分册[M]. 北京:人民卫生出版社,2011.
[4] 王海燕,赵明辉. 肾脏病学[M]. 4 版. 北京:人民卫生出版社,2023.

（夏　璇　张献朝）

案例 8 原发性膜增生性肾小球肾炎

一、病历资料

魏某某,34 岁,女性。

(一)门诊接诊

1. 主诉 双下肢水肿 2 个月,加重伴泡沫尿 1 周。

2. 问诊重点 水肿、泡沫尿是肾内科疾病的常见临床症状,常见的水肿原因如肝源性、肾源性、心源性、甲状腺功能减退、下肢静脉相关疾病。常见的可能引起泡沫尿的病因如肝肾疾病导致尿中胆红素或蛋白质含量增多、尿路感染、糖尿病时尿糖增高。该患者水肿伴尿中泡沫增多,须考虑是肾脏疾病导致的蛋白尿、水肿的可能性大,要详细询问尿液的性状、尿量、水肿的情况以及有无高血压、体重变化。许多继发因素也可累及肾脏引起水肿、蛋白尿(如自身免疫病、过敏性紫癜、乙型/丙型病毒性肝炎、糖尿病、多发性骨髓瘤、淀粉样变性、其他肿瘤性疾病等),须重点询问伴随症状。还要询问疾病演变过程、诊治经过、治疗效果等。

3. 问诊内容

(1)诱发因素:有无受凉、上呼吸道感染等诱发因素。

(2)主要症状:需要询问患者水肿的首发部位和发展顺序,累的范围,是否凹陷性,是否对称性,加重或缓解因素(是否受活动或体位的影响)。

(3)伴随症状:有无肉眼血尿,若有肉眼血尿,提示 IgA 肾病、感染后急性肾小球肾炎等疾病的可能性;尿量有无增多或减少;有无夜尿增多(夜间尿量大于 750 mL 或大于白天尿量);是否有高血压,或有无头晕、头痛等高血压的症状;是否有胸闷、腹胀,患者大量蛋白尿引起低蛋白血症时,可因胶体渗透压下降,出现胸腔、腹腔积液;是否有发热、面部红斑、口腔溃疡、脱发、光过敏,判断是否继发于系统性红斑狼疮;是否有皮肤紫癜、腹痛、关节痛,判断是否继发于过敏性紫癜;是否有咯血,ANCA 相关性血管炎、抗基底膜病除肾外可累及肺部引起咯血;是否有骨痛,多发性骨髓瘤可有骨痛症状。

(4)诊治经过:是否到医院就诊,做过哪些检查,如血常规、尿常规、肝功能、肾功能、心脏彩超、泌尿系彩超,是否用药,用何种药,具体剂量、效果如何。

(5)既往史:有无高血压,高血压可能会导致肾损伤,也可能因肾损伤而出现(肾性高血压);有无糖尿病,同时肾脏疾病可继发于长期的糖尿病(糖尿病肾,糖尿病病史通常>5 年);有无慢性感染;有无乙型肝炎病毒(HBV)、丙型肝炎病毒(HCV)、人体免疫缺陷病毒(HIV)感染,上述传染病疾病均可以继发肾小球肾炎。

(6)个人史:职业史(重金属接触、化学品接触),吸烟(肾血管疾病高危因素、诱发Goodpasture 综合征)。

(7)家族史:可影响肾脏的单基因遗传病,如常染体显性遗传多囊肾病、Alport 综合征、薄基底膜病;糖尿病肾病、狼疮性肾炎、IgA 肾病等有一定的遗传倾向。

> **问诊结果**
>
> 2 个月前无诱因出现双下肢指凹性水肿,活动后加重,无肉眼血尿,无夜尿增多,无头晕、头痛,无发热、面部红斑、口腔溃疡、脱发、光过敏,无皮肤紫癜、腹痛、关节痛等伴随症状,未予以

重视。1周前水肿症状加重,伴泡沫尿,遂至当地医院查尿常规:蛋白(+++),红细胞31/μL。肝功能、肾功能示:肌酐54 μmol/L,白蛋白29 g/L,余正常,未诊治。今为求进一步诊治入院。自发病以来,食欲可,睡眠可,大便正常,尿量较前稍减少(约1000 mL/d),精神正常,体重增加约2 kg。既往史、个人史无特殊,否认肾病家族史。

4.思维引导　青年女性患者,水肿起病,伴有泡沫尿,外院实验室检查提示大量蛋白尿、低蛋白血症,应考虑诊断为"肾病综合征"。在临床上,肾病综合征应首先排除继发性肾脏病后,才能进一步考虑原发性肾脏病(常见的病理类型包括微小病变型肾病、膜性肾病、局灶节段性肾小球硬化症、系膜增生性肾小球肾炎、膜增生性肾小球肾炎),同时注意排除遗传性肾脏病。青年患者常见继发性肾小球疾病为系统性红斑狼疮、乙肝病毒相关性肾炎、紫癜性肾炎、感染后急性肾小球肾炎等。过敏性紫癜的排除主要结合紫癜、腹痛、关节痛等临床症状;需完善自身免疫性抗体排除系统性红斑狼疮、ANCA相关性血管炎等自身免疫性疾病;完善传染病四项排查HBV、HCV、HIV感染;感染后急性肾小球肾炎常有上呼吸道感染的前驱史,急性起病,表现为血尿、蛋白尿、水肿和高血压,可伴一过性氮质血症,低C3血症,血清ASO滴度可升高,且具有自愈倾向。患者最终需排除禁忌证,行肾穿刺活检,以明确病理诊断。

(二)体格检查

1.重点检查内容及目的　根据患者水肿、蛋白尿、低蛋白血症,考虑肾病综合征的可能性大;应注意患者水肿的部位和程度,肾病性水肿通常表现为双下肢指凹性水肿,注意与甲状腺功能减退时黏液性水肿区别。另外,除双下肢外,应注意眼睑及腰骶部有无水肿。合并胸腔积液时可能出现双下肺呼吸音减低,腹腔积液大于1000 mL时可出现移动性浊音阳性。过敏性紫癜性肾炎患者可出现皮肤紫癜,狼疮性肾炎可出现面部蝶形红斑、光过敏、多形红斑等皮损,并可因脱发导致头发稀疏。其他自身免疫性疾病及结缔组织病可出现口腔溃疡、皮疹、关节肿痛等体征。肿瘤患者可出现浅表淋巴结肿大。

> **体格检查结果**
>
> T 36.6 ℃,P 78 次/min,R 16 次/min,BP 135/80 mmHg,体重52 kg,身高159 cm
> 神志清,自主体位,正常面容,颜面部无水肿,无皮疹、紫癜、瘀斑。全身浅表淋巴结未触及。双侧甲状腺未触及肿大。呼吸运动正常,语颤正常,叩诊清音。双肺呼吸音清,未闻及干、湿啰音和胸膜摩擦音。心率82 次/min,律齐,各瓣膜听诊区未闻及病理性杂音。腹部平坦,无腹壁静脉曲张。无明显压痛、反跳痛,肝、脾肋下未触及,墨菲征阴性,移动性浊音阴性。双肾区无叩击痛,输尿管点无压痛。脊柱、关节无红肿、畸形、压痛、活动受限。腰骶部无水肿,双下肢轻度指凹性水肿。病理征阴性。

2.思维引导　该患者测量血压正常,颜面部无水肿,双下肢轻度指凹性水肿,考虑肾病综合征,未见皮肤紫癜、蝶形红斑等,须进一步完善辅助检查,明确诊断。

(三)实验室检查

1.主要内容及目的

(1)血常规:筛查是否存在血液系统疾病,肾穿刺活检前必查项目。狼疮性肾炎等可以合并三系中一项或多项减低;多发性骨髓瘤、淀粉样变患者可出现贫血。

(2)尿常规+尿红细胞位相:明确尿蛋白、尿红细胞、尿白细胞情况。

（3）24 h 尿蛋白定量：明确尿蛋白的严重程度。

（4）肝功能、肾功能、电解质、血脂：有无肝功能、肾功能异常，有无低蛋白血症，有无高脂血症。

（5）传染病四项：明确有无 HBV、HCV、HIV 感染。

（6）凝血功能：有无凝血异常，肾穿刺活检前必查项目。

（7）血 PLA2R 抗体：膜性肾病的特异性抗体，约 70% 的膜性肾病患者可合并该抗体阳性。

（8）ANA、ds-DNA、ENA 酶谱：有无系统性红斑狼疮等结缔组织病。

（9）ANCA、抗 GBM 抗体：有无 ANCA 相关性血管炎及抗基底膜病。

（10）血免疫固定电泳、尿本周蛋白：有无肾淀粉样变性、多发性骨髓瘤。

（11）CRP、ESR、补体 C3、补体 C4：有无 CRP 升高、血沉增快、低补体血症；系统性红斑狼疮、血管炎、多发性骨髓瘤等疾病可合并 CRP 升高、血沉增快；系统性红斑狼疮活动期可合并血补体 C3、C4 降低，膜增生性肾小球肾炎、急性链球菌感染后肾小球肾炎、C3 肾小球肾炎等可合并低补体 C3 血症。

（12）降钙素原：判断病情，有无合并感染。

（13）心电图：是否存在心律失常，肾穿刺活检前必查项目。

（14）泌尿系及心脏彩超：判断病情，评估肾结构、形态有无异常，判断肾穿刺活检风险，有无合并心力衰竭。

（15）双下肢静脉彩超：肾病水肿患者，须筛查有无静脉血栓形成。

（16）胸部 CT：判断病情，有无合并肺部感染、肺间质病变、胸腔积液等。

（17）肾病理检查：明确患者引起肾损伤的病理类型。

辅助检查结果

（1）血常规：WBC $4.89×10^9$/L，RBC $4.43×10^{12}$/L，Hb 124 g/L，PLT $316×10^9$/L。

（2）尿常规+尿红细胞位相蛋白：（+++），RBC 78/μL；正常红细胞 14/μL（占 17.9%），异常红细胞 64/μL（占 82%）。

（3）24 h 尿蛋白定量：4.76 g。

（4）肝功能、肾功能、电解质、血脂：尿素 3.17 mmol/L，肌酐 47 μmol/L，尿酸 296 μmol/L，谷丙转氨酶 24 U/L，谷草转氨酶 31 U/L，白蛋白 29.7 g/L，球蛋白 25.9 g/L，CHOL 6.32 mmol/L，TG 1.67 mmol/L。

（5）传染病四项：全阴。

（6）血 PLA2R 抗体：阴性。

（7）ANA、ds-DNA、ENA 酶谱：阴性。

（8）ANCA、抗 GBM 抗体：阴性。

（9）血免疫固定电泳、尿本周蛋白：阴性。

（10）CRP、ESR、补体 C3、补体 C4：C3 0.71 g/L（0.8~1.6），余均正常。

（11）降钙素原：无异常。

（12）心电图：无异常。

（13）泌尿系及心脏超声：无异常。

（14）双下肢深静脉彩超：无异常。

（15）胸部 CT：未见异常。

（16）肾病理检查：膜增生性肾小球肾炎，请排除继发性肾炎。

1）光镜：见图15。

2）电镜：见图16。

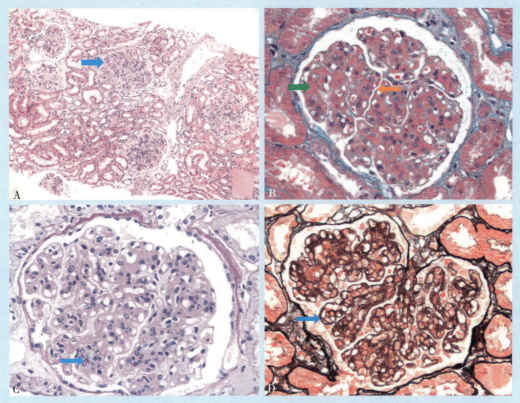

A. HE×100，肾小球体积肥大呈分叶状，细胞数目显著增多；B. MASSON×400，系膜区（→）团块状及内皮下（←）嗜复红蛋白沉积；C. PAS×400，系膜细胞和基质重度增生伴插入，节段毛细血管内细胞数目增多；D. PASM+MASSON×400，基底膜弥漫性双轨征形成

图15 膜增生性肾小球肾炎（光镜）

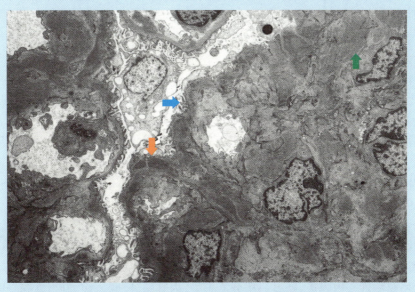

电镜×5000，系膜细胞和基质插入内皮下，基底膜双轨征形成，内皮下电子致密物沉积（→）；系膜区电子致密物沉积（↓）；上皮下电子致密物沉积（↑）

图16 膜增生性肾小球肾炎（电镜）

2. 思维引导　青年女性患者,水肿、泡沫尿起病,实验室检查提示大量蛋白尿(>3.5 g/d),低蛋白血症(白蛋白<30 g/L),高脂血症,肾功能正常,临床诊断为肾病综合征。根据临床表现及实验室检查排除了狼疮性肾炎、紫癜性肾炎、淀粉样变性等继发性肾小球疾病后,且无明确的肾脏病家族史,考虑原发性肾病综合征可能性大。经肾穿刺活检后,病理证实为膜增生性肾小球肾炎,且无感染、自身免疫病、单克隆免疫球蛋白血症等可能继发膜增生性肾小球肾炎的因素,考虑为原发性膜增生性肾小球肾炎。

(四)初步诊断

分析上述病史、查体、化验室检查结果,支持以下诊断(临床诊断):肾病综合征 原发性膜增生性肾小球肾炎。

诊断依据:①青年女性,急性起病;②水肿、蛋白尿;③辅助检查,尿蛋白>3.5 g,血白蛋白<30 g/L,低补体 C3 血症,ANA、ds-DNA、ENA 酶谱均为阴性,血免疫固定电泳、尿本周蛋白阴性,无感染征象;④肾脏病理提示膜增生性肾小球肾炎。

二、治疗经过

1. 治疗方法　①糖皮质激素:甲泼尼龙片 48 mg qd po;②ARB 降尿蛋白:缬沙坦 80 mg qd po;③百令胶囊 4 粒 tid po;④预防骨质疏松:碳酸钙片 1 片 qd po,阿法骨化醇 0.25 μg qd。

2. 治疗效果　1 月后复查:24 h 尿蛋白定量 3.95 g;血生化示肌酐 56 μmol/L,白蛋白 30.1 g/L。

3. 思维引导　目前尚无有效方法治疗原发性膜增生性肾小球肾炎,根据 2021 年 KDIGO 指南建议,如果患者临床表现隐匿,只需要支持对症治疗;对于尿蛋白<3.5 g/d,无临床肾病综合征,且肾小球滤过率正常者,建议采用肾-血管紧张素系统抑制疗法;对于表现为肾病综合征,血肌酐接近正常,可尝试糖皮质激素;临床上血肌酐异常(非新月体),有活动性尿沉渣者,建议使用糖皮质激素联合免疫抑制剂;表现为急进性肾炎/新月体肾炎者,可大剂量糖皮质激素联合环磷酰胺等强化免疫抑制疗法。对于肾小球滤过率<30 mL/(min·1.73 m^2)的患者,则支持对症治疗。

本病例中,该患者目前临床诊断为肾病综合征,肾功能正常,首先考虑足量糖皮质激素,同时缬沙坦降尿蛋白,辅以钙片、骨化醇预防糖皮质激素引起的骨质疏松。在随后的复查中尿蛋白较前稍降低,后续仍须继续密切随访,调整药物剂量。

三、思考与讨论

膜增生性肾小球肾炎,又名系膜毛细血管性肾小球肾炎,其特点是肾小球毛细血管袢细胞和基质增生,呈分叶状,肾小球毛细血管袢"双轨征"形成。临床上常常表现为肾病综合征伴血尿、高血压和肾功能损害。

膜增生性肾小球肾炎按病因分类可分为原发性和继发性,根据膜增生性肾小球肾炎的免疫荧光结果可分为三种类型:①免疫复合物介导的肾小球肾炎(免疫球蛋白阳性,伴或不伴 C3 阳性);②补体介导(补体沉积为主),为补体异常活化致病,包括 C3 肾小球疾病和 C4 肾小球疾病;③无免疫复合物或补体的膜增生模式(免疫球蛋白和 C3 均阴性),主要为血栓性微血管病。其中,免疫复合物介导的肾小球肾炎中常见的继发病因如下。

1. 感染导致的抗原-抗体免疫复合物沉积

(1)病毒性:HBV、HCV(包括 HCV 相关混合性冷球蛋白血症)、EB 病毒及 HIV 感染。

(2)细菌性:感染性心内膜炎,脑室心房分流感染,内脏脓肿、麻风病、流行性脑脊髓膜炎。

(3)原虫/其他感染:支原体,疟疾,血吸虫病、利什曼原虫病、丝虫病、组织胞浆菌病。

2. 自身免疫性疾病导致的免疫复合物沉积

（1）系统性红斑狼疮，类风湿关节炎，干燥综合征，混合性结缔组织病。

（2）浆细胞或 B 细胞增殖异常引起的单克隆丙种球蛋白病而导致单克隆免疫球蛋白沉积纤维丝样肾小球肾炎。

原发性膜增生性肾小球肾炎：排除以上所有继发因素。

免疫复合物介导的膜增生性肾小球肾炎的病变特点：光镜下可见系膜细胞和基质弥漫性重度增生、广泛插入，基底膜弥漫增厚和双轨征形成；免疫病理学检查可见 IgG 和 C3 在系膜区和毛细血管壁呈花瓣状沉积；电镜下系膜细胞和基质增生、插入，系膜区、内皮下和/或上皮下电子致密物沉积。

大部分膜增生性肾小球肾炎患者都有继发因素，如感染、自身免疫病、浆细胞病等。真正意义上的原发性膜增生性肾小球肾炎多青少年起病，约半数患者有前驱感染，50% ~ 60% 的患者表现为肾病综合征，常伴有镜下血尿，15% ~ 20% 的患者表现为急性肾炎综合征，其余为隐匿性肾炎和慢性肾炎综合征。约 20% 患者有肾功能不全。约 75% 的患者补体 C3 持续降低，这与急性链球菌感染后肾炎中降低的补体 C3 在 8 周内能够恢复是不同的。

本病的诊断"金标准"须依据肾穿刺活检病理检查，一旦肾病理诊断为膜增生性肾小球肾炎，临床须仔细寻找继发因素，因为这对患者以后治疗方案的确定及判断预后至关重要。

目前尚无有效方法治疗原发性膜增生性肾小球肾炎，也缺乏大规模循证医学证据。

对于糖皮质激素在原发性膜增生性肾小球肾炎的治疗，在使用时一定要除外继发的感染因素，可选择泼尼松 60 mg/d（或甲泼尼龙 48 mg/d）使用 12 周左右，定期监测肾功能、尿蛋白定量，不论是否有效，应逐渐减少激素用量，并将总疗程控制在 9 ~ 12 个月以内，使用过程中严密监测药物的不良反应。

本例为青年女性患者，水肿起病。实验室检查结果显示大量蛋白尿、低蛋白血症（肾病综合征），血补体 C3 降低，血压、肾功能正常，经完善肾穿刺活检后，肾病理提示膜增生性肾小球肾炎，其免疫荧光中免疫球蛋白和补体 C3 均阳性，应归类为免疫复合物介导的膜增生性肾小球肾炎。一旦诊断为膜增生性肾小球肾炎，应立即排查继发因素，该患者经完善检查，无感染、自身免疫病、单克隆免疫球蛋白血症等可能继发膜增生性肾小球肾炎的因素，考虑原发性膜增生性肾小球肾炎。KDIGO 指南建议，对于表现为肾病综合征，血肌酐接近正常，可尝试使用糖皮质激素，因此予以该患者足量糖皮质激素应用，1 个月后复查尿蛋白较前有所降低，后续须继续密切随访，调整药物剂量。

四、练习题

1. 膜增生性肾小球肾炎按照免疫荧光沉积情况分为哪三种类型？

2. 膜增生性肾小球肾炎有哪些病理特点？

3. 导致免疫复合物介导的膜增生性肾小球肾炎的继发因素都有哪些？

五、推荐阅读

[1] 王海燕，赵明辉. 肾脏病学[M]. 4 版. 北京：人民卫生出版社，2020.

[2] 邹万忠. 肾活检病理学[M]. 4 版. 北京：北京大学医学出版社，2017.

[3] FAKHOURI F, LE QUINTREC M, FRÉMEAUX-BACCHI V. Practical management of C3 glomerulopathy and Ig-mediated MPGN: facts and uncerntainties[J]. Kidney Int, 2020, 98(5): 1135-1148.

[4] BRAD H R, SHARON G A, JONATHAN B, et al. Executive summary of the KDIGO 2021 Guideline for the Management of Glomerular Diseases[J]. Kidney Int, 2021, 100(4): 753-779.

（张　瑾　张军军）

案例 9　狼疮性肾炎

一、病历资料

康某某,女,27 岁。

(一)门诊接诊

1. 主诉　间断双下肢水肿 2 个月,加重伴泡沫尿 1 个月。

2. 问诊重点　水肿发生的时间、可能的诱因、首发部位、发展顺序和速度、累及的范围、是否受体位影响。有无伴随症状(如泡沫尿、肉眼血尿、发热、皮疹、关节痛)、疾病演变过程、诊治经过、治疗效果。

3. 问诊内容

(1)诱发因素:有无劳累、感染、药物、妊娠等诱发因素。

(2)主要症状:水肿分为全身性水肿和局限性水肿。询问水肿是否呈指凹性。通过询问病史寻找提示系统性疾病的线索。

(3)伴随症状:胸闷、胸痛提示心源性水肿。如果出现咳嗽、咳痰、气促,尤其是夜间阵发性呼吸困难、端坐呼吸提示存在心功能不全。恶心、呕吐、腹胀、黄疸,考虑肝源性水肿。乏力、怕冷、嗜睡,考虑甲状腺功能减退引起的黏液性水肿。肢体静脉曲张提示静脉回流障碍引起的水肿。泡沫尿提示肾性水肿。若为肾性水肿,还需要关注患者尿量、尿色改变。此外,需要询问是否存在发热、皮疹、关节炎、脱发、口腔溃疡等能够引起肾受损的系统性疾病的相关症状。

(4)诊治经过:是否应用药物治疗,药物名称、剂型、剂量,治疗效果。

(5)既往史:通过了解患者既往是否存在心血管疾病、肝炎、甲状腺功能减退等疾病,协助诊断是否存在心源性、肝源性、黏液性水肿的可能。疫区居住史可提示丝虫病、包虫病等寄生虫引起的水肿。若存在输血史,需要排除乙肝等传染病引起的水肿。

(6)个人史:患者的吸烟、饮酒等不良嗜好。

(7)月经生育史:围绝经期及月经来潮前会出现不同程度水肿。若存在反复流产病史需要警惕存在自身免疫性疾病。

(8)家族史:有无肾病、心血管疾病、肝炎、糖尿病等疾病家族史。

> **问诊结果**
>
> 　　2 个月前无明显诱因出现双下肢水肿,伴双踝关节肿胀疼痛,无关节畸形、活动障碍,无咳嗽、咳痰、胸闷、胸痛,无活动后气促,无夜间阵发性呼吸困难,无恶心、呕吐、腹痛、腹胀,无发热、皮疹、脱发、口腔溃疡、光过敏。无泡沫尿、肉眼血尿,尿量无明显变化。1 个月前发现尿中泡沫增多,尿量无明显变化,无肉眼血尿。就诊于当地医院,查尿常规,蛋白(++++),尿红细胞计数 231/μL↑,尿白细胞 43/μL↑,24 h 尿蛋白定量 10 g,血白蛋白 15 g/L,ANA 1∶160,颗粒+均质型;ds-DNA 561.5 IU/mL,考虑"狼疮性肾炎",应用"硫酸羟氯喹片 200 mg bid po、醋酸泼尼松片 50 mg qd po"及利尿等对症治疗。双下肢水肿未见好转来诊。门诊以"狼疮性肾炎"收入院。自发病以来,精神可,食欲正常,睡眠正常,小便如上所述,大便正常,体重无减轻。既往史、个人史无特殊,否认肾病家族史。

4.思维引导　该患者双下肢水肿伴尿中泡沫增多,首先考虑肾源性水肿。需要进一步完善尿常规、尿蛋白定量、血白蛋白及血肌酐水平来明确患者肾脏病情况(包括是否存在肾功能不全)。肾源性水肿的病因可为原发性肾脏病,也可由继发性因素引起肾脏损害。结合该患者为青年女性,首先需要排除自身免疫性疾病引起的肾损伤。补体、血沉、肺部 CT 等均可提示是否存在自身免疫性疾病。针对该年龄段好发的系统性红斑狼疮,需要完善 ANA、ds-DNA、Sm 抗体等特异性抗体的检查。同时也需要完善肝炎、甲状腺功能减退、糖尿病等继发因素的筛查。

(二)体格检查

1.重点检查内容与目的　首先需要明确双下肢水肿是否为指凹性水肿,皮温是否正常、是否存在肢体活动障碍、手术、外伤、皮疹及静脉曲张等情况。在自身免疫性疾病方面,体格检查需要注意患者是否存在皮疹、脱发、光过敏、口腔溃疡、关节痛,注意肺部听诊是否存在 Velcro 杂音,以及进行心脏听诊。需要注意是否存在腹痛、腹胀、黄疸、腹壁静脉曲张、出血点及肝和脾触诊等提示肝炎的体征。进行甲状腺触诊,确认是否存在甲状腺相关疾病。

> **体格检查结果**
>
> T 36.5 ℃,P 93 次/min,R 20 次/min,BP 111/87 mmHg
>
> 神志清,无贫血貌,全身未见瘀点、瘀斑、皮疹,浅表淋巴结未触及肿大。双侧甲状腺未触及肿大。呼吸运动正常,语颤正常,叩诊清音。双肺呼吸音粗,未闻及干、湿啰音和胸膜摩擦音。心率93 次/min,律齐,各瓣膜听诊区未闻及病理性杂音。腹部平坦,无腹壁静脉曲张。无明显压痛、反跳痛,肝、脾肋下未触及,墨菲征阴性,移动性浊音(-)。双肾区无叩击痛,输尿管点无压痛。脊柱、双踝关节对称性压痛,无红肿、畸形、活动受限。双下肢轻度指凹性水肿。神经系统查体正常。

2.思维引导　查体发现双下肢指凹性水肿,余无特殊发现。应进一步行实验室检查明确诊断。

(三)实验室检查

1.主要内容与目的

(1)血常规:查看患者有无贫血,是否存在血液系统疾病。

(2)尿常规:查看患者有无血尿、蛋白尿,病理管型。

(3)24 h 尿蛋白定量:查看患者蛋白尿定量情况。

(4)血液生化:查看患者肾功能、肝功能、血糖、电解质、血脂水平。

(5)血免疫指标:ANA、抗 ds-DNA 抗体、补体、ANCA、ENA、类风湿因子,查看患者是否存在继发性肾脏病。

(6)传染病:查看是否存在肝炎,有助于鉴别是否存在肝炎相关肾病。

(7)心电图:是否存在心脏病变。

(8)心脏超声:心脏结构和功能是否正常。

(9)泌尿系 B 超:查看肾结构有无异常,评估肾穿刺活检风险。

(10)甲状腺 B 超:了解甲状腺形态。

(11)双下肢血管超声:肾病综合征患者,检查有无静脉血栓形成。

(12)肾病理检查:明确患者引起肾损伤的病理类型。

辅助检查结果

(1)血常规:WBC 2.50×10^9/L↓,RBC 3.52×10^{12}/L↓,Hb 99.0 g/L↓,PLT 156×10^9/L。

(2)尿常规:蛋白(+++)↑,隐血(+++)↑,尿红细胞计数631/μL↑,尿白细胞51/μL↑,透明管型3/μL↑,病理管型16/μL↑,尿比重1.015;尿红细胞计数及形态分析示,红细胞总数449/μL,正常红细胞计数144/μL,正常红细胞百分比32%,异常红细胞计数305/μL,异常红细胞百分比68%。

(3)24 h尿蛋白定量:8.58 g。

(4)血液生化:钾4.69 mmol/L,钠144.2 mmol/L,氯110.5 mmol/L↑,钙1.89 mmol/L↓,谷丙转氨酶12 U/L,谷草转氨酶15 U/L,肌酐93 μmol/L,eGFR 72.79 mL/min/1.73 m^2,白蛋白16.3 g/L↓,CHOL 5.65 mmol/L↑,TG 3.47 mmol/L↑,高密度脂蛋白(HDL)0.89 mmol/L↓,低密度脂蛋白(LDL)3.78 mmol/L↑。

(5)血免疫指标:ANA定量204.7 IU/mL,滴度1∶320(+),颗粒+均质型;ds-DNA 609.4 IU/mL,ss-DNA>200 IU/mL;ENA谱,SSA-52 211 IU/mL,SSA-60 147 IU/mL,SSB 76 IU/mL,Sm 54 IU/mL。补体水平,C3 0.30 g/L↓,C4 0.041 g/L↓;ANCA、抗磷脂抗体、类风湿因子定量等均未见异常。

(6)传染病:乙肝五项、丙肝、梅毒、艾滋病等抗体均为阴性。

(7)心电图:正常范围心电图。

(8)心脏超声:二尖瓣少量反流,EF 65%。

(9)泌尿系B超:双肾大小形态正常,右肾114 mm×57 mm×52 mm,实质厚15 mm,左肾113 mm×53 mm×50 mm,实质厚15 mm。

(10)甲状腺:甲状腺体积大并弥漫性回声改变伴血流稍丰富,甲状腺双侧叶低回声结节(TI-RADS分级:3级),甲状腺双侧叶囊性结节(TI-RADS分级:2级)。

(11)双下肢血管超声:双下肢静脉内均未见明显异常,双下肢皮下软组织水肿。

(12)肾病理检查:毛细血管内增生性狼疮性肾炎(Ⅳ型LN),AI/CI 12/0。

1)光镜:见图17。

2)免疫荧光:5个肾小球,系膜区伴毛细血管壁颗粒状沉积:IgG+,IgM±,IgA±,C3+~++,C4+,C1q+,FRA-,κ±,λ±,IgG1+,IgG2±,IgG3+,IgG4-,PLA2R±,HBsAg±,HBcAg-。

3)电镜:见图18。

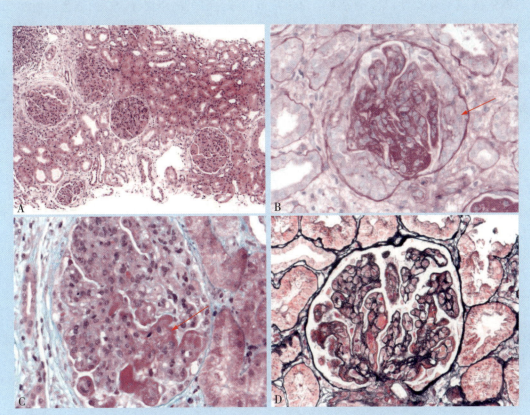

A. HE×100,肾小球弥漫毛细血管内细胞增生;B. PAS×400,细胞新月体形成;C. MASSON×200,节段白金耳形成;
D. PASM+MASSON×200,系膜细胞和内皮细胞弥漫增生

图 17　毛细血管内增生性狼疮性肾炎(光镜)

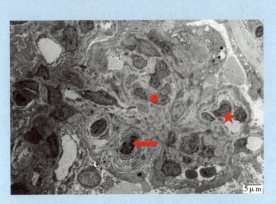

系膜细胞和基质增生(●),内皮细胞增生(★),
毛细血管襻内中性粒细胞浸润(箭头)

图 18　毛细血管内增生性狼疮性肾炎(电镜)

　　2. 思维引导　患者存在大量蛋白尿、低蛋白血症、水肿、高脂血症,符合肾病综合征诊断。青年女性,肾病综合征需要进行继发因素的筛查,排除自身免疫性、感染性、代谢性、肿瘤等系统性疾病。该患者 ANA、dsDNA 阳性,考虑存在系统性红斑狼疮,肾穿刺活检符合狼疮性肾炎Ⅳ型。

　　(四)初步诊断

　　分析上述病史、查体、化验室检查结果,支持以下诊断:狼疮性肾炎Ⅳ型。

诊断依据:①青年女性,亚急性病程。②大量蛋白尿,血尿,高脂血症,水肿,低蛋白血症。③双踝关节炎。④尿常规:蛋白(+++),24 h 尿蛋白定量 8.58 g,血白蛋白 16.3 g/L,ANA 定量 204.7 IU/mL,滴度 1:320(+),颗粒+均质型;ds-DNA 609.4 IU/mL。⑤肾穿刺活检病理提示小球系膜细胞、内皮细胞弥漫增生,毛细血管袢腔内可见嗜中性粒细胞及少量核碎裂,系膜区、内皮下、上皮下嗜复红蛋白沉积,可见白金耳及微血栓,灶状水肿伴淋巴细胞、单核细胞浸润。免疫荧光呈现"满堂亮"。符合:毛细血管内增生性狼疮性肾炎(Ⅳ型)。

二、诊疗经过

患者双踝关节肿痛,WBC $2.50×10^9/L$↓,尿常规:蛋白(+++)↑,尿红细胞计数 631/μL↑,尿白细胞 51/μL↑,透明管型 3/μL↑,病理管型 16/μL↑,ANA 定量 204.7 IU/mL,滴度 1:320(+),颗粒+均质型;ds-DNA:609.4 IU/mL,C3 0.30 g/L↓,C4 0.041 g/L↓。根据系统性红斑狼疮(SLE)的病情活动程度评分(SLEDAI),该患者为 25 分,属于重度活动。

1.治疗方法

(1)一般治疗:①限制盐的摄入,控制体重,适度锻炼;②硫酸羟氯喹片 0.2 g bid;缬沙坦胶囊 80 mg qd;阿托伐他汀钙片 20 mg qn。

(2)免疫抑制治疗:该患者首先进行诱导治疗,主要目的是尽快控制炎症,争取完全缓解:静脉应用甲泼尼龙 250 mg qd,应用 3 d;随后清晨顿服用泼尼松片 60 mg。吗替麦考酚酯片 0.5 g bid,每次 1 片。

(3)辅助治疗:①预防感染,磺胺每周 2 次。②护胃,雷贝拉唑肠溶片 10 mg qd。③预防骨质疏松,碳酸钙片 200 mg qd。

2.治疗效果

诱导治疗 6 个月后,关节炎症状消失,未出现新的临床症状。实验室检查:尿常规示,蛋白(++),尿红细胞计数 245/μL,尿白细胞 8/μL,透明管型 1/μL,病理管型 0/μL,24 h 尿蛋白定量降至 1.02 g,ANA 阴性,dsDNA 定量降至 81.8 IU/mL,血白蛋白 33.6 g/L,血肌酐 60 μmol/L,补体 C3 1.08 g/L,补体 C4 0.257 g/L。系统性红斑狼疮疾病活动度 SLEDAI 评分从 25 分重度活动降至 10 分中度活动。蛋白尿明显减少,肾功能稳定,狼疮性肾炎达到部分缓解。

3.思维引导

该患者因双下肢水肿伴泡沫尿入院,检查结果符合肾病综合征诊断。肾病综合征按照病因学分为原发性和继发性肾病综合征。育龄期女性,需要注意筛查自身免疫性疾病。该患者检查结果提示 ANA、dsDNA 升高。根据 1997 年 SLE 诊断标准,该患者存在关节炎、肾脏病变、免疫学异常及抗核抗体升高,11 条符合 4 条,故诊断为系统性红斑狼疮。由于狼疮性肾炎的临床表现与病理分型并不完全一致,需要进行肾穿刺活检以明确组织学类型,以指导治疗方案的制订。该患者肾穿刺活检提示狼疮性肾炎Ⅳ型。肾脏病理表现为系膜细胞和内皮细胞增生,炎性细胞浸润,白金耳形成,微血栓形成。患者 SLEDAI 评分 25 分,属于高度活动。根据临床和病理表现,治疗上采用一般治疗,免疫抑制治疗和辅助治疗相结合。其中免疫抑制治疗包括诱导缓解治疗和维持治疗两个阶段。由于该患者肾病理提示活动性病变较重,在诱导缓解治疗初期考虑使用较为积极的激素冲击治疗。

三、思考与讨论

系统性红斑狼疮(systemic lupus erythematosus,SLE)好发于育龄期女性,是一种病因不明的复杂的自身免疫性疾病。SLE 以免疫系统过度活化,大量产生自身抗体,攻击全身健康细胞和组织为特点。患者临床表现差异较大,可表现为轻微的关节和皮肤病变,也可以出现危及生命的肾、血液系统或中枢神经系统病变。目前普遍采用的诊断标准是美国风湿病学会(American Collegeof rheumatology,ACR)1997 年修订的 SLE 分类标准(表4)。SLE 疾病活动性指数(SLE Disease Activity

Index,SLEDAI)(表5)能够评估患者疾病活动度,指导患者分层治疗和评估治疗效果。

患者确诊 SLE 后,出现尿液分析结果异常,伴或不伴血浆肌酐浓度升高均提示存在肾脏的受累,即狼疮性肾炎(lupus nephritis,LN)。有时 LN 的表现也可以是 SLE 的首发症状。SLE 患者最常见的死亡原因是肾脏疾病、心血管疾病和感染。LN 患者最常见的异常症状为蛋白尿,有时表现为肾病范围蛋白尿甚至出现肾病综合征。其他常见临床表现包括镜下血尿伴或不伴红细胞管型、肾功能损害。LN 患者临床和病理表现并不一致。LN 最好是由肾穿刺活检确诊。目前 LN 病理类型大体分为 6 型:轻微系膜性 LN(Ⅰ型),系膜增生性 LN(Ⅱ型),局灶增生性 LN(Ⅲ型),弥漫增生性 LN(Ⅳ型),膜性 LN(Ⅴ型),晚期硬化性 LN(Ⅵ型)。进行肾穿刺活检能够明确肾受累性质、排除肾损伤其他原因、确定 LN 组织病理学亚型以及评估疾病活动性和慢性程度。

狼疮性肾炎的治疗包括免疫抑制治疗和针对相关表现和并发症的支持治疗。免疫抑制治疗的强度根据临床表现,实验室检查结果和肾病理活动性和慢性化评分综合判断。该患者 SLEDAI 评分 25 分,属于高度活动。肾穿刺活检提示狼疮性肾炎Ⅳ型,表现为系膜细胞和内皮细胞增生,炎性细胞浸润,白金耳形成,微血栓形成。活动性指数(activity index,AI)评分 12 分。患者Ⅳ型狼疮性肾炎,疾病活动性较重,依据指南对患者进行积极的诱导缓解治疗。因此,给予患者静脉应用甲泼尼龙冲击治疗,随后规律口服激素联合免疫抑制治疗。长期随访患者治疗效果尚可,半年后达到部分缓解。应用低剂量激素联合免疫抑制剂进行维持治疗,预防疾病复发。

近年来随着生物制剂的研究进展,贝利尤单抗和泰它西普可以联合标准初始治疗和后续治疗应用于狼疮性肾炎患者。Voclosporin 作为结构与环孢素相似的新一代钙调磷酸酶抑制剂,可以联合麦考酚酯和糖皮质激素治疗狼疮性肾炎。但目前关于这些药物治疗方案的经验不多,仍然需要不断积累这些药物在真实世界中应用于狼疮性肾炎患者的经验。

附:鉴别诊断

1. 紫癜性肾炎　儿童常见,临床表现为不伴血小板减少和凝血病的可触性紫癜、关节炎和/或关节痛、腹痛、肾脏病。患者需要进行全血细胞计数、凝血酶原时间(PT)和尿液分析检测。存在血小板减少或凝血病基本可排除紫癜性肾炎。肾脏病理的特征与 IgA 肾病一样,为免疫荧光显微镜检查可见系膜中有 IgA 沉积。

2. HBV 相关性肾炎　我国是乙肝大国,相当一部分 HBV 感染发生于婴儿和儿童期,从而增加了个体成为慢性携带者可能,增加了儿童和青少年患病率。HBV 感染的致病作用主要是通过免疫荧光显微镜发现肾病灶中有 HBV 抗原来证实。目前,国际上并无对乙型肝炎病毒相关性肾炎统一的诊断标准。参照 1989 年北京座谈会的标准,建议国内试用下列三条对乙型肝炎病毒相关性肾炎进行诊断:①血清 HBV 抗原阳性;②患膜性肾病或膜增生性肾小球肾炎,并除外狼疮性肾炎等继发性肾小球病;③肾组织切片上找到 HBV 抗原。其中第③点为最基本条件,缺此不能诊断。

3. 原发性小血管炎肾损害　好发于中老年人,无明显性别差异。往往累及肾、呼吸道、眼、耳、皮肤、关节和肌肉等全身多系统。实验室检查可能发现 ANCA 阳性。肾受累可表现为急进性肾炎综合征,肾病理表现常为节段性坏死,新月体形成也是其重要特点。

四、练习题

1. 狼疮性肾炎的病理类型及治疗原则是什么?
2. 系统性红斑狼疮的诊断标准有哪些?

附表:

表4 美国风湿病学会1997年修订的SLE分类标准

1. 颊部红斑	固定红斑,扁平或高起,在两颧突出部位
2. 盘状红斑	片状高起于皮肤的红斑,黏附有角质脱屑和毛囊栓;陈旧病变可发生萎缩性瘢痕
3. 光过敏	对日光有明显的反应,引起皮疹,从病史中得知或医生观察到
4. 口腔溃疡	经医生观察到的口腔或鼻咽部溃疡,一般为无痛性
5. 关节炎	非侵蚀性关节炎,累及2个或更多的外周关节,有压痛、肿胀或积液
6. 浆膜炎	胸膜炎或心包炎
7. 肾脏病变	尿蛋白>0.5 g/24 h或(+++),或管型(红细胞、血红蛋白、颗粒或混合管型)
8. 神经病变	癫痫发作或精神病,除外药物或已知的代谢紊乱
9. 血液学疾病	溶血性贫血或白细胞减少,淋巴细胞减少,或血小板减少
10. 免疫学异常	抗dsDNA抗体阳性,或抗Sm抗体阳性,或抗磷脂抗体阳性(包括抗心磷脂抗体或狼疮抗凝物或至少持续6个月的梅毒血清试验假阳性,三者中具备1项阳性)
11. 抗核抗体	在任何时候和未用药物诱发"药物性狼疮"的情况下,抗核抗体滴度异常

表5 系统性红斑狼疮疾病活动度评分(SLE Disease Activity Index,SLEDAI)

评分	表现	定义
8	抽搐	近期出现,除外代谢、感染、药物所导致者
8	精神病	由于严重的现实感知障碍导致正常活动能力改变,包括幻觉,思维无连贯性、思维奔逸、思维内容贫乏、不合逻辑,行为异常、行动紊乱。须除外尿毒症或药物所致者
8	器质性脑病综合征	智力改变如定向差,记忆力差,智能差。起病突然并有波动性,包括意识模糊,注意力减退,不能持续注意周围环境,加上至少下述两项:知觉力异常,语言不连贯,失眠,白天困倦,抑郁或亢奋,除外由于代谢、药物或感染引起者
8	视觉障碍	狼疮视网膜病变:包括细胞状小体,视网膜出血,脉络膜出血或渗出性病变,视神经炎。除外由于高血压、药物或感染引起
8	脑神经病变	近期出现的运动性、感觉性脑神经病变
8	狼疮性头痛	严重、持续的疼痛,可以是偏头痛,镇静止痛剂无效
8	脑血管意外	近期出现,除外动脉粥样硬化
8	血管炎	破溃、坏死,手指压痛性结节,甲床周围梗死、片状出血,或为活检或血管造影证实为血管炎
4	关节炎	至少两个关节痛并有炎性体征,如压痛、肿胀或积液
4	肌炎	近端肌痛,无力并有肌酸激酶(CK)升高,肌电图改变或活检证实有肌炎
4	管型	红细胞管型,颗粒管型或混合管型
4	血尿	>5个红细胞/高倍视野,除外其他原因
4	蛋白尿	>0.5 g/24 h,近期出现或近期增加0.5 g/24 h以上

续表5

评分	表现	定义
4	脓尿	>5 个白细胞/高倍视野,除外感染
2	皮疹	新出现或反复出现的炎性皮疹
2	脱发	新出现或反复出现的异常,斑片状或弥漫性脱发
2	黏膜溃疡	新出现或反复出现的口腔、鼻腔溃疡
2	胸膜炎	胸膜炎所致胸痛,并有摩擦音或积液或胸膜肥厚
2	心包炎	心包炎导致疼痛及心包摩擦音或积液(心电图或超声检查证实)
2	低补体	CH50、C3、C4 下降,低于正常范围的低值
2	抗 dsDNA 升高	Farr 方法检测应>25%,或高于正常
1	发热	>38 ℃,除外感染
1	血小板减少	<100×10^9/L
1	白细胞计数下降	<3×10^9/L,除外药物所致

五、推荐阅读

[1]王海燕,赵明辉. 肾脏病学[M]. 4 版. 北京:人民卫生出版社,2020.

[2]陆再英,钟南山. 内科学[M]. 7 版. 北京:人民卫生出版社,2008.

[3]梅长林,余学清. 内科学(肾脏内科分册)[M]. 北京:人民卫生出版社,2015.

(齐媛媛 赵占正)

一、病历资料

王某某,女,59 岁。

(一)门诊接诊

1. 主诉 口干、眼干 3 年余,发现肾功能异常 1 个月。

2. 问诊重点 口干、眼干症状需要与老年外分泌腺体功能下降、糖尿病性或者药物性口干相鉴别。患者呈慢性起病,问诊时应注意三年病程中,主要症状及伴随症状特点,有无多食、多饮、多尿、情绪变化、乏力、慢性腹泻、大便干燥等,有无明显体重减轻,以及用药史、治疗效果等。近期发现肾功能异常有无明显诱因、是否伴水肿、尿量变化(减少、增多、夜尿增多等)、肉眼血尿等,是否有血压变化。

3. 问诊内容

(1)诱发因素:有没有呼吸道或肠道感染、呕吐及腹泻等诱发因素;肾功能异常发现前有无严重感染、血压明显波动、特殊用药史。

(2)主要症状:口干、眼干症状可能在其他疾病中也会出现,如糖尿病患者也会出现口干,干眼症患者通常表现为眼部干涩。应着重询问口干的特点,如进食干燥食物时需用水送服,眼干可出现眼异物感、泪少,严重者痛哭无泪。肾功异常方面重点询问尿量、尿色、血压、消化道症状。

(3)伴随症状:有无多饮、多食及多尿,若有则可能存在糖尿病;有无鼻干少涕、干咳、女性生殖道干涩等,若有则可能存在外分泌腺体功能减退;有无牙齿发黑、片状脱落,若有则可能存在"猖獗齿";有无皮疹、结节红斑等,若有则可能存在风湿免疫疾病如系统性红斑狼疮;有无腮腺持续肿大,若有则可能存在淋巴瘤等疾病;有无夜尿增多,若有则可能存在慢性肾功能损伤。

(4)诊治经过:是否用药治疗,用哪些药物、具体剂量、效果如何,以排除药物引起的口眼干燥症状及肾损伤。

(5)既往史:患者为老年女性,可能存在多种疾病,当出现某一症状或体征时,有可能是多种疾病逐步进展、恶化的结果,应着重询问是否有糖耐量受损病史,是否有眼部疾病病史。是否有高血压病史。有无过敏源引起的过敏性间质性肾炎等。

(6)个人史:患者暴露于粉尘环境时易引起眼部及咽喉部疾病;患者的抽烟与饮酒史等。

(7)家族史:如高血压、糖尿病、肺纤维化和低钾血症等家族遗传倾向的疾病。

问诊结果

3 年余前无明显诱因出现口干症状,进食干性食物时需要饮水方能咽下,伴有饮水量增加(具体未计量),伴有双眼干涩,哭时泪少,无发热、皮疹、关节痛,无光过敏、蝶形红斑、皮肤肌肉疼痛,无多食及多尿,无肢体水肿,无胸闷、气短,无咳嗽、咳痰,无腹胀、食欲减退,无尿急、尿频及肉眼血尿等,起初未重视,未进行诊治。1 个月前逐渐出现牙齿变黑,继而小片状脱落,伴乏力,食欲减退,腹胀,症状进行性加重,至当地医院就诊,查尿蛋白(+),血肌酐 140 μmol/L,血钾 2.8 mmol/L,血氯 115 mmol/L,为求进一步诊治来我院,发病以来,患者神志清,精神可,饮食睡眠差,小便量约 1800 mL/d,大便正常,体重无明显变化,体力有所下降。既往史、个人史无特殊,否认肾病家族史。

4. 思维引导　该患者有口干多饮表现,虽无多食及多尿表现,仍须考虑患者是否存在糖尿病,可等待患者血糖检查结果;患者有蛋白尿及肾功能异常表现,须考虑患者是否存在肾小球疾病,可等待患者尿常规、24 h 尿蛋白定量、尿渗透压、肾彩超等检查结果;患者存在肢体乏力,须考虑是否存在糖尿病的周围神经病变,或者低钾血症引起的周期性麻痹,或者神经系统病变,可等待电解质检查结果和下肢肌电图检查结果。

(二)体格检查

1. 重点检查内容与目的　患者有口干多饮病史,应重点查看患者的身高、腹围、体重,注意患者是否存在腹型肥胖;有口干及牙齿片状脱落表现,关注其口腔黏膜及舌体、牙齿情况;有眼干少泪症状,重点查看患者球结膜及睑结膜,是否存在结膜红肿充血等结膜炎表现;患者有低钾血症及肢体乏力表现,应重点检查患者的意识、肌力、肌张力、生理和病理反射、心率、心律等情况,注意患者是否存在外周神经系统病变等;患者有肾功能异常,注意检查眼睑、双下肢是否水肿,是否有贫血的体征,移动性浊音是否阳性。

> **体格检查结果**
>
> T 36.1 ℃,P 76 次/min,R 20 次/min,BP 110/70 mmHg,身高 163 cm,体重 72 kg,BMI 27.09 kg/m²,腹围 83 cm
>
> 神志清,精神可,营养中等,发育正常,步入病房,对答切题,查体合作。全身皮肤黏膜未见黄染、皮疹、皮下结节。颜面眼睑无水肿,结膜无充血、水肿,双巩膜无黄染,双侧瞳孔等大等圆,直径 3 mm,对光反射灵敏,辐辏反射正常。口腔黏膜无破溃,牙龈无肿胀出血,牙列不齐,多颗龋齿,舌苔少,伸舌无偏斜、震颤,咽部黏膜正常,咽腔无充血,颈软无抵抗,气管居中,双侧甲状腺未触及肿大。胸廓无畸形,双侧语颤正常,无胸膜摩擦感,叩诊清音,双肺听诊呼吸音粗,未闻及干、湿啰音及哮鸣音。心率 76 次/min,律齐,各瓣膜听诊区未闻及病理性杂音。腹部稍膨,未见胃肠型、蠕动波。无腹壁静脉曲张。无明显压痛、反跳痛,肝、脾肋下未触及,胆囊未触及,墨菲征阴性,移动性浊音(−),四肢肌力、肌张力正常,生理反射存在,病理征阴性,双下肢无水肿,双侧足背动脉搏动存在。

2. 思维引导　经检查患者体型超重,血压及心率正常,有龋齿、舌体苔少表现,无结膜充血,无脑血管疾病和下肢神经病变指征。接下来应进一步排除患者有无肾小球疾病及周围神经疾病,进一步行实验室检查和影像学检查明确诊断,同时动态监测血糖水平。

(三)实验室检查

1. 主要内容与目的

(1)血常规:明确患者有无白细胞减低、贫血及血小板减低等血液系统损伤。

(2)尿常规:查看患者蛋白尿定性以及尿比重、尿渗透压,查看患者有无血尿。

(3)24 h 尿蛋白定量:查看患者蛋白尿定量情况。

(4)24 h 尿电解质:查看患者尿电解质排泄情况。

(5)血气分析:查看患者是否存在代谢性酸中毒。

(6)血液生化:查看患者血糖水平、电解质以及肝肾功能。

(7)ESR+CRP+PCT+IL−6:明确患者病情活动程度及炎症程度。

（8）血免疫指标：ANA、ENA 谱、ANCA、抗 ds-DNA 抗体、抗 Sm 抗体、类风湿因子、免疫球蛋白及补体，查看患者是否存在风湿免疫病。

（9）抗肾小球基底膜抗体：明确患者是否存在抗肾小球基底膜病等急进性肾炎。

（10）甲状腺功能：明确患者是否合并甲状腺功能亢进等代谢异常引起的口干多饮。

（11）血清蛋白电泳+血、尿免疫固定电泳：明确患者是否存在多发性骨髓瘤肾损害。

（12）尿酸化试验：明确肾泌氢离子及尿液酸化功能是否受损。

（13）胸部 CT：明确患者是否合并肺间质纤维化、是否存在肿瘤性疾病。

（14）泌尿系+肾血管 B 超：是否存在梗阻、结石等引起的肾损伤，了解肾的大小形态回声及血流，协助判断肾功能异常的性质和初步判断肾血管情况。

（15）心脏彩超：是否存在风湿性心脏病、浆膜腔积液等，协助评价心功能，了解是否存在肺动脉高压。

（16）心电图：是否存在心律失常、心脏缺血。

（17）下肢肌电图：是否存在下肢神经传导异常。

（18）眼科及唇腺活检：明确是否为干燥综合征引起的口干、眼干。

（19）肾病理检查：明确患者引起蛋白尿及肾功能不全的病理类型。

辅助检查结果

（1）血常规：WBC 4.38×10^9/L，RBC 3.75×10^{12}/L↓，Hb 114 g/L↓，PLT 133×10^9/L。

（2）尿常规：蛋白（−），RBC（−），尿比重 1.010，pH 7.50。

（3）24 h 尿蛋白定量：0.45 g。

（4）24 h 尿电解质：尿量 2.8 L，24 h 尿钾 54.68 mmol，24 h 尿氯 124.36 mmol，24 h 尿钠 132.64 mmol。

（5）血气分析：pH 7.35，钾 2.49 mmol/L↓，钠 139.6 mmol/L，氯 122.40 mmol/L↑，葡萄糖 5.42 mmol/L，乳酸 1.05 mmol/L↑，碳酸氢根 14.2 mmol/L↓。

（6）血液生化：钾 2.88 mmol/L↓，钠 140.18 mmol/L，氯 111.53 mmol/L↑，钙 2.01 mmol/L↓，二氧化碳结合力：13.6 mmol/L↓，肌酐 132.80 μmol/L↑，eGFR 37.67 mL/min，ALB 39.5 g/L。

（7）ESR+CRP+PCT+IL-6：ESR 55 mm/h↑，CRP 8.2 mg/L，PCT 及 IL-6 正常。

（8）免疫指标：ANA 1∶320+，ENA 谱 SSA（+）、SSB（+）、Ro-52（+），ANCA（−），抗 ds-DNA 抗体（−）、抗 Sm 抗体（−），类风湿因子未见异常，IgG 31.6 g/L↑，IgA、IgM 及补体 C3、C4 均正常。

（9）抗肾小球基底膜抗体：阴性。

（10）甲状腺功能：未见明显异常。

（11）血清蛋白电泳+血、尿免疫固定电泳：均阴性。

（12）尿酸化试验：尿 pH 7.50，HCO_3^- 0.5 mEq/L↓，可滴定酸 3 mEq/L↓，NH_4^+ 浓度 20 mEq/L↓。

（13）胸部 CT：双肺平扫未见明显异常。

（14）泌尿系 B 超：双肾形态大小正常,双肾动脉血流未见明显异常。

（15）心脏彩超：心脏结构及功能未见明显异常。

（16）心电图：窦性心律,ST-T 改变。

（17）下肢肌电图：未见明显异常。

（18）眼科及唇腺检查：Chirmer 试验(+)。

唇腺活检：见图 19。

（19）肾病理检查：肾小管间质性肾病。

1）光镜：见图 20。

2）电镜：见图 21。

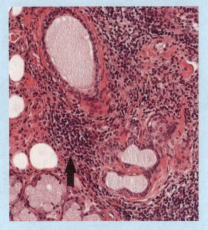

腺泡部分萎缩,导管扩张,导管周围见多
灶淋巴细胞浸润(↑)

图 19　唇腺活检病理

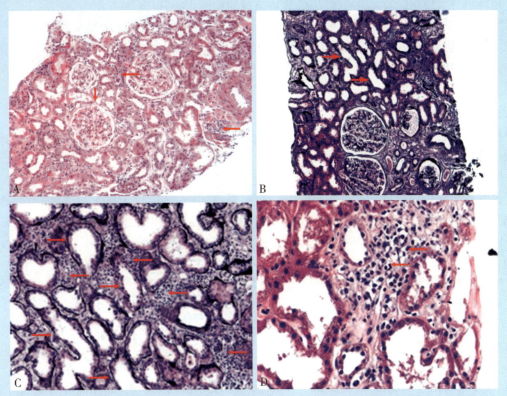

A. HE×100,肾小球未见明显病变(↓)；B. PASM×100,肾小管上皮细胞灶状管腔扩张、细胞低平、刷状缘脱落(→)；
C. PASM×200,肾间质淋巴细胞及部分浆细胞浸润(←)；D. HE×400 肾间质淋巴细胞及部分浆细胞浸润(←)

图 20　干燥综合征肾损害(光镜)

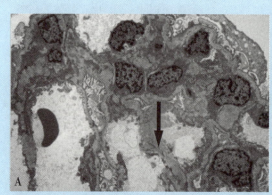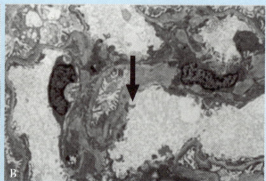

A、B.肾小管上皮空泡变性,溶酶体增多,部分微绒毛脱落,部分萎缩;肾间质水肿,淋巴单核细胞浸润伴少量胶原纤维增生(↓)

图21　干燥综合征肾损害(电镜×5000)

2.思维引导　根据患者血糖监测结果,暂不支持糖尿病诊断,根据24 h尿电解质及下肢肌电图结果,暂不支持下肢神经病变;根据患者自身抗体阳性、高免疫球蛋白血症干眼及唇腺检查阳性,考虑干燥综合征;患者存在低钾、低钙、阴离子间隙正常的高氯性酸中毒,尿pH升高,尿中酸性物质排出减少,结合其24 h尿蛋白定量<0.5 g,尿红细胞阴性,并综合其肾活检结果考虑Ⅰ型肾小管酸中毒。

(四)初步诊断

分析上述病史、查体、化验室检查结果,支持以下诊断:①原发性干燥综合征;②继发性远端肾小管酸中毒(Ⅰ型);③慢性肾脏病3期。

诊断依据:

1.原发性干燥综合征的诊断依据:①中年女性,慢性病程;②以口干眼干为主要表现,查体见龋齿,斑片状脱落及舌苔减少;③自身抗体滴度升高,SSA抗体及SSB抗体阳性,伴高免疫球蛋白血症;④眼科干眼检查阳性,唇腺活检见多灶淋巴细胞浸润;⑤未发现继发病因,未合并其他风湿免疫病。

2.继发性远端肾小管酸中毒的诊断依据:①患者诊断为干燥综合征;②有全身乏力症状;③高氯性代谢性酸中毒伴有低钾血症;④尿pH>6.0;⑤尿中可滴定酸减少。

二、诊疗经过

1.治疗方法

(1)患者有口眼干燥症状,血沉及免疫球蛋白升高,提示疾病活动期,加用硫酸羟氯喹片0.2 g bid控制外分泌腺体炎症,改善唾液腺功能,并加用人工泪液缓解干眼症症状。

(2)纠正低钾血症:枸橼酸钾颗粒1包tid po。

(3)纠正酸中毒:碳酸氢钠片2片tid po。

(4)延缓肾功能进展:百令胶囊3粒tid po,厄贝沙坦片75 mg qd po。

(5)预防肾性骨病及骨质疏松:碳酸钙D₃片0.5 g qd po。

2.治疗效果　治疗1个月后,患者口干、眼干症状较前缓解,复查血沉32 mm/h,尿常规:蛋白(-),RBC(-),pH 6.50;血液生化:钾3.30 mmol/L,(间断自行停用枸橼酸钾颗粒),氯102.80 mmol/L,钙2.23 mmol/L,二氧化碳结合力18.9 mmol/L↓,肌酐130.20 μmol/L↑。

3. 思维引导 患者为老年女性,隐匿起病,呈慢性病程,逐渐加重,临床表现有口干、眼干、全身乏力等,实验室检查见自身抗体阳性,伴高免疫球蛋白血症,同时合并Ⅰ型远端肾小管酸中毒伴低钾血症;其发生机制为远端肾小管酸化功能障碍,导致管腔与管周液间无法形成高 H^+ 梯度,致此障碍的主要机制有:①肾小管上皮细胞 H^+ 泵衰竭,主动泌 H^+ 入腔减少(分泌缺陷型);②肾小管上皮细胞通透性异常,泌入管腔内的 H^+ 又被动扩散至管周液(梯度缺陷型);③基底侧膜上的 $Cl^- - HCO_3^-$ 交换障碍;④速度障碍,H^+ 泵转运状态不能达到最佳,泌氢速率降低。该患者尿中可滴定酸明显减少,尿 pH 升高,合并高氯性代谢性酸中毒伴低钾血症,故在治疗时不可应用氯化钾,以免加重高氯性酸中毒。可选用枸橼酸钾颗粒或枸橼酸钾合剂,该合剂除可补碱外,尚能减少肾结石及钙化形成。严重的代谢性酸中毒可抑制肾小管对钙的重吸收,并影响 $1,25-(OH)_2-D_3$ 的生成,可引起钙磷代谢紊乱及甲状旁腺功能亢进,同时考虑患者为绝经后妇女,易合并骨质疏松,故在补钾补碱的同时予以碳酸钙 D_3 片预防钙磷代谢紊乱及骨质疏松。

三、思考与讨论

干燥综合征(Sjögren syndrome, SS)是一种以淋巴细胞增殖和进行性外分泌腺体损伤为特征的慢性炎症性自身免疫病。临床除有唾液腺、泪腺功能受损以外,亦可出现多系统多脏器受累,血清中存在自身抗体和高免疫球蛋白血症。SS 根据是否伴发其他结缔组织疾病,分为继发 SS 及原发 SS(primary SS, pSS),前者常继发于系统性红斑狼疮、类风湿关节炎等。pSS 属于全球性疾病,其确切病因和发病机制尚不清楚,目前多认为是遗传、病毒感染、性激素异常等多种因素造成的免疫功能紊乱。

目前 pSS 尚无较好的治疗方法,其治疗主要包括缓解局部症状(采用替代治疗和促进腺体分泌缓解口干、眼干症状)和全身治疗(采用激素、免疫抑制剂和生物制剂控制病情进展,保护患者脏器功能)两种。关于中国 pSS 患者真实世界的用药数据显示,患者应用最多的药物为激素、羟氯喹(HCQ)、帕夫林等。2020 EULAR 建议重度、难治性 pSS 患者可以考虑使用利妥昔单抗、阿巴西普、贝利尤单抗等 B 细胞靶向药物治疗。但其安全性及有效性仍需要进一步验证。

该患者入院完善相关检查提示自身抗体滴度升高,SSA 抗体及 SSB 抗体阳性,伴高免疫球蛋白血症,未发现合并其他风湿免疫性疾病,同时伴有高氯性代谢性酸中毒伴有低钾血症,尿 pH 升高,尿中可滴定酸减少,24 h 尿蛋白定量<0.5 g,伴有肾功能不全,肾穿刺活检病理提示肾小管间质损伤,故考虑 pSS 肾损害。对 pSS 肾损害的治疗,目前并没有严格的共识或者指南。临床上大多为对症治疗,其次根据病变性质及严重程度酌情选用激素和/或免疫抑制剂。而在免疫抑制剂的使用上仍存在争议。目前在 pSS 肾损害的治疗方面,没有充分证据证实糖皮质激素的有效性。有研究证实,吗替麦考酚酯可有效治疗 pSS 合并肾小管损伤,并能改善患者肾功能。也有研究显示,环磷酰胺对 pSS 肾损害有一定疗效,但易导致多种不良反应。生物制剂方面,有研究证实,利妥昔单抗可达到增加唾液腺流量的作用,从而对 pSS 有一定疗效。目前尚没有发现糖皮质激素联合利妥昔单抗治疗优于糖皮质激素单用的证据。但有研究显示,pSS 肾损害患者接受糖皮质激素联合利妥昔单抗治疗后肾功能可得到显著改善。因 pSS 肾损害方面的治疗目前尚未存在严格的共识或指南,因此,早期诊断、评估和随访显得尤为重要。

附:鉴别诊断

1.干燥综合征的鉴别

(1)系统性红斑狼疮:pSS 多出现于中老年妇女,发热尤其是高热不常见,口眼干燥明显,肾小管酸中毒为其常见且主要的肾损害,高球蛋白血症明显,低补体血症少见。

(2)其他原因引起的口干:如老年性腺体功能下降、糖尿病性或药物性,有赖于病史及各种疾病典型特点鉴别。

(3)IgG4 相关性疾病:是一组与 IgG4 升高相关的疾病,发病年龄多在 45 岁以上。包括自身免疫性胰腺炎、原发性硬化性胆管炎、腹膜后纤维化等,诊断需血清 IgG4>135 mg/dL,且组织中 IgG4+浆细胞浸润伴典型纤维化。

2.低钾伴酸中毒的鉴别

(1)Gitelman 综合征:又称家族性低钾低镁血症,主要表现亦有低血钾,但通常合并低血镁、低血氯、低尿钙、偏低血压和 RAAS 活性增高。有家族遗传倾向。

(2)Fanconi 综合征:表现为遗传或获得性近端小管复合功能障碍,出现近端小管酸中毒、肾性糖尿、氨基酸尿、磷酸盐尿等,儿童病例多为遗传性疾病。

(3)使用排钾利尿剂:长期使用利尿剂,导致低钾,通常伴随有低血容量、高肾素、高醛固酮等表现。

四、练习题

1.肾小管酸中毒的分类有几型?

2.低钾血症的发生机制是什么?

五、推荐阅读

[1]SHIBOSKI CH,SHIBOSKI SC,SEROR R,et al. American College of Rheumatology、European League against Rheumatism Classification Criteria for Primary Sjogren's Syndrome:a consensus and data—driven methodology involving three international patient cohorts[J]. Ann Rheum Dis,2017,76(1): 9–16.

[2]王晓婷,李冰.原发性干燥综合征肾损害的研究进展[J].中国中西医结合肾病杂志,2018,19 (5):469–470.

[3]邹瑶,凌光辉,田静,等.原发性干燥综合征肾损害研究进展[J].中南大学学报(医学版),2018, 43(3):320–326.

[4]DMITRO YAKIMENKO. The role of autoimmune reactions in formation and progressing of Sjogren's syndrome as systemic damage of organism[J]. Journal of Education,Health and Sport,2019,9(5): 556–563.

[5]王海燕,赵明辉.肾脏病学[M].4 版.北京:人民卫生出版社,2024.

(谷 裕 任东升)

案例 11　ANCA 相关性血管炎

一、病历资料 ▶▶

李某某,男,63 岁。

(一)门诊接诊

1. 主诉　间断双眼睑水肿 3 月余。

2. 问诊重点　双眼睑水肿的鉴别,是否有眼部其他症状;问诊时应注意询问全身各个系统的表现。肾是常见受累器官,多以急性肾炎综合征、急进性肾炎或急性肾衰竭为主要表现,问诊时应注意询问肾病的诱因、症状,有无其他继发性肾病的相关因素,有无肾病的并发症如血栓形成等相关症状,以及诊治经过、治疗效果等。

3. 问诊内容

(1)诱发因素:有没有感染,过敏,特殊药物、毒物接触史等诱发因素。

(2)主要症状:眼睑水肿的性质、特点,有无眼部其他症状如眼部充血、疼痛、突眼、复视、视力下降、结膜炎、角膜炎、巩膜炎等;有无其他部位水肿,如肢体、躯干等;有无全身症状,如发热、消瘦、乏力、关节炎、肌痛、食欲减退、体重下降等;有无泌尿系症状,如肉眼血尿、尿泡沫增多、尿量变化、尿路刺激征、起夜次数增多等;有无肾病的并发症,如心衰、贫血、食欲减退、恶心、呕吐、高血压等;有无心律失常,若有可能是电解质紊乱所致。

(3)伴随症状:有无肺部症状,如持续咳嗽、咳痰、咯血、呼吸困难、喘鸣等;有无皮肤黏膜症状,如口腔溃疡、荨麻疹、紫癜、网状青斑、雷诺现象、皮肤溃疡甚至坏疽;有无神经系统症状,如手足麻痹、刺痛、意识模糊、抽搐、脑卒中等;有无耳鼻咽喉症状,如耳道疼痛、分泌物增多,耳郭红、肿、热、痛,听力下降、鼻塞、脓血涕、鞍鼻、鼻窦压痛、声音嘶哑等;有无心脏受累症状,如胸闷、胸痛、心悸、活动耐量下降、夜间不能平卧等;有无消化系统症状,如腹痛、腹泻、血便等;有无其他继发性肾病相关因素的症状,如口干、眼干、关节痛等其他自身免疫性疾病,糖尿病症状,骨痛、乏力、贫血等血液系统疾病等。

(4)诊治经过:有无既往化验检查、诊断,以助于疾病诊断;用药否,用何种药、具体剂量、效果如何,以利于迅速选择药物,以及明确疾病的发展变化情况。

(5)是否有仍需要继续治疗的其他疾病,如糖尿病、高血压等。

(6)既往史:是否有近期感染史,是否有药物、食物等过敏史,是否有肾病、心脏病、自身免疫性疾病、血液系统疾病史;是否有乙肝、丙肝等传染病病史。

(7)个人史:是否有毒物接触史、药物中毒史;是否有抽烟与饮酒史等。

(8)家族史:是否有其他家庭成员类似疾病史,以利于判定是否遗传性原因;是否有遗传性肾病史;是否有其他家族遗传性疾病。

问诊结果

患者3个月前无明显诱因出现双眼睑水肿，伴眼疼，无眼干、眼涩、眼部充血、突眼，无复视、视力下降，无肢体水肿，无发热、消瘦、乏力、关节炎、肌痛、食欲减退、体重下降等，无肉眼血尿、尿泡沫增多、尿量减少、尿急、尿频、尿痛、夜尿增多；无胸闷、心慌、胸痛，无咳嗽、咳痰、咯血、呼吸困难等，无腹痛、腹泻、血便，无口腔溃疡、骨痛、皮疹、皮肤网状青斑、雷诺现象、皮肤溃疡等，无手足麻木、刺痛、意识模糊、抽搐、意识障碍等，无耳痛、听力下降，至某医院就医给予"复方尿维氨滴眼液"治疗未见明显好转。入院1个月前出现鼻塞，无发热、脓血涕、声音嘶哑，无咳嗽、咳痰，在我院查肺部CT示：①双肺多发慢性炎症病变；②纵隔内淋巴结增大；③主动脉硬化；④肝内多发肝囊肿，肝右后叶点状钙化。于当地诊所给予"头孢他啶2 g静脉滴注bid"鼻塞症状好转。今眼睑水肿再发，伴有双下肢凹陷性水肿，无尿量减少、胸闷等其他伴随症状，遂来门诊查血常规示白细胞$10.35×10^9$/L，红细胞$3.78×10^{12}$/L，血红蛋白87 g/L，中性粒细胞百分比84.7%，中性粒细胞绝对值$8.77×10^9$/L，血小板$258×10^9$/L；尿常规示隐血（+++）、尿蛋白（++）、白细胞10～15/HP、红细胞120～150/HP，以"肾炎、贫血"收入院。既往史：糖尿病10年，现用"二甲双胍0.5 g bid"+"诺和锐早7 U、中6 U、晚3 U、22点10 U"血糖控制可；高血压10年余，最高血压200/80 mmHg，规律服用"马来酸依那普利40 mg qd"，血压控制可。吸烟20年，20支/d，现已戒烟2年，否认酗酒史。家族史无异常。

4. 思维引导　该患者除双眼睑水肿、尿检异常外，还合并贫血、眼疼、鼻塞等，考虑系统性疾病累及肾脏。结合患者年龄，考虑是否存在ANCA血管炎。ANCA相关性血管炎是一组系统性小血管炎，可累及全身多个系统，主要表现为全身症状及各器官系统受损症状（肺、肾、皮肤、胃肠道、神经系统、五官等）。肾是ANCA相关性血管炎常见受累器官，多以急性肾炎综合征、急进性肾炎或急性肾衰竭为主要表现，该患者存在水肿、尿中大量红细胞、蛋白阳性，不排除急进性肾炎可能，须进一步观察血肌酐、eGFR、电解质等水平，评估肾功能变化，及时行肾穿刺活检明确病理。患者无尿量减少、重度水肿、心衰症状，可排除心衰并发症，但不能排除电解质紊乱等严重并发症，须等肾功能及电解质结果。患者中度贫血，无明显外伤及出血，暂不考虑失血性贫血，须进一步化验叶酸、维生素B_{12}、铁、蛋白等水平，明确是否造血原料不足；化验血、尿胆红素水平、自身免疫、腹部脏器彩超等，了解有无红细胞破坏过多；查网织红细胞、肾功能、自身免疫等检查，必要时行骨髓细胞学检查，明确是否红细胞生成障碍，如肾性贫血、骨髓原因等。患者仍须排查其他继发性肾病因素：无口腔溃疡、口干、眼干等症状，须等自身免疫17项检查结果，排查其他自身免疫性疾病肾损害；患者有糖尿病、高血压病史，不能排除糖尿病肾病、高血压肾损害，须进一步眼底检查糖尿病微血管病变、高血压眼底病变，确诊仍须肾穿刺活检；患者无乙肝、丙肝等传染病史，须等传染病筛查结果排查感染性疾病所致肾损害。

（二）体格检查

1. 重点检查内容与目的　患者水肿，应注意查水肿的部位、特点等，同时排查其他导致水肿的原因。查体：如心脏和胸部查体（心脏大小、杂音、心率和心律、肺部干、湿啰音、胸腔积液等）了解有无心衰所致水肿，皮肤黏膜黄染、肝掌、蜘蛛痣和腹部查体（肝脾大小、腹壁静脉曲张、腹腔积液等）了解有无肝源性水肿，有无皮疹等，了解有无血管神经性水肿等。患者有贫血，查体需注意脾的大小，有无皮肤黏膜苍白、睑结膜苍白、巩膜黄染，有无胸骨、髂骨的压痛或病理性骨折等；患者尿检异常、有糖尿病、高血压，应注意查血压，有无双下肢感觉异常，视力情况；同时排查其他继发性肾病的相关查体，如有无口腔溃疡、结膜充血、分泌物增多。患者近期病情加重，应注意查有无感染等加重因素。

体格检查结果

T 36.9 ℃,P 92 次/min,R 19 次/min,BP 130/80 mmHg

发育正常,营养中等,神志清楚,精神正常,走入病房,自主体位,查体合作。全身皮肤黏膜稍苍白,无黄染,未见皮疹及出血点,无肝掌、蜘蛛痣,浅表淋巴结未触及肿大。双眼睑水肿,睑结膜稍苍白,巩膜无黄染及出血,双眼视力正常。口唇稍苍白、无发绀,口腔无溃疡、出血,咽腔无充血,扁桃体无肿大。颈软无抵抗,颈静脉无怒张,甲状腺未触及肿大和包块。胸骨无压痛,双肺呼吸音粗,未闻及干、湿啰音。心前区无隆起,心率92次/min,节律齐,各瓣膜听诊区未闻及病理性杂音。腹部平坦,无腹壁静脉曲张,触诊柔软,无明显压痛、反跳痛,肝、脾肋下未触及,移动性浊音(-)。脊柱无畸形,无压痛及叩击痛,四肢肌力、肌张力正常,骨关节无压痛,双下肢对称性指凹性水肿,皮肤光滑无粗糙,双侧足背动脉搏动正常。生理反射存在,病理反射未引出,双下肢皮肤感觉无异常。

2. 思维引导　经上述体格检查,患者有水肿、尿检异常,首先考虑肾源性水肿,无肝大、脾大、腹腔积液、腹壁静脉曲张,不考虑肝源性水肿;颈静脉无怒张、心脏及胸部查体未见明显异常,不考虑心源性水肿;全身无皮疹、出血点等,不考虑血管神经性水肿,双下肢水肿为指凹性,不是非指凹性,无皮肤粗糙,暂不考虑甲状腺功能减退所致水肿,但仍须进一步查甲状腺功能明确;肺部听诊呼吸音粗、无干湿啰音,体温正常,不考虑存在肺部感染等;神志正常,神经系统查体无异常,不考虑存在中枢神经系统受累;患者有贫血,查体无脾大,无巩膜黄染,无胸骨、髂骨的压痛或病理性骨折等,但仍须等自身免疫、血清免疫固定电泳,甚至骨髓穿刺活检明确有无自身免疫性疾病和血液系统疾病所致贫血;患者有糖尿病,但双下肢感觉无异常,视力正常,不支持糖尿病肾病,但须进一步查眼底血管情况及肾穿刺活检明确。

(三)实验室检查

1. 主要内容与目的

(1)血常规、网织红细胞:查看患者有无感染、红细胞大小,了解骨髓造血功能。

(2)血沉、CRP、PCT:查看患者有无感染、其他炎症性疾病。

(3)尿常规:进一步了解患者血尿、蛋白尿情况。

(4)尿红细胞形态分析:了解患者尿红细胞来源。

(5)24 h 尿蛋白定量:查看患者蛋白尿定量情况。

(6)粪常规:查看患者是否存在消化道出血。

(7)血液生化:查看患者肝功能、肾功能、胆红素、血糖、血脂、电解质情况。

(8)凝血功能:了解患者有无凝血功能异常所致失血性贫血。

(9)传染病筛查:了解患者有无传染性疾病。

(10)血免疫指标:ANCA 四项,ANA,抗 ds-DNA 抗体,ENA 谱,类风湿因子定量,血游离轻链(κ-LC,λ-LC),查看患者是否存在继发性肾脏病。

(11)血清免疫固定电泳、尿游离 κ 和 λ 型 M 蛋白:查看患者是否存在恶性浆细胞病肾损害。

(12)尿含铁血黄素试验:了解患者有无血管内溶血。

(13)叶酸、维生素 B_{12}、血清铁、铁蛋白:了解有无造血原料不足。

(14)甲状腺功能:查看患者有无甲状腺功能减退。

(15)肿瘤标记物:了解患者有无肿瘤性疾病。

(16)T-SPOT. TB:评估患者结核情况。

（17）N-末端 B 型钠尿肽原：评估患者心功能。

（18）泌尿系彩超：了解患者肾大小，评估肾穿刺活检禁忌证。

（19）腹部彩超：了解患者肝、脾大小，有无肝硬化、腹腔积液。

（20）心脏彩超：了解患者心脏大小及各腔室结构，评估其心功能。

（21）心电图：是否存在心律失常。

（22）胸部 CT：了解患者是否存在肺部感染、胸腔积液。

（23）眼底检查：了解患者有无高血压和糖尿病眼底血管病变。

（24）肾病理检查：明确患者肾病理类型，评估肾脏病情。

辅助检查结果

（1）血常规：RBC $3.24×10^{12}$/L↓，Hb 90 g/L↓，WBC $7.04×10^9$/L，N% 68.1%，PLT $268×10^9$/L；红细胞平均体积 87.3 fL，平均红细胞血红蛋白量 27.8 pg，平均血红蛋白浓度 328 g/L，网织红细胞 2.7%↑。

（2）血沉：105 mm/第 1 小时末↑；CRP 155.6 mg/L↑；PCT < 0.1 ng/mL。

（3）尿常规：pH 6.2，隐血（+++）↑，尿蛋白（++）↑，尿比重 1.025，红细胞 380 ~ 400/HP↑，白细胞 10 ~ 15/HP↑，管型 0.90/μL。

（4）尿红细胞形态分析：红细胞数 380 ~ 400/HP↑，大小不等，异形红细胞 75%。

（5）24 h 尿蛋白定量：2.1 g，尿量 1.6 L。

（6）粪常规：大便黄褐色，潜血（-），红细胞 0/HP，白细胞 0/HP。

（7）血液生化：总胆红素（TBIL）6.1 μmol/L，结合胆红素（DBIL）1.5 μmol/L，谷丙转氨酶（ALT）10 U/L，谷草转氨酶（AST）18 U/L，碱性磷酸酶（ALP）75 U/L，TP 65.9 g/L，白蛋白 28.0 g/L↓，血清肌酐（Scr）74 μmol/L，eGFR 97.9 mL/（min · 1.73 m²），血尿素氮（BUN）5.84 mmol/L，未测定阴离子（UA）248 μmol/L，HCO_3^- 29.0 mmol/L，CHO 3.25 mmol/L，TG 0.99 mmol/L，LDL 2.20 mmol/L，钾 3.62 mmol/L，钠 140.7 mmol/L，氯 102.8 mmol/L，血糖 5.440 mmoL/L，糖化血红蛋白定量 6.80%。

（8）凝血功能：凝血酶原时间 11.9 s，凝血酶原时间活动度 120%，国际标准化比率 0.90，活化部分凝血酶时间 40.4 s，纤维蛋白原 310 mg/dL，凝血酶时间 18.8 s，D 二聚体 553 ng/mL。

（9）传染病筛查：乙肝五项全阴，HCV-Ab、HCV-Ag、HIV-Ab、TP-Ab 均阴性。

（10）血免疫指标：p-ANCA 阳性↑，c-ANCA 阴性，MPO 194.32 RU/mL↑，PR3 3.23 RU/mL，ANA（1：100，核仁型），抗 ds-DNA 抗体，ENA 谱、类风湿因子定量均未见异常，抗 GBM 抗体阴性。

（11）血游离轻链（κ-LC，λ-LC）、血 M 蛋白等均未见明显异常，尿游离 κ 和 λ 型 M 蛋白：阴性。

（12）血清免疫固定电泳：未见 Ig（G、A、M）型免疫球蛋白及轻链的单克隆条带。

（13）尿含铁血黄素试验：阴性。

（14）叶酸、维生素 B_{12}、血清铁、铁蛋白：均正常。

（15）甲状腺功能：FT_3、FT_4、TSH 均正常。

（16）肿瘤标记物：PSA、AFP、CEA、CA125、CA199、NSE、SCC 均在正常范围。

（17）T-SPOT.TB：阴性。

（18）N-末端 B 型钠尿肽原：评估患者心功能，790 ng/L。

（19）腹部、泌尿系彩超：胆囊、脾、胰腺结构未见明显异常，肝囊肿；右肾大小 116 mm×51 mm，实质 17 mm，左肾大小 117 mm×56 mm，实质 18 mm，双肾实质回声增强，皮髓质分界欠清，集合系统内未见明显异常，双肾动静脉血流未见明显异常；前列腺增生。

（20）心脏彩超：左房扩大；左室顺应性减低；EF 59%。

（21）心电图：未见明显异常。

（22）胸部 CT：①双肺多发慢性炎症病变；②纵隔内淋巴结增大；③主动脉硬化。

（23）眼底筛查：未见明显糖尿病视网膜病变及高血压眼底病变。

（24）肾病理检查：局灶增生坏死性肾小球肾炎，符合 MPO-ANCA 相关性小血管炎肾损害（图 22）。

肾脏病变类型及定量描述：缺血硬化肾小球占 7.7%，袢坏死占 3.9%，细胞性新月体占 34.6%，肾小管损伤中度，肾间质病变轻度。

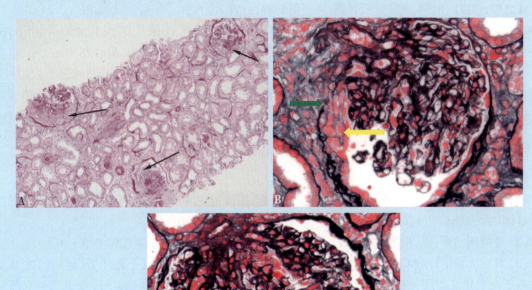

A. PAS×100，肾小球新月体形成；B. PASM+MASSON×400，小细胞性新月体形成（黄色箭头），伴鲍曼氏囊壁破裂（绿色箭头）；C. PASM+MASSON×400，肾小球基底膜断裂袢坏死伴纤维素样渗出（绿色箭头），小细胞性新月体（黑色箭头）

图22 局灶增生坏死性肾小球肾炎（光镜）

2. 思维引导 根据患者尿红细胞以异形红细胞为主，考虑肾小球源性血尿，尿蛋白 2.1 g/24 h 和肾穿刺活检病理结果，可以诊断患者为 MPO-ANCA 相关性小血管炎肾损害；患者传染病筛查、抗 ds-DNA 抗体、ENA 谱、类风湿因子定量、血游离轻链（κ-LC，λ-LC）、血 M 蛋白、血清免疫固定电泳、尿游离 κ 和 λ 型 M 蛋白均未见明显异常，可以排除系统性红斑狼疮、干燥综合征、感染性疾病、浆细胞病等所致肾病；患者糖尿病、高血压病史 10 年，血糖、血压控制好，眼底筛查未见糖尿病视网膜病变和高血压眼底病变，结合肾穿刺活检结果，可排除糖尿病肾病和高血压肾损害（良性肾小动脉硬化症和恶性高血压肾损害);患者肿瘤标记物阴性,影像学检查未发现占位性病变,暂不考虑肿瘤相关性肾损害;患者甲状腺功能正常,N-末端 B 型钠尿肽原、心脏 EF 均正常,可排除甲状腺功能异常所致水肿和心源性水肿;肝功能正常,肝炎标记物均阴性,肝脏彩超未见肝硬化、腹腔积液,可排除肝源性水肿;患者叶酸、维生素 B_{12}、血清铁、铁蛋白均正常,血游离轻链(κ-LC,λ-LC)、血 M 蛋白、血清免疫固定电泳、尿游离 κ 和 λ 型 M 蛋白均未见明显异常,不考虑造血原料不足和浆细胞病所致贫血,考虑 ANCA 相关性血管炎所致贫血,必要时可行骨髓穿刺活检明确有无其他血液系统疾病所致贫血。

(四)初步诊断

分析上述病史、查体、辅助检查结果,支持以下诊断:①ANCA 相关性血管,ANCA 相关性血管炎肾损害;②2 型糖尿病;③高血压病 3 级 很高危;④陈旧性肺结核。

诊断依据:①老年男性,亚急性病程。②间断双眼睑水肿 3 月余。③查体示,血压 130/80 mmHg,轻度贫血貌,双眼睑水肿,双肺呼吸音粗,双下肢对称性指凹性水肿。④血常规示,RBC $3.24×10^{12}/L↓$,Hb 90 g/L↓,血沉 105 mm/第 1 小时末↑,CRP 155.6 mg/L↑。⑤尿常规示,隐血(+++)↑,尿蛋白(++)↑,红细胞 380~400/HP↑,异形红细胞 75%,24 h 尿蛋白 2.1 g,血 ALB 28.0 g/L↓,自身免疫 p-ANCA 阳性↑,MPO 194.32 RU/mL↑。⑥彩超示,双肾大小正常,实质回声增强,皮髓质分界欠清。⑦肾脏病理示,局灶增生坏死性肾小球肾炎,符合 MPO-ANCA 相关性小血管炎肾损害。其中缺血硬化肾小球占 7.7%,细胞性新月体占 34.6%,肾小管损伤中度,肾间质病变轻度。

二、诊疗经过

1. 治疗方法

(1)诱导期治疗:足量糖皮质激素免疫抑制治疗,甲泼尼龙 40 mg qd,因患者肾脏病理出现细胞性新月体(占 34.6%),同时联合环磷酰胺每月 1 g 静脉应用,连用 6 个月。

(2)维持期治疗:低剂量糖皮质激素甲泼尼龙 4 mg qd,联合吗替麦考酚酯 0.5 g bid。

(3)对症支持治疗:ACEI 和/或 ARB 类药物具有降尿蛋白作用,对于有尿蛋白患者,尤其是合并高血压患者建议使用,该患者给予缬沙坦 80 mg qd po。患者既往糖尿病,继续给予二甲双胍联合胰岛素控制血糖。患者存在糖尿病,又为老年患者,足量应用糖皮质激素联合免疫抑制治疗期间,给予复方磺胺甲噁唑 1 周 2 次,预防感染,同时给予质子泵抑制剂(泮托拉唑 40 mg qd)和碳酸钙片,预防胃黏膜损伤和骨质疏松等糖皮质激素副作用。

2. 治疗效果
1 个月后,患者血尿明显好转,双眼睑及双下肢水肿消退,未出现明显药物不良反应,复查尿常规:尿蛋白(+),隐血(++),红细胞 20~25/HP,较前明显减少,24 h 尿蛋白定量减少为 1.1 g,血红蛋白升至 100 g/L,血白蛋白升至 34.7 g/L,血沉下降为 43 mm/第 1 小时末;CRP 降至正常,为 5.5 mg/L,MPO 定量降至 109.94 RU/mL。2 个月后,患者复查,未再出现水肿症状,也未出现并发症及药物不良反应,复查尿常规:隐血(-),红细胞 0~3/HP,尿蛋白(-),24 h 蛋白尿定量降为 0.43 g,血红蛋白升至 114 g/L,血白蛋白、C 反应蛋白均正常,MPO 定量降至 100.90 RU/mL。半年后复查,尿常规:隐血(-),尿蛋白(-),24 h 蛋白尿定量降为 0.22 g,血红蛋白 119 g/L,血白蛋白 40.3 g/L,MPO 定量降至正常,为 11.70 RU/mL。

3. 思维引导
对于临床表现符合小血管炎且血清 MPO-ANCA 或 PR3-ANCA 阳性患者,特别是快速进展的患者,不要因等待肾穿刺活检或肾穿刺活检报告而延迟免疫抑制剂治疗,应尽早开始治疗。诱导期治疗:对于新发 ANCA 相关性血管炎,推荐糖皮质激素联合环磷酰胺或利妥昔单抗诱导治疗。对于肾功能快速下降患者,优先考虑环磷酰胺联合糖皮质激素诱导治疗,也可以利妥昔单抗联合环磷酰胺治疗。对于严重肾衰竭(Scr>500 μmol/L)或肌酐进行性升高,有威胁生命的临床表现如弥漫性肺出血、合并抗肾小球基底膜抗体阳性者，须血浆置换治疗，以及静脉滴注免疫球蛋白封闭和抑制 ANCA 的结合力。该患者确诊 ANCA 相关性血管炎，尿中大量红细胞，380～400/HP，异形红细胞为主，尿蛋白 2.3 g/24 h，但肾功能正常，先行肾穿刺活检，肾病理见细胞性新月体形成（占 34.6%），应给予足量糖皮质激素和免疫抑制剂治疗。对于维持期治疗：环磷酰胺诱导缓解后，指南推荐硫唑嘌呤或霉酚酸酯和联合低剂量糖皮质激素或利妥昔单抗（无糖皮质激素）治疗来防止复发。不能耐受硫唑嘌呤和吗替麦考酚酯治疗的患者，亦可考虑甲氨蝶呤维持治疗，但不适用 GFR< 60 mL/min/1.75 m² 的患者。由于高度怀疑合并有呼吸道细菌感染，且正应用大剂量免疫抑制剂治疗，故应给予抗生素防治感染。因需要长期使用激素治疗，给予口服质子泵抑制剂（奥美拉唑）和钙剂治疗，防止胃黏膜损伤和骨质疏松等激素不良反应发生，在应用大剂量糖皮质激素或环磷酰胺冲击治疗时，可给予复方磺胺甲噁唑及抗真菌药物预防感染。

三、思考与讨论

　　系统性血管炎是一类以血管壁的炎症和纤维素样坏死为病理特征的系统性疾病，可以分为大血管炎、中等血管炎和小血管炎。在小血管炎中，显微镜下多血管炎（MPA）、韦格纳肉芽肿病（WG）、过敏性肉芽肿性血管炎（CSS）这三种类型的患者血清中常能检测到 ANCA，故统称为 ANCA 相关性血管炎。ANCA 是一种以中性粒细胞和单核细胞浆成分为靶抗原的自身抗体，已经成为部分原发性小血管炎的特异性血清学诊断工具。肾是 ANCA 相关性血管炎最常见的受累脏器，主要表现为急进性肾小球肾炎，其肾病理改变具有特征性。各肾小球受累程度不同，可同时存在几种不同的病变或病变的不同阶段如同时发现节段坏死和新月体形成。免疫荧光检查免疫球蛋白和补体沉积阴性或弱阳性，因此被称为"寡或少免疫复合物性肾小球肾炎"，部分患者可同时存在抗肾小球基底膜抗体阳性或合并免疫复合物性肾炎的病理特征。该病在老年人中高发，起病多以急进性肾炎或急性肾衰竭为主要表现，早期可表现为少尿、无尿、肾功能进行性恶化，少数患者肾功能可维持正常。可伴短期内出现显著消瘦、发热、乏力、贫血。该患者有血尿、蛋白尿、贫血，无肾功能异常，必须除外全身性疾病的肾表现，故从自身抗体检查找到突破口（p-ANCA 阳性），高度怀疑 ANCA 相关性血管炎，最后进行了肾穿刺活检，找到病理学诊断依据，明确该诊断。

　　ANCA 相关性血管炎是一类可危及生命的严重疾病，重症患者常同时累及肾及肺，多起病急，进展迅速。据相关报道，我国未经治疗的 ANCA 相关性血管炎患者其 2 年内的病死率可高达 90%。因此，早发现、早诊断、及时进行有效的治疗成为关键。目前国内外对于 ANCA 相关性血管炎的治疗并无十分严格的标准治疗方案，主要分为诱导缓解期、维持缓解期及复发治疗。治疗药物主要为糖皮质激素、免疫抑制剂、生物制剂、中药、球蛋白类、血浆置换、免疫吸附及肾替代治疗。糖皮质激素联合环磷酰胺（CTX）仍是目前治疗的首选方案。大量研究表明，激素联合 CTX 于肾保护方面可获得显著效果，可提高患者的生存率，且其治愈率及总有效率均高于单独使用激素。近年来，新型生物制剂（利妥昔单抗等），在诱导期，对治疗复发性、难治性、重症或有 CTX 禁忌的患者更有优势；维持期，其在降低复发方面优于硫唑嘌呤。体外循环技术（血浆置换和免疫吸附）的日趋成熟，也为其治疗提供了新的有力武器，免疫吸附联合激素和 CTX 治疗可有效快速降低 ANCA 水平，抑制血管炎活动性，降低蛋白尿，改善肾功能和临床症状。双重血浆置换联合免疫抑制剂治疗可有效降低 ANCA 相关性血管炎肾损害患者 ANCA 滴度，改善肾功能，且能减少血浆的用量，适合血浆缺乏者。本病治疗的关键取决于早期诊断，早期治疗，特别是快速进展的患者，不需要等待肾穿刺活检或肾穿刺活检报告，尽早开始免疫抑制剂治疗。该患者无进行性肾功能损害，故在肾穿刺活检报告出来之后，给予甲基泼尼松龙联合 CTX 治疗，并积极对症支持治疗，取得了满意疗效。

　　CTX 和糖皮质激素极大地改善了 ANCA 相关性血管炎预后，但其复发率较高，需要长期予以激素和其他免疫抑制剂维持治疗。继发感染是该病复发的常见诱因，也是该病严重的并发症和致死因素,因此,该患者维持治疗期的密切随访极其重要,必要时应积极给予抗菌药物预防感染,同时须做好耐心宣教工作,预防感冒,如有发热、咳嗽等呼吸道症状出现,须及时就诊。

附:鉴别诊断

ANCA 相关性血管炎肾损害须与其他类型的肾炎及血管炎进行鉴别,常见的鉴别诊断如下。

1. 肾小球基底膜(GBM)疾病 一种累及肾小球毛细血管和肺毛细血管的血管炎,肾小球基底膜有抗基底膜自身抗体沉积。肺部受累通常引发肺出血,而肾表现为衵坏死和新月体的肾小球肾炎。

2. 狼疮性肾炎 为系统性红斑狼疮(SLE)的肾损害,临床常有全身多系统损害,可表现为伴有肾功能损害的急进性肾炎。实验室检查可有多种自身抗体阳性,活动期可见 ESR 升高、抗 dsDNA 抗体升高及补体下降等。

3. 紫癜性肾炎 临床有皮肤、关节、肾、消化道受累的过敏性紫癜表现,病理可表现为以 IgA、C3 为主的免疫复合物沉积,肾表现与 IgA 肾病相似。

4. 冷球蛋白血症性血管炎 其特征是存在冷球蛋白。冷球蛋白是一类血清蛋白,可在冷环境下沉淀,复温时溶解。可由病毒感染、血液系统肿瘤自身免疫疾病等引起,冷球蛋白免疫复合物沉积于血管壁导致小血管炎症,皮肤肾小球和外周神经常会受累。

5. 血栓性微血管病 如 HUS 或 TTP 等,临床表现为微血管病性溶血性贫血及血小板减少,微血栓形成导致肾脏受累,可表现为急性肾衰竭、蛋白尿及血尿等。肾病理特征为肾小球内皮细胞损伤,毛细血管腔内血栓形成,可见破碎红细胞,肾血管腔内可见纤维索样坏死或血栓形成,管腔狭窄或闭塞等。

四、练习题

1. ANCA 相关性血管炎的临床表现有哪些?
2. ANCA 相关性血管炎的治疗原则是什么?

五、推荐阅读

[1] JENNETTE J C. Overview of the 2012 revised International Chapel Hill Consensus Conference nomenclature of vasculitides[J]. Clin Exp Nephrol,2013,17(5):603-606.

[2] KALLENBERG C G. Key advances in the clinical approach to ANCA-associated vasculitis[J]. Nat Rev Rheumatol,2014,10(8):484-493.

[3] Kidney Disease:Improving Global Outcomes(KDIGO)Glomerular Diseases Work Group. KDIGO 2021 Clinical Practice Guideline for the Management of Glomerular Diseases[J]. Kidney Int,2021, 100(4S):250-273.

[4] 陈楠. 肾脏病诊治精要:附临床病例[M]. 上海:上海科学技术出版社,2022.

[5] 余学清,陈江华. 国家卫生健康委员会住院医师规范化培训教材:内科学·肾脏内科分册[M]. 2 版. 北京:人民卫生出版社,2021.

[6] 王海燕,赵明辉. 肾脏病学[M]. 4 版. 北京:人民卫生出版社,2020.

(孙志强 时 军)

一、病历资料

冯某某,女,16 岁。

(一)门诊接诊

1. 主诉　双下肢皮疹 2 年,再发加重伴尿检异常 1 个月。

2. 问诊重点　皮肤紫癜为过敏性紫癜的典型症状,血小板减少或功能异常、凝血机制障碍也会导致紫癜;问诊时应注意询问有无诱发因素,比如食物、药物等,以及紫癜的发病部位;过敏性紫癜不仅累及皮肤,同时也会累及关节、消化道黏膜及腹膜脏层毛细血管、肾等,应注意有无关节痛、腹痛、血便、血尿等伴随症状;患者有尿检异常,应注意有无引起肾病的其他因素、肾病的其他症状,以及诊治经过、治疗效果等。

3. 问诊内容

(1)诱发因素:有没有感染、药物过敏、食物过敏等诱发因素。

(2)主要症状:皮疹的大小、类型,有无压之不褪色,判定皮疹是否为紫癜。有无水疱、血疱,坏死、溃疡等重症紫癜表现。皮疹发生部位,是否对称分布、容易复发,多发生在负重部位,四肢伸侧,尤其是双下肢、踝关节周围和臀部,也可在躯干及双上肢。血小板减少或功能异常、凝血机制障碍也会出现皮肤紫癜,有无其他部位出血。存在尿检异常,有无肉眼血尿、尿泡沫增多、尿量变化、尿路刺激征、水肿等,起夜次数增加,饮食等情况。

(3)伴随症状:有无关节周围肿胀、疼痛、活动受限等关节受累情况,以及受累关节部位;有无食欲减退、恶心、呕吐、腹痛、腹泻、血便甚至消化道穿孔等消化系统累及情况;有无中枢神经系统症状,如昏迷、蛛网膜下腔出血、视神经炎及吉兰-巴雷综合征等;有无其他继发性肾病相关因素的症状,如口腔溃疡、发热、脱发、肌痛、口干、眼干等系统性红斑狼疮症状,是否有多饮、多食、多尿等糖尿病症状,骨痛、乏力、贫血等血液系统疾病等;有无肾病的并发症,如心衰、贫血、高血压等。

(4)诊治经过:有无既往化验检查、诊断,以助于疾病诊断;用药否,用何种药、具体剂量、效果如何,以利于迅速选择药物;中间是否缓解,有无加重或减轻的因素等。

(5)既往史:是否有糖尿病、高血压、自身免疫性疾病、血液系统疾病史;是否有乙肝、丙肝、结核等传染病史,是否有药物、食物等过敏史。

(6)个人史:是否有毒物接触史、药物中毒史;患者的抽烟与饮酒史等。

(7)家族史:是否有其他家庭成员紫癜或过敏史,以利于查找变应原、针对性去除病因;是否有遗传性肾病史;是否有其他家族遗传性疾病。

问诊结果

患者 2 年前无明确诱因出现双下肢伸侧散在红色紫癜样皮疹,针尖至黄豆大小瘀点,压之不褪色,部分融合成片,无瘙痒、疼痛,无肉眼血尿、关节痛、腹痛、腹泻、血便等,至当地医院就诊,未做化验,诊断为"过敏性紫癜",给予药物(具体不详)治疗后紫癜完全消退。此后未再出现皮疹。1 个月前山里游玩时再次出现双下肢紫癜,性质同前,部分融合成片,无水疱、血疱、坏死、溃疡等,伴腰酸、腹痛,无腹泻、血便、关节痛、水肿等,无其他部位出血,无口腔溃疡、口干、眼干,无肉眼血尿、泡沫尿、尿量减少、夜尿增多等,无尿急、尿频、尿痛等,无骨痛、贫血、乏力。遂至血液科就诊,查尿常规提示:隐血(++)、蛋白(+-),尿红细胞形态以畸形红细胞为主,诊断考虑"过敏性紫癜性肾炎",完善过敏原检查提示:不排除牛奶过敏。给予口服"泼尼松片 25 mg bid、氯雷他定 10 mg qn、碳酸钙 D$_3$ 片 1 片 bid,维生素 C 片 2 片 bid",症状明显好转后出院。5 d 前泼尼松减量为 30 mg qd 时,上述症状再发加重,紫癜范围累及腰部及双上肢近心端,伴左侧踝关节、膝关节、肘关节疼痛,可忍受,局部无肿胀,无活动受限。伴双眼睑浮肿,晨起明显,余无不适,遂至医院诊治,门诊增加泼尼松剂量为 40 mg qd 后症状无明显好转,今为进一步诊治来院。近来饮食正常,睡眠好,大小便肉眼未见明显异常,体重未监测。既往史无特殊,否认有药物和牛奶、海鲜等高蛋白食物过敏史。否认肾病家族史。

4. 思维引导　该患者 2 年前出现双下肢皮疹,双下肢伸侧散在红色紫癜样皮疹,针头至黄豆大小瘀点,压之不褪色,部分融合成片,无瘙痒、疼痛,为紫癜典型表现,该患者无明确过敏因素,查过敏原不排除牛奶过敏,首先考虑过敏性紫癜;另外,还须考虑是否存在血小板减少、凝血功能障碍所致紫癜,须完善血常规、凝血功能;过敏性紫癜所致腹痛,易出现消化道出血,甚至消化道穿孔,须完善大便潜血,必要时行腹部影像学检查明确。患者尿检异常 1 个月,尿隐血、蛋白均阳性,尿红细胞形态以畸形红细胞为主,肾小球肾炎诊断明确。既往无肾炎病史,过敏性紫癜发生在前,按照一元论思维,首先考虑过敏性紫癜性肾炎,但须排查其他继发性肾病因素,患者无口腔溃疡、脱发、发热、肌痛、口干、眼干等症状,须完善自身免疫 17 项,排查系统性红斑狼疮等自身免疫性疾病;青少年患者无乙肝、丙肝等传染病史,须完善传染病筛查排查传染病所致肾损害;患者无糖尿病病史,须完善血糖、糖化血红蛋白排查糖尿病,尤其是 1 型糖尿病,了解有无糖尿病肾病可能;患者无骨痛、乏力、贫血症状,须完善血常规、凝血功能、血清免疫固定电泳等检查排查血液系统疾病所致肾损害;另外,患者存在双眼睑水肿,尿检异常,须进一步查血肌酐、eGFR、电解质等评估肾功能,了解有无电解质紊乱。

(二)体格检查

1. 重点检查内容与目的　患者皮疹,应注意查皮疹的分布、是否对称、部位、性状、有无压痛等;有多关节疼痛,应注意查关节有无肿胀、压痛、活动情况,有无口腔溃疡、脱发、发热;有腹痛症状,应注意查有无腹部压痛、反跳痛、腹肌紧张等及肠鸣音情况;有双眼睑浮肿、尿检异常,应注意检查血压、有无双下肢水肿、腹腔积液、胸腔积液、心力衰竭等。患者病情近期加重,应注意查有无呼吸道等感染体征,如体温升高、咽腔充血、扁桃体肿大、肺部啰音。

体格检查结果

T 36.6 ℃,P 72 次/min,R 18 次/min,BP 120/80 mmHg

发育正常,营养中等,神志清楚,精神正常,步入病房,自主体位,查体合作。双下肢伸侧、腰部、臀部及双上肢近心端可见散在鲜红色出血点,直径 2~3 mm,压之不褪色,部分可见融合,无触痛、压痛。无肝掌、蜘蛛痣,浅表淋巴结未触及肿大。双眼睑水肿,睑结膜无苍白,巩膜无黄染及出血。口唇无发绀,口腔无溃疡、出血,咽腔无充血,扁桃体无肿大。颈软无抵抗,颈静脉无怒张。双肺呼吸音清,未闻及干、湿啰音。心前区无隆起,心率 72 次/min,节律齐,各瓣膜听诊区未闻及病理性杂音。腹部平坦,未见胃肠型、蠕动波,无腹壁静脉曲张,触诊柔软,无明显压痛、反跳痛,肝、脾肋下未触及,移动性浊音(-),四肢肌力、肌张力正常,双下肢无水肿,左侧踝关节、膝关节、肘关节轻度压痛,局部未见肿胀。双侧足背动脉搏动正常。生理反射存在,病理反射未引出。

2. 思维引导　经上述体格检查,患者皮疹考虑紫癜,无其他部位出血,同时存在关节痛、腹痛、肾损害,考虑过敏性紫癜(混合型);腹部查体无异常,不考虑存在消化道穿孔、腹腔积液等严重并发症;肺部听诊呼吸音正常,无干、湿啰音,心率正常,无胸闷、气短等症状,不支持肺部感染、心力衰竭等诊断;神志正常,神经系统查体无异常,不考虑存在中枢神经系统受累;无睑结膜苍白、口唇苍白等贫血体征,须等血常规结果评估有无贫血。

(三)实验室检查

1. 主要内容与目的

(1)血常规、血沉、CRP:查看患者有无贫血、感染。

(2)尿常规:进一步了解患者血尿、蛋白尿情况。

(3)尿红细胞形态分析:了解患者尿红细胞来源。

(4)24 h 尿蛋白定量:查看患者蛋白尿定量情况。

(5)粪常规:查看患者是否存在消化道出血。

(6)血液生化:查看患者肝功能、肾功能、血糖、血脂、电解质情况,eGFR 评估患者肾功能。

(7)补体及免疫球蛋白:了解免疫功能、协助诊断。

(8)凝血功能:了解患者有无凝血功能异常所致紫癜。

(9)传染病筛查:了解患者有无传染性疾病。

(10)血免疫指标:ANCA 四项,ANA,抗 ds-DNA 抗体,ENA 谱,类风湿因子定量,血游离轻链(κ-LC,λ-LC),血 M 蛋白,抗 GBM 抗体,查看患者是否存在继发性肾脏病。

(11)血清免疫固定电泳、尿游离 κ 和 λ 型 M 蛋白:是否存在浆细胞恶性疾病继发肾损害。

(12)泌尿系彩超:了解肾脏大小,评估肾穿刺禁忌证。

(13)心电图:是否存在心律失常。

(14)胸部 CT:了解患者是否存在肺部感染、胸腔积液。

(15)腹部 CT(腹痛、便血时):了解患者腹部脏器情况及有无消化道穿孔。

(16)肾病理检查:明确患者肾病理类型,评估肾病情。

辅助检查结果

(1)血常规:RBC 4.45×10^{12}/L,Hb 132 g/L,WBC 9.48×10^9/L,N% 63.1%,PLT 169×10^9/L;CRP 0.1 mg/L。血沉 15 mm/第 1 小时末。

(2)尿常规:pH 6.9,隐血(+),蛋白(+)↑,尿比重 1.010,红细胞 5~10/HP↑,白细胞 5~8/HP,管型 2.02/μL。

(3)尿红细胞形态分析:红细胞数 5~10/HP↑,大小不等,异形红细胞 80%。

(4)24 h 尿蛋白定量:1.3 g,尿量 1.98 L。

(5)粪常规:大便黄色,潜血(−),红细胞 0/HP,白细胞 0/HP。

(6)血液生化:AST 18 U/L,ALT 22 U/L,TP 66.6 g/L,ALB 39.7 g/L,CHO 3.90 mmol/L,TG 0.62 mmol/L,LDL 2.03 mmol/L,Scr 54 μmol/L,BUN 3.69 mmol/L,K^+ 3.51 mmol/L,钠 141.7 mmol/L,氯 101.1 mmol/L,HCO_3^- 28.0 mmol/L,血糖 4.30 mmol/L,糖化血红蛋白定量

4.61%；eGFR 106.1 mL/（min·1.73 m²）。

（7）补体及免疫球蛋白：补体 C3 0.7 g/L↓，补体 C4 0.1 g/L↓；IgA 3.50 g/L，IgM 1.70 g/L，IgG 9.8 g/L。

（8）凝血功能：凝血酶原时间 14.4 s，凝血酶原时间活动度 84%，国际标准化比率 1.11，活化部分凝血酶时间 34.2 s，纤维蛋白原 203 mg/dL，凝血酶时间 18.7 s。

（9）传染病筛查：乙肝五项全阴，HCV-Ab、HCV-Ag,HIV-Ab,TP-Ab 均阴性。

（10）自身免疫指标：ANCA 四项，ANA，抗 ds-DNA 抗体，ENA 谱，类风湿因子定量未见异常，血游离轻链（κ-LC,λ-LC）、血 M 蛋白等未见明显异常，抗 GBM 抗体阴性。

（11）血清免疫固定电泳：未见 Ig(G、A、M)型免疫球蛋白及轻链的单克隆条带。尿游离 κ 和 λ 型 M 蛋白：阴性。

（12）泌尿系彩超：双肾结构未见明显异常，右肾大小 100 mm×41 mm，实质 17 mm，左肾大小 99 mm×42 mm，实质 18 mm，双肾皮质回声正常，双肾动静脉血流未见明显异常。

（13）心电图：未见明显异常。

（14）胸部 CT：未见明显异常。

（15）腹部 CT：未见异常。

（16）肾病理检查：局灶增生性坏死性紫癜性肾炎（图 23）。

肾脏病变类型及定量描述：袢坏死占 2.9%，细胞性新月体占 11.4%，细胞纤维性新月体占 11.4%。

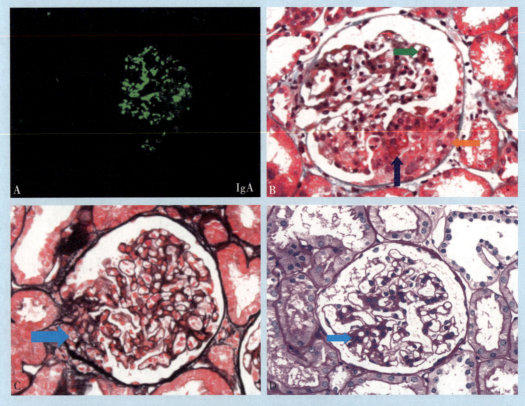

A. 免疫荧光×200,IgA 在系膜区沉积；B. MASSON×400,系膜区嗜复红蛋白沉积（绿色箭头），小细胞性新月体（橙色箭头），肾小球基底膜断裂、袢坏死（深蓝色箭头）；C. PASM+MASSON×400,小细胞纤维性新月体；D. PAS×400,系膜细胞和基质轻度增生

图 23　局灶增生性坏死性紫癜性肾炎（免疫荧光+光镜）

2. 思维引导　根据患者血常规、凝血功能,可以排除血小板、凝血功能异常所致紫癜,结合过敏原检测结果,过敏性紫癜诊断明确;根据患者尿红细胞以异形红细胞为主,考虑肾小球源性血尿,根据尿蛋白 1.3 g/24 h 和肾穿刺活检病理结果,可以诊断患者为"过敏性紫癜性肾炎";患者传染病筛查,自身免疫指标,血游离轻链(κ-LC,λ-LC),血 M 蛋白,血清免疫固定电泳,尿游离 κ 和 λ 型 M 蛋白均未见明显异常,可以排除自身免疫性疾病、感染性疾病、浆细胞病等所致肾病。

(四)初步诊断

分析上述病史、查体、辅助检查结果,支持以下诊断:过敏性紫癜(混合型),紫癜性肾炎。

诊断依据:①青少年女性,慢性病程急性加重。②双下肢皮疹 2 年,再发加重伴尿检异常 1 个月。③查体:双下肢伸侧、腰部、臀部及双上肢近心端可见散在鲜红色出血点,直径 2~3 mm,压之不褪色,部分可见融合,无触痛、压痛。双眼睑水肿。④尿隐血(+),红细胞 5~10/HP,异形红细胞 80%,尿蛋白 1.3 g/24 h。⑤肾穿刺活检病理提示:免疫荧光 IgG−、IgM ++、IgA +++、C3 ++、C1q−、FRA ++、κ++~+++、λ++~+++、PLA2R−。肾小球系膜细胞和基质轻度增生,系膜区嗜复红蛋白沉积,其中可见 1 个细胞性新月体,3 个小细胞性新月体(1 个伴有袢坏死),4 个小细胞纤维性新月体。肾小管上皮细胞空泡、颗粒变性。肾间质、小动脉未见明显病变。病理诊断提示局灶增生性坏死性紫癜性肾炎。

二、诊疗经过

1. 治疗方法

(1)一般治疗:卧床休息,流质饮食,质子泵抑制剂泮托拉唑 40 mg qd,预防消化道出血;有感染时可给予抗感染治疗。

(2)抗过敏、紫癜治疗:氯雷他定 10 mg qd,三环类抗组胺药,选择性外周 H_1 受体拮抗剂,可缓解过敏反应引起的各种症状;葡萄糖酸钙能够改善人体细胞膜的通透性,使毛细血管更加细密而减少渗出,从而起到抗过敏的作用。维生素 C 又称为抗坏血酸,可以减轻外周血管通透性,减轻皮下组织的水肿,减少液体的渗出。

(3)免疫抑制治疗:足量糖皮质激素,甲泼尼龙或醋酸泼尼松 1 mg/(kg·d),因患者肾病理病变偏重,ISKDC 分级达到Ⅲb 级,同时联合吗替麦考酚酯治疗。

(4)ACEI 和/或 ARB 类药物:具有降尿蛋白作用,对于尿蛋白阳性患者,无论是否合并高血压均建议使用,但须监测患者血压情况。

(5)辅助治疗:因足量应用糖皮质激素,为预防感染,给予患者复方磺胺甲噁唑一周两次,同时可避免感染诱发紫癜;给予碳酸钙预防骨质疏松等糖皮质激素不良反应;可加用抗凝剂或抗血小板聚集药物,如双嘧达莫、吲哚布芬、肝素等,预防血栓形成。

2. 治疗效果　3 周后,患者关节疼痛好转,腹痛症状消失,全身皮疹明显减轻,未新发皮疹,双眼睑水肿好转,复查尿常规:隐血(+),红细胞 6~8/HP,尿蛋白(+−),补体 C3 升至正常 0.9 g/L,补体 C4 仍偏低 0.1 g/L,24 h 蛋白尿定量降为 0.47 g。1 个月后,患者皮疹完全消退。2 个月后,患者复查,未再出现皮疹、关节痛、腹痛、水肿症状,复查尿常规:隐血(+−),红细胞 3~2/HP,尿蛋白(−),24 h 蛋白尿定量降为 0.32 g,血肌酐、尿素氮、白蛋白均正常,补体 C3、C4 均升至正常范围。

3. 思维引导　该患者为青少年女性,根据其症状、病史、体征及辅助检查,诊断考虑过敏性紫癜(混合型),局灶增生性坏死性紫癜性肾炎(ISKDC 分级　Ⅲb 级)。因皮疹较重,分布范围较广,伴有多关节疼痛、腹痛症状,同时伴有低补体血症,院外已开始应用泼尼松 40 mg qd(非足量),效果不明显,经肾穿刺活检病理为:局灶增生性坏死性紫癜性肾炎(ISKDC 分级　Ⅲb 级),根据病理病变程度,须将糖皮质激素加至足量甲泼尼龙 40 mg qd,同时联合吗替麦考酚酯 0.5 g bid,因患者为青少年女性,以后有生育要求,免疫抑制剂尽量不选用环磷酰胺。针对患者皮疹,可给予抗组胺类物进行抗过敏治疗,同时给予钙剂及维生素 C 改善血管内皮通透性,减少渗出,减轻皮疹症状。同时,过敏性紫癜患者血管壁内胶原纤维、红细胞以及内皮细胞出现肿胀,容易使血液黏稠度增加形成血栓,因此,过敏性紫癜患者需要使用抗血小板聚集和/或抗凝药物,有助于减少血小板聚集和预防血栓形成。另外,ACEI 和/或 ARB 类药物具有降尿蛋白作用,对于有尿蛋白患者,无论是否合并高血压均建议使用,但须监测患者血压情况,避免出现低血压。此外,充分休息对病情缓解也很重要,所以要求患者避免熬夜、精神紧张、压力过大,待病情好转后,适当进行体育锻炼,如散步、慢跑等,可以增强身体抗病能力。过敏性紫癜患者还应注意清淡饮食,避免食用易致敏或刺激皮肤的食物,如鱼、虾、海鲜等,以免加重皮损。

三、思考与讨论

过敏性紫癜(HSP)是一种以小血管炎(包括毛细血管、小动脉、小静脉)与 IgA 的免疫复合物沉积为主要病理改变的全身性疾病,儿童或青春期多见,多发生于 2～8 岁的儿童,是儿童期最常见的系统性血管炎,而成人过敏性紫癜性肾炎肾脏预后较差。过敏性紫癜主要发生于春季和秋冬季,夏季较少发生。皮肤(图 24)、肾、胃肠道及关节是最常见的受累器官。临床主要以血小板和凝血功能正常的可触性紫癜、关节炎/关节痛、腹痛和肾脏病为特征表现。该病多数呈良性自限性过程,部分出现胃肠道出血和肾功能损害等严重并发症。过敏性紫癜性肾炎(hypersensitive purpura nephritis,HSPN)

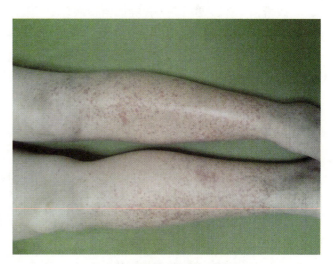

图 24　过敏性紫癜皮肤改变

见于 20%～55% 过敏性紫癜患儿,是儿童最常见的继发性肾小球肾炎,其中 10% 左右过敏性紫癜性肾炎可进展为终末期肾病。

该患者无明确诱因出现过敏性紫癜,后经变应原筛查可能为牛奶过敏,累及皮肤、消化道、关节及肾,肾病变表现为肾炎综合征。该患者肾穿刺活检明确诊断为局灶增生性坏死性紫癜性肾炎,伴有新月体(占 22.8%),按照国际儿童肾脏病研究会(ISKDC)指定的分级标准,已达Ⅲb 级,病理改变重,活动性病变明显,须积极治疗。由于患者活动性病变明显,既往应用糖皮质激素泼尼松 40 mg qd 疗效差,考虑单用糖皮质激素疗效不佳,又达不到甲泼尼龙冲击治疗的标准,而且免疫抑制剂单用疗效也不佳,须糖皮质激素与免疫制剂联合应用。常用的免疫抑制有环磷酰胺、霉酚酸酯、硫唑嘌呤、环孢素等。因患者为青少年女性,以后可能会生育要求,尽量不选用环磷酰胺。文献有报道吗替麦考酚酯可以降低 HSPN 的蛋白尿,改善患者的肾组织病理表现,鉴于患者有蛋白尿与病理活动病变,因此给予该患者将糖皮质激素加至足量甲泼尼龙 40 mg qd,同时联合吗替麦考酚酯 0.5 g bid。

另外,该患者皮疹症状明显,治疗效果欠佳,故再加用氯雷他定抗过敏治疗,氯雷他定是三环类抗组胺药,选择性外周 H_1 受体拮抗剂,可缓解过敏反应引起的各种症状。同时给予葡萄糖酸钙和维生素 C,二者均可改善人体细胞膜的通透性,使毛细血管更加细密,减轻外周血管通透性,而减少渗出,减轻皮下组织的水肿,从而起到抗过敏的作用。

患者治疗后过敏性紫癜逐渐得到控制,关节痛、腹痛症状逐渐好转,未再有新的症状出现,尿红细胞和尿蛋白均有下降趋势,但在大剂量应用激素及免疫抑制剂时一定要注意药物的不良反应,尤其是感染的发生,因此,给予该患者复方磺胺甲噁唑1周2次,预防感染。同时需要定期随访,规律调整药物剂量,避免可能诱发过敏性紫癜复发的诱因。

附:鉴别诊断

过敏性紫癜性肾炎与IgA肾病在肾脏和皮肤免疫病理相似,临床主要依据典型皮疹区别。此外,过敏性紫癜性肾炎应与同时有皮疹及肾小球肾炎的疾病相鉴别。

1.特发性血小板减少性紫癜　该病皮肤紫癜分布不对称,全身皮肤均可出现,不高出皮面,可有其他部位出血现象,血常规检查伴有血小板减少可与过敏性紫癜鉴别。

2.急性肾小球肾炎　过敏性紫癜患者在皮肤紫癜显现前出现尿液改变时,应与急性肾小球肾炎区别,后者血清补体降低,2周前常有前驱感染史(皮肤、呼吸道),可与紫癜性肾炎区别。

3.外科急腹症　以腹痛为首发症状的过敏性紫癜应排除外科急腹症如急性阑尾炎、肠梗阻等,后者有各自相应的临床和影像学特点。

4.狼疮性肾炎　在年长儿及成人,合并有关节炎和皮疹应考虑系统性红斑狼疮,两者均可有血尿或蛋白尿,肾病理光镜下表现可相仿。狼疮性肾炎免疫荧光下不是以IgA为主,通常有C1q沉积,伴有血清ANA、抗ds-DNA抗体、抗sm抗体等阳性;过敏性紫癜性肾炎患者这些自身免疫指标是阴性的。

5.显微镜下多血管炎　该病亦累及全身小血管,常见累积器官为肾和肺,与过敏性紫癜鉴别常依赖肾病理,显微镜下多血管炎患者肾小球系膜区常无IgA沉积。

四、练习题

1.过敏性紫癜性肾炎的临床表现有哪些?

2.过敏性紫癜性肾炎如何治疗?

五、推荐阅读

[1]Kidney Disease:Improving Global Outcomes (KDIGO) Glomeralonephritis Work Group. KDIGO Clinical Practice Guideline for Glomerulonephritis[J]. Kidney Inter Suppl,2012(2):218-220.

[2]HUGH J,MCCARTHY E,JANE TIZARD. Clinical practice:Diagnosis and management of Henoch-Schonlein purpura[J]. Eur J Pediatr,2010(169):643-650.

[3]DAVIN JC. Henoch-Schonlein purpura nephritis:pathophysiology,treatment,and future strategy[J]. Clin J Am Nephrol,2011(3):679-689.

[4]陈楠.肾脏病诊治精要:附临床病例[M].上海:上海科学技术出版社,2022.

[5]余学清,陈江华.国家卫生健康委员会住院医师规范化培训教材:内科学·肾脏内科分册[M]. 2版.北京:人民卫生出版社,2021.

[6]王海燕,赵明辉.肾脏病学[M].4版.北京:人民卫生出版社,2020.

(孙志强　时　军)

案例 13　肺出血-肾炎综合征

一、病历资料

贾某某,女,36 岁。

(一)门诊接诊

1.主诉　全身水肿伴咯血 12 d。

2.问诊重点　肾脏疾病伴有咯血要考虑以下情况:①肺和肾同时受累的血管炎和抗 GBM 病,问诊应注意有无肉眼血尿、少尿、无尿等急进性肾小球肾炎症状,有无发热、乏力等系统性疾病非特异症状。②年轻女性肺、肾受累,应警惕系统性红斑狼疮,问诊应注意有无发热、皮疹、关节痛、口腔溃疡、脱发等表现。③肾衰竭合并急性左心衰导致咯血,问诊应注意有无胸闷、胸痛、夜间不能平卧等症状。④肾病综合征合并肺部感染,问诊应注意有无咳嗽、咳痰、发热等症状。

3.问诊内容

(1)诱发因素:有无呼吸道感染等诱发因素。

(2)主要症状:有无肉眼血尿、少尿、无尿。

(3)伴随症状:有无发热、乏力,有无皮疹、关节痛、口腔溃疡、脱发,有无胸闷、胸痛、夜间不能平卧,有无咳嗽、咳痰。

(4)诊治经过:就诊前是否使用药物治疗,用何种药、具体剂量、效果如何。

(5)既往史:问诊时注意有无肾脏疾病史便于鉴别急慢性肾衰,同时注意有无肺部疾病史、系统性红斑狼疮疾病史。

(6)个人史:患者的吸烟与饮酒史等。

(7)家族史:有无肾病家族史。

问诊结果

患者12 d 前无明显诱因出现全身凹陷性水肿,咯血,少量、暗红色,伴茶色尿液,尿量减少,无发热、皮疹、关节痛、口腔溃疡、脱发,无胸闷、胸痛、咳嗽、咳痰,当地医院查血常规:白细胞 $16.89×10^9$/L,血红蛋白 69 g/L,血小板 $126×10^9$/L,尿常规示:尿蛋白(+++),尿潜血(+++)。生化:白蛋白 29.5 g/L,尿素 22.40 mmol/L,肌酐 1513.6 μmol/L,抗肾小球基底膜抗体阳性,行"右颈内静脉长期血透管置入术",间断血液透析,进行 6 次血浆置换,甲泼尼龙 500 mg×3 d 冲击,后改为强的松 60 mg qd po。既往史、个人史无特殊,否认肾病家族史。

4.思维引导　患者肾功能衰竭,同时伴有咯血症状,肺和肾同时受累时应警惕血管炎和 GBM 病,前者多为老年,后者中青年多见,可通过血清 ANCA 及抗 GBM 抗体鉴别诊断;年轻女性、多系统受累还应警惕系统性红斑狼疮,需要完善抗核抗体、补体等检查;肾衰竭患者合并急性左心衰或者肺部感染也可出现咯血症状,需要进一步完善心脏功能及胸部 CT 等检查鉴别诊断。

（二）体格检查

1. 重点检查内容与目的　患者伴咯血,应重点查看肺部有无干、湿啰音,心脏听诊有无杂音;院外检查提示贫血,应查看睑结膜是否苍白;同时注意查看是否有皮疹、脱发、口腔溃疡等狼疮表现。

体格检查结果

T 36.2 ℃,P 80 次/min,R 20 次/min,BP 140/90 mmHg

神志清,营养中等,发育正常,走入病房,对答切题,查体合作。全身皮肤黏膜无皮疹,颜面轻度水肿,睑结膜苍白,颈软,颈静脉无怒张,气管位居中,双侧甲状腺未触及肿大。胸廓无畸形,呼吸运动正常,语颤正常,无胸膜摩擦感,叩诊清音,双肺呼吸音粗,散在湿啰音,未闻及哮鸣音。心率 80 次/min,律齐,各瓣膜听诊区未闻及病理性杂音。腹部平软,未见胃肠型、蠕动波。无腹壁静脉曲张。无明显压痛、反跳痛,肝、脾肋下未触及,胆囊未触及,墨菲征阴性,移动性浊音(−),双下肢中度水肿,双侧足背动脉搏动存在。

---

2. 思维引导　体格检查提示患者肺部啰音、水肿、贫血,进一步行自身抗体等实验室检查和胸部 CT 等影像学检查明确诊断。

（三）实验室检查

1. 主要内容与目的

（1）血常规:查看患者有无贫血,有无血小板减少。

（2）尿常规:查看患者有无蛋白尿,有无血尿。

（3）24 h 尿蛋白定量:查看患者蛋白尿定量情况。

（4）血液生化:查看患者肾功能、白蛋白以及电解质水平。

（5）凝血功能:查看患者有无凝血功能障碍。

（6）自身抗体:抗 GBM 抗体、ANCA、ANA、抗 ds-DNA 抗体、ENA 谱筛查系统性疾病。

（7）炎症指标:补体、CRP、ESR 查看患者有无免疫性疾病活动。

（8）传染病:乙肝、丙肝。

（9）BNP:查看患者是否心衰。

（10）胸部 CT:查看患者肺部咯血原因,肺部感染还是出血。

（11）心脏彩超:查看患者是否心衰。

（12）泌尿系 B 超:查看患者双肾大小形态是否正常。

（13）肾动态显像:查看患者分肾功能。

（14）肾病理检查:明确患者肾衰竭的病理类型。

辅助检查结果

（1）血常规:WBC 12.39×10^9/L,Hb 89.0 g/L,PLT 129×10^9/L。

（2）尿常规:蛋白(+)↑,红细胞 645/μL。

（3）24 h 尿蛋白定量:3.06 g。

（4）血液生化:尿素 23.10 mmol/L↑,肌酐 856 μmol/L↑,尿酸 377 μmol/L↑,谷丙转氨酶 20 U/L,白蛋白 33.0 g/L↓。

（5）凝血功能：凝血酶原时间、活化部分凝血活酶时间正常，D-二聚体 3.44 mg/L↑。

（6）自身抗体：免疫荧光法查抗肾小球基底膜抗体 1∶32 阳性（+）↑，液相芯片技术 xMAP 法查抗肾小球基底膜抗体 604 U/mL↑，ANCA、ANA、ENA 谱均阴性。

（7）炎症指标：补体、CRP、ESR 正常，降钙素原 0.166 ng/mL↑，G 试验、GM 试验均阴性。

（8）传染病：乙肝、丙肝均阴性。

（9）BNP：16498.60 pg/mL↑。

（10）胸部 CT：双肺多发斑片状高密度影，部分实变，双肺多发肺大疱，双侧胸腔积液，心包少量积液（图 25）。

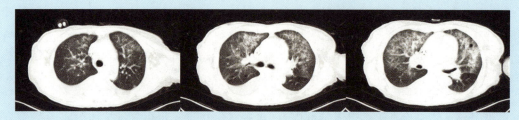

胸部 CT 示双肺多发斑片状高密度影，是弥漫性肺泡出血的影像表现

图 25　胸部 CT

（11）心脏彩超：EF 63%，二尖瓣轻度关闭不全，主动脉瓣轻度关闭不全。

（12）泌尿系 B 超：双肾弥漫性回声改变，双肾大小形态正常，左肾大小约 100 mm×42 mm×40 mm，实质厚 11 mm，右肾大小约 102 mm×37 mm×40 mm，实质厚 12 mm。

（13）肾动态显像 SPECT：左侧 GFR=6.47 mL/min，右侧 GFR=2.54 mL/min。

（14）肾病理检查：新月体性肾小球肾炎（结合免疫荧光及临床）符合抗 GBM 肾炎。

肾病变类型及定量描述：硬化肾小球占 4.6%，细胞纤维性新月体占 31.8%，纤维性新月体占 63.6%，肾小管急性损伤重度，肾间质病变重度。

1）免疫荧光：见图 26。

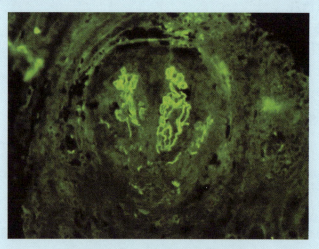

免疫荧光示 IgG 沿肾小球基底膜线状沉积

图 26　肾活检 IgG 免疫荧光

2）光镜：见图27。

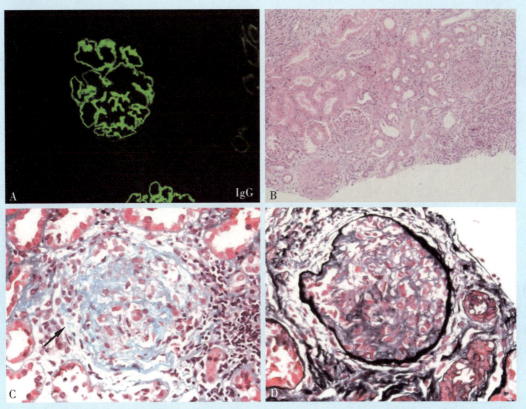

A. 免疫荧光×200，IgG 沿肾小球毛细血管壁线状沉积；B. HE×100；C. MASSON×400；D. PASM×400
图中所示为光镜下肾小球细胞纤维性新月体，部分肾小球可见鲍曼氏囊囊壁破裂（箭头）

图 27　新月体性肾小球肾炎（免疫荧光+光镜）

3）电镜：电镜示鲍曼囊腔内细胞纤维性新月体形成，未见电子致密物沉积（图28）。

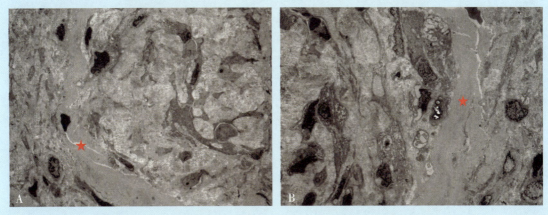

A. 鲍曼氏囊壁（★）右侧为细胞纤维新月体；B. 鲍曼氏囊壁（★）左侧为细胞纤维新月体

图 28　新月体性肾小球肾炎（电镜）

2. 思维引导　患者肾功能衰竭伴肺咯血，抗 GBM 抗体阳性，肾穿刺活检病理免疫荧光见 IgG 沿肾小球基底膜呈线状沉积，光镜为新月体肾炎，肺出血-肾炎综合征诊断明确。

(四)初步诊断

该患者诊断：肺出血-肾炎综合征（Ⅰ型新月体肾炎）。

诊断依据：①青年女性，急性病程；②肾功能衰竭伴肺咯血；③抗 GBM 抗体阳性；④肾穿刺活检病理免疫荧光提示 IgG 沿肾小球基底膜线状沉积，光镜示新月体性肾小球肾炎。

二、诊疗经过

1. 治疗方法　每日或隔日血浆置换至抗体阴性，足量激素，血液透析。

2. 治疗效果　患者咯血缓解，后规律血液透析，同时给予小剂量激素联合低剂量 CTX。

3. 思维引导　患者纤维性新月体为主，肾慢性病变为主，需要肾替代治疗，但考虑患者肺出血，给予血浆置换及足量激素治疗，咯血缓解后小剂量应用激素及 CTX 维持治疗。

三、思考与讨论

肺出血-肾炎综合征又名 Goodpasture 综合征，是以肺泡出血、急进性肾小球肾炎及抗基底膜抗体阳性为特征的自身免疫性疾病。肺出血-肾炎综合征的发病机制是血清中产生了抗 GBM 抗体，其靶抗原是Ⅳ型胶原 α3 链的非胶原区（NC1），由于抗原同时存在于肺泡基膜及肾脏 GBM、肾小管基膜和肾小囊基膜，因此抗 GBM 抗体可同时引起肺泡和肾毛细血管祥损伤、断裂，导致肺出血及肾小球新月体形成。抗 GBM 抗体对肺出血肾炎综合征的诊断具有重要价值，同时还和患者病情严重程度及预后相关。

由于血清抗 GBM 抗体检测可能出现假阳性或假阴性，因此肾穿刺活检病理对肺出血-肾炎综合征的诊断具有重要意义，特征性病理改变为免疫荧光 IgG 沿肾小球毛细血管壁线状沉积，光镜下表现为新月体肾炎，早期为细胞性新月体，很快进展为纤维性新月体，肾脏预后极差。一旦确诊肺出血-肾炎综合征，应立即给予激素冲击、血浆置换/免疫吸附及 CTX 治疗，以迅速清除循环中的抗 GBM 抗体。

> **附：鉴别诊断**
>
> 1. ANCA 相关血管炎　多为中老年人发病，血清 ANCA 抗体阳性，肾穿刺活检病理为寡免疫复合物的新月体肾炎。
>
> 2. 狼疮性肾炎　多见于青年女性，多系统受累，实验室检查抗核抗体阳性、补体降低，肾活检免疫荧光检查"满堂亮"，光镜可出现新月体，还可出现白金耳、苏木素小体等特征表现。
>
> 3. 过敏性紫癜性肾炎　可有皮肤紫癜、腹痛、黑便、关节痛等肾外表现，肾穿刺活检病理免疫荧光可见 IgA 在系膜区团块样沉积，光镜可见系膜增生，可出现新月体。

四、练习题

1. 肺出血-肾炎综合征有哪些临床特征？
2. 肺出血-肾炎综合征的治疗原则是什么？

五、推荐阅读

[1] HENDERSON SR, SALAMA AD. Diagnostic and management challenges in Goodpasture's (anti-glomerular basement membrane) disease[J]. Nephrol Dial Transplant,2018,33(2):196-202.

[2] GRECO A, RIZZO MI, DE VIRGILIO A, et al. Goodpasture's syndrome: a clinical update [J]. Autoimmun Rev,2015,14(3):246-253.

[3] SALAMA AD,LEVY JB,LIGHTSTONE L,et al. Goodpasture's disease[J]. Lancet,2001,358(9285): 917-920.

（苏晨皓　王俊霞　张　颖）

案例 14 血栓性微血管病

一、病历资料

牛某某,男,19 岁。

(一)门诊接诊

1. 主诉 颜面部水肿 5 d,发现肾功能异常 1 d。

2. 问诊重点 年轻男性,肾功能衰竭,问诊中应注意询问尿量情况,有无食欲减退、恶心、呕吐等消化道症状,有无肉眼血尿,有无皮肤紫癜、关节痛、腹痛、黑便以鉴别紫癜性肾炎,有无颊面部红斑、发热、皮疹、口腔溃疡、光过敏以鉴别狼疮性肾炎。

3. 问诊内容

(1)诱发因素:有无肾毒性药物应用史,有无毒物接触史,有无前驱感染史,有无剧烈呕吐及腹泻等体液丢失情况。

(2)主要症状:有无少尿、无尿、肉眼血尿等泌尿系症状,有无恶心、呕吐等消化道症状。

(3)伴随症状:有无皮肤紫癜、关节痛、腹痛、黑便,有无发热、皮疹、口腔溃疡、光过敏。

(4)诊治经过:有无肾影像学检查,双肾大小形态是急慢性肾功能不全的重要鉴别点;用药情况,尤其是激素及免疫抑制剂的应用;是否透析,如有须询问具体透析通路。

(5)既往史:有无高血压病史。

(6)家族史:青年患者应注意询问有无肾病家族史。

问诊结果

5 d 前患者无明显诱因出现眼睑、面部水肿,无少尿、肉眼血尿,无恶心、呕吐,无发热、皮疹、关节痛、口腔溃疡、光过敏等,1 d 前至当地医院就诊,测 BP 180/105 mmHg,查血常规:白细胞计数 4.62×10^9/L,血红蛋白 52 g/L,血小板计数 94×10^9/L,尿常规:蛋白(++),红细胞 20/μL。血生化:尿素 33.59 mmol/L,肌酐 435.5 μmol/L,尿酸 661 μmol/L,谷丙转氨酶 15 U/L,谷草转氨酶 36 U/L,白蛋白 34 g/L。为求进一步诊治来院,门诊以"肾功能衰竭"收入院。自发病以来,食欲正常,睡眠正常,大小便正常,精神正常,体重无减轻。既往史、个人史无特殊,否认肾病家族史。

---

4. 思维引导 青年男性,肾功能衰竭,血压高,检查提示重度贫血、血小板减少,需进行以下疾病的鉴别诊断:①慢性肾功能衰竭往往贫血,须结合患者是否有肾病病史、是否甲状旁腺功能亢进、超声检查双肾大小形态是否正常来进行鉴别诊断。②恶性高血压肾损害,是否合并头晕、头痛等症状,同时须检查眼底情况及心脏常规超声检查,判断有无其他恶性高血压靶器官受损。③狼疮性肾炎,须询问患者有无发热、皮疹、口腔溃疡、光过敏,并完善自身抗体、补体等相关检查。④血栓性微血管病,完善外周血破碎红细胞等相关检查,需要肾穿刺活检病理电镜检查明确诊断。

(二)体格检查

1. 重点检查内容与目的　重点查看患者下肢水肿程度、睑结膜是否苍白,患者院前检查提示血小板减少,应查看有无皮肤紫癜,有无颊面部红斑、皮疹等狼疮皮肤表现。

体格检查结果

T 36.5 ℃,P 75 次/min,R 19 次/min,BP 156/102 mmHg

神志清,营养中等,发育正常,走入病房,对答切题,查体合作。全身皮肤黏膜无皮下出血,颜面水肿,睑结膜苍白,颈软,颈静脉无怒张,气管位居中,双侧甲状腺未触及肿大。胸廓无畸形,呼吸运动正常,语颤正常,无胸膜摩擦感,叩诊清音,双肺呼吸音粗,未闻及干、湿啰音及哮鸣音。心率 75 次/min,律齐,各瓣膜听诊区未闻及病理性杂音。腹部平软,未见胃肠型、蠕动波。无腹壁静脉曲张。全腹无明显压痛、反跳痛,肝、脾肋下未触及,胆囊未触及,墨菲征阴性,移动性浊音阴性。双下肢重度指凹性水肿,双侧足背动脉搏动存在。

---

2. 思维引导　体格检查提示患者双下肢重度指凹性水肿及贫血,进一步行外周血涂片等实验室检查和双肾彩超等影像学检查明确诊断。

(三)实验室检查

1. 主要内容与目的

(1)血常规:查看患者有无贫血,有无血小板减少。

(2)尿常规:查看患者有无蛋白尿,有无血尿。

(3)24 h 尿蛋白定量:查看患者尿蛋白定量情况。

(4)血液生化:查看患者肾功能、白蛋白以及电解质水平。

(5)外周血涂片:查看患者有无破碎红细胞。

(6)凝血功能:查看患者有无凝血功能异常。

(7)血免疫指标:ANA、抗 ds-DNA 抗体、ENA 谱、ANCA、抗 GBM 抗体、补体、血 M 蛋白,查看患者是否存在继发性肾病。

(8)传染病:乙肝、丙肝。

(9)ADARMTS13 活性:血栓性血小板减少性紫癜时 ADAMTS13 活性严重缺乏。

(10)泌尿系 B 超:查看患者双肾大小形态是否正常。

(11)肾动态显像:查看患者分肾功能。

(12)肾病理检查:明确患者肾衰竭原因。

辅助检查结果

(1)血常规:WBC 3.99×10^9/L,Hb 48.3 g/L,PLT 34×10^9/L。

(2)尿常规:蛋白 4+↑,红细胞 0 /μL。

(3)24 h 尿蛋白定量:7.06 g。

(4)血液生化:尿素 37.00 mmol/L,肌酐 530 μmol/L↑,尿酸 649 μmol/L↑,白蛋白 33.1 g/L↓,谷丙转氨酶 15 U/L,谷草转氨酶 31 U/L,总胆固醇 7.27 mmol/L↑,甘油三酯 2.34 mmol/L↑。

(5)外周血涂片:可见盔形红细胞及红细胞碎片(约占 2%)(参考值范围<1%)。

(6)凝血功能:PT、APTT 正常,D-二聚体 2.72↑ mg/L。

（7）血免疫指标：ANA、ds-DNA、ANCA、GBM、PLA2R、血免疫电泳、尿本周蛋白均阴性，C3 0.84 g/L、C4 0.14 g/L。

（8）传染病：乙肝、丙肝均阴性。

（9）ADARMTS13 活性：正常。

（10）泌尿系 B 超：双肾弥漫性回声改变，双肾大小形态正常，左肾大小约 120 mm×56 mm×52 mm，实质厚 14 mm，右肾大小约 103 mm×48 mm×46 mm，实质厚 12 mm。

（11）双肾 GFR：左侧 GFR=11.7 mL/min，右侧 GFR=13.97 mL/min。

（12）肾病理检查：主要诊断，符合血栓性微血管病。次要诊断，符合急性肾小管损伤。肾脏病变类型及定量描述，缺血硬化肾小球占 2.9%，节段硬化肾小球占 11.8%，球囊粘连肾小球占 2.9%，肾间质病变轻度。

1）光镜：见图 29。

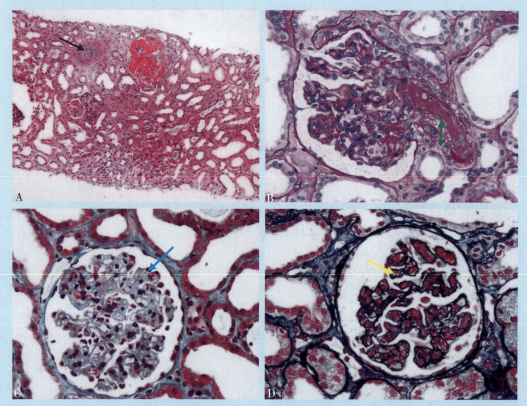

A. HE×100，小动脉内膜可见黏液样变性（箭头）；B. PAS×400，入球小动脉管腔内血栓形成（箭头）；C. MASSON×400，可见系膜溶解（箭头）；D. PASM×400，节段内皮细胞增生、肿胀，基底膜均呈缺血皱缩，伴节段分层状改变

图 29　血栓性微血管病（光镜）

2）电镜：见图30。

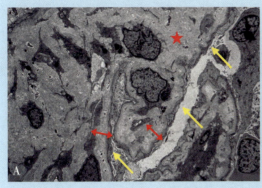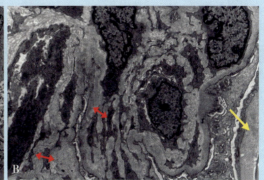

A、B.电镜示肾小球脏层上皮细胞足突弥漫融合（箭头），基底膜节段皱缩，弥漫性内疏松层增宽（双箭头），可见系膜溶解（★），未见电子致密物沉积

图30 血栓性微血管病（电镜）

2.思维引导 根据患者血小板减少，溶血性贫血，肾功能衰竭，双肾大小形态正常，考虑急性肾功能衰竭，自身抗体阴性从而排除狼疮性肾炎。肾穿刺活检病理光镜可见肾小球内皮细胞增生、肿胀，系膜溶解，基底膜均呈缺血皱缩伴节段分层状改变，电镜可见肾小球基底膜节段皱缩，弥漫性内疏松层增宽，血栓性微血管病诊断明确。同时患者大量蛋白尿，电镜可见肾小球脏层上皮细胞足突弥漫融合，不排除伴足细胞病。

（四）初步诊断

该患者诊断：血栓性微血管病，不排除伴足细胞病。

诊断依据：①青年男性，急性病程；②肾功能衰竭，大量蛋白尿，溶血性贫血，血小板减少；③肾活检病理示血栓性微血管病，不排除伴足细胞病。

二、诊疗经过

1.治疗方法 每日或隔日行血浆置换，每次置换血浆量2000～3000 mL，甲泼尼龙60 mg qd ivgtt，低分子肝素抗凝，控制血压。

2.治疗效果 血浆置换12次后患者血小板恢复至正常水平，入院后患者尿量急剧减少至无尿，治疗后患者尿量恢复至正常，血肌酐170 μmol/L，拔除临时血透管。

3.思维引导 该男性患者入院后检查示肾功能衰竭，伴溶血性贫血、血小板减少，应警惕血栓性微血管病，肾穿刺活检病理光镜可见肾小球内皮细胞增生、肿胀，系膜溶解，电镜可见肾小球基底膜弥漫性内疏松层增宽，确诊血栓性微血管病，通过血浆置换治疗使血小板恢复正常，肾功能明显好转。

三、思考与讨论

血栓性微血管病（thrombotic microangiopathy，TMA）是由各种原因所致的一组以微血管病性溶血性贫血、血小板减少、缺血性器官受累为特征的急性临床病理综合征。其病理及临床表现相似，病理机制核心是内皮细胞损伤，而发病机制多样，可以分为原发性和继发性。原发性TMA主要包括ADAMTS13缺陷引起的血栓性血小板减少性紫癜（thrombotic thrombocytopenic purpura，TTP）和补体介导的非典型溶血尿毒综合征（atypical hemolyticuremic syndrome，aHUS）。继发性TMA可以由多种疾病导致,例如感染、恶性高血压、自身免疫性疾病、恶性肿瘤、药物、移植等。

本例患者不除外伴有足细胞病。少数情况下 TMA 也可能由肾小球疾病触发,文献报道由不同肾小球疾病触发的 aHUS:其中 36 例为血管炎,20 例为膜增生性肾小球肾炎,10 例为局灶节段性肾小球硬化症,7 例为膜性肾病,1 例为微小病变肾小球病。足细胞病和 TMA 可能形成恶性循环:TMA 引起补体活化继而足细胞损伤,足细胞损伤导致凝血异常反过来触发 TMA。

附:鉴别诊断

1. 系统性红斑狼疮　系统性红斑狼疮可出现狼疮性肾炎、溶血性贫血、白细胞降低、血小板减少、补体水平下降,同时结合临床症状及自身抗体检查结果可协助鉴别诊断。

2. 恶性高血压　严重高血压(舒张压≥130 mmHg)合并眼底视网膜出血渗出和/或视乳头水肿,眼底检查可协助诊断。

四、练习题

1. 血栓性微血管病的常见原因有哪些?
2. 血栓性微血管病的主要治疗方法有哪些?

五、推荐阅读

[1] GEORGE JN, NESTER CM. Syndromes of thrombotic microangiopathy[J]. The New England Journal of Medicine,2014,371(19):1847-1848.

[2] VERISSIMO R, MATEUS C, LARANJINHA I, et al. Thrombotic microangiopathy triggered by podocytopathy[J]. Clin Nephrol Case Stud,2021,9:110-116.

（张　颖　邢国兰）

案例 15　乙型肝炎病毒相关性肾炎

一、病历资料

周某某,男,45岁。

（一）门诊接诊

1. 主诉　眼睑水肿1周,下肢水肿2d。

2. 问诊重点　水肿为肾脏疾病最常见的典型症状,除此之外,引起水肿的原因还包括心源性、肝源性、营养不良性、内分泌代谢性、炎症性及血管神经性因素,肾源性水肿早期发病时,以眼睑部及面部水肿相对多见或更显著,而随着病情进展出现下肢水肿,亦可发病时出现全身重度水肿。心源性水肿是由各种心脏疾病导致的心功能障碍引起,可伴有心悸、胸闷、胸痛、呼吸困难、端坐呼吸等表现,而肝源性水肿患者多有慢性肝病病史,以腹腔积液多见,营养不良性水肿多由蛋白质缺乏所致,常合并消瘦、乏力、贫血等表现,内分泌代谢性水肿如甲状腺功能减退,除眼睑及面部浮肿外,可出现双腿胫前黏液性浮肿,还可出现不同程度下垂部位水肿。患者急性发病,问诊时应包括主要症状及伴随症状特点,有无心悸、胸闷、呼吸困难、泡沫尿、乏力、腹胀,以及诊治经过、治疗效果等。

3. 问诊内容

（1）诱发因素:有无感染、过敏、药物、中毒或传染病等诱发因素。

（2）主要症状:眼睑水肿及下肢水肿是肾源性水肿典型症状,心功能不全、甲状腺功能减退、营养不良患者也会出现下肢水肿。

（3）伴随症状:有无泡沫尿,若有则提示可能存在肾病综合征或肾炎,有无心悸、胸闷、胸痛、呼吸困难,若有则提示可能为心源性水肿或伴有基础心脏疾病;有无尿量明显减少,若有则提示可能是肾病综合征并发急性肾损伤;有无肉眼血尿、腰痛,若有须警惕是否肾静脉血栓形成。

（4）诊治经过:用药治疗情况,药物种类、具体剂量、治疗效果如何,以利于迅速选择药物。

（5）既往史:是否有糖尿病、高血压、肿瘤等病史,是否有传染病病史。

（6）个人史:患者的吸烟与饮酒史等。

（7）家族史:如 Alport 综合征及多囊肾等家族遗传性肾病。

> **问诊结果**
>
> 　患者1周前无明显诱因出现眼睑水肿,无下肢水肿,未在意及治疗。2d前双下肢水肿于活动及劳累后加重,右下肢为著,伴泡沫尿,无发热、皮疹、心悸、胸闷、胸痛、呼吸困难,无腹胀、腹痛、关节疼痛,无腰痛、肉眼血尿、少尿等,就诊于当地医院查尿常规:蛋白(+++),红细胞40/μL,白蛋白22.3g/L,诊断为"肾病综合征",建议转上级医院就诊。自发病以来,神志清,精神可,饮食睡眠可,大便正常,小便量正常,未监测体重变化。既往史、个人史无特殊,否认肾病家族史。

4. 思维引导　该患者以眼睑水肿及双下肢水肿起病,须考虑是否为肾源性水肿,常见的有肾小球肾炎及肾病综合征,可等待24h尿量、24h尿蛋白定量、尿微量白蛋白/尿肌酐及肾功能结果;此外,须考虑是否存在心源性、肝源性、内分泌代谢性等因素,可等待心电图、心脏彩超、甲状腺功能、肝功能等检查结果;患者双下肢重度指凹性水肿,但不对称,须考虑是否存在下肢静脉血栓,可等待D-二聚体、下肢静脉彩超结果。

(二)体格检查

1.重点检查内容与目的　患者主要表现为眼睑水肿及双下肢水肿,应重点查看患者的体重、心率、血压,心、肺查体,注意患者是否存在心功能不全;患者有双下肢水肿,应重点检查患者的双下肢皮肤情况,如有无皮肤增厚、粗糙、色素沉着,以及水肿程度、性质,抬高肢体后,水肿是否可减退或消失,下肢浅表静脉走行,注意患者是否存在静脉曲张、淋巴回流功能障碍等。

体格检查结果

T 36.6 ℃,P 79 次/min,R 19 次/min,BP 122/66 mmHg,身高 171 cm,体重 75 kg

神志清,营养中等,发育正常,走入病房,对答切题,查体合作。全身皮肤黏膜无明显黄染,无皮疹。双侧眼睑水肿。颈软,颈静脉无怒张,气管位居中,双侧甲状腺未触及肿大。胸廓无畸形,呼吸运动正常,语颤正常,无胸膜摩擦感,叩诊清音,双肺呼吸音粗,未闻及干、湿啰音及哮鸣音。心率 79 次/min,律齐,各瓣膜听诊区未闻及病理性杂音。腹部稍膨,未见胃肠型、蠕动波。无腹壁静脉曲张。无明显压痛、反跳痛,肝、脾肋下未触及,胆囊未触及,墨菲征阴性,移动性浊音(−),四肢肌力 4 级,肌张力正常,双下肢重度指凹性水肿,右侧为著,双侧足背动脉搏动存在。

2.思维引导　患者下肢水肿,且右侧为著,应进一步排除患者有无下肢静脉血栓,行下肢静脉超声检查明确诊断。

(三)实验室检查

1.主要内容与目的

(1)血常规:查看患者有无感染及贫血。

(2)尿常规:查看患者有无蛋白尿以及尿比重。

(3)24 h 尿蛋白定量:查看患者蛋白尿定量情况。

(4)抗链球菌溶血素 O:查看患者有无潜在 A 组溶血性链球菌感染情况。

(5)血液生化:查看患者肝、肾功能、血脂及电解质水平。

(6)血免疫及肿瘤指标:ANCA 谱、ANA+ANAS 15 项、免疫球蛋白+补体、免疫固定电泳、肿瘤标志物,查看患者是否存在继发性肾脏病。

(7)HIV+HBV+HCV+TP:是否存在病毒性肝炎、梅毒、HIV 感染。

(8)凝血功能:是否存在凝血功能异常及血栓风险。

(9)甲状腺功能:是否存在甲状腺功能异常。

(10)泌尿系彩超:患者是否肾脏病变及肾后性异常。

(11)甲状腺和肝胆脾胰彩超:是否存在甲状腺和肝胆脾胰异常。

(12)心电图:是否存在心肌缺血、心率及心律异常。

(13)肺部 CT:是否存在肺部病变。

(14)肾病理检查:明确引起蛋白尿的病理类型。

辅助检查结果

(1)血常规:无异常。

(2)尿常规:蛋白(+++),红细胞40/μL。

(3)24 h尿蛋白定量:6.07 g。

(4)抗链球菌溶血素O:阴性。

(5)血液生化:总蛋白42.2 g/L,白蛋白22.3 g/L,肌酐50 μmol/L,总胆固醇12.17 mmol/L,甘油三酯1.72 mmol/L,电解质及糖化血红蛋白无异常。

(6)血免疫及肿瘤指标:ANCA谱、ANA+ENA谱、类风湿因子定量未见异常,血免疫固定电泳、免疫球蛋白+补体、肿瘤标志物等未见明显异常。

(7)HIV+HBV+HCV+TP:抗乙型肝炎病毒表面抗体69.93(+)mIU/mL,抗乙型肝炎病毒e抗体0.66(+)S/CO,抗乙型肝炎病毒核心抗体0.01(+)S/CO,乙肝DNA定量<10^2 IU/mL,余阴性。

(8)凝血功能:未见明显异常。

(9)甲状腺功能:未见明显异常。

(10)泌尿系彩超:右肾长约11 cm、皮质厚约8 mm、实质厚约15 mm,左肾长约10.5 cm、皮质厚约7 mm、实质厚约14 mm,血流正常,双肾实质回声稍增强(请结合肾功能)、前列腺钙化灶。

(11)其他彩超:右侧大隐静脉瓦氏动作阳性,左下肢静脉未见异常,心脏及甲状腺无异常。

(12)心电图:未见明显异常。

(13)肺部CT:右肺少许陈旧性病变;左肺下叶微小结节,考虑良性;双肺尖肺气肿,主动脉钙化,肝囊肿可能。

(14)肾病理检查:乙型肝炎病毒相关性膜性肾病。

1)光镜:见图31。

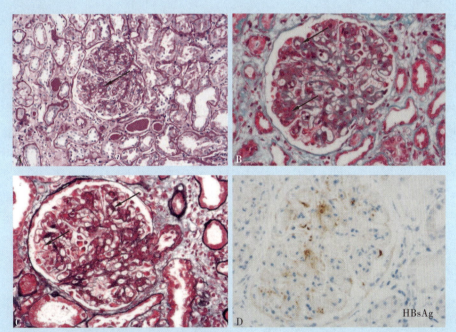

A. PAS×200,肾小球系膜细胞和基质增生,基底膜增厚;B. MASSON×400,系膜区、上皮下嗜复红蛋白沉积;C. PASM+MASSOM×400,基底膜增厚,钉突形成;D. HBsAg组化+

图31　不典型膜性肾病(光镜+HBsAg组化)

　　2)电镜:肾小球基底膜节段增厚伴钉突样增生,上皮下多数块状电子致密物沉积,上皮足突广泛融合。肾小管上皮细胞溶酶体增多,肾间质无明显病变(图32)。

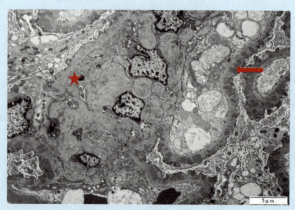

系膜区电子致密物沉积(★),上皮下电子致密物沉积(箭头)
图32　不典型膜性肾病(电镜)

　　2.思维引导　根据患者眼睑及双下肢水肿,伴泡沫尿,蛋白尿定量>3.5 g,总胆固醇12.17 mmol/L,甘油三酯1.72 mmol/L,可以诊断肾病综合征;根据患者尿量、心脏彩超及心电图,可以排除心源性水肿;根据凝血功能及下肢静脉彩超结果,可以排除患者的下肢静脉血栓;根据患者肾病理结果,可以诊断患者为乙型肝炎病毒相关性肾炎。

　　(四)初步诊断

　　该患者诊断:①肾病综合征;②乙型肝炎病毒相关性膜性肾病;③乙肝急性感染恢复期;④右下肢静脉瓣膜功能不全。

　　诊断依据:①青年男性,急性病程,眼睑及下肢水肿。②蛋白尿,低白蛋白血症,高脂血症。③乙肝五项:抗乙型肝炎病毒表面抗体69.93(+)mIU/mL,抗乙型肝炎病毒e抗体0.66(+)S/CO,抗乙型肝炎病毒核心抗体0.01(+)S/CO,余阴性。④肾穿刺活检病理提示:肾小球基底膜空泡变性,不规则增厚及钉突形成,系膜细胞及基质弥漫性轻度增生,Masson染色可见嗜复红蛋白沉积于基底膜下和系膜区。肾小管上皮细胞空泡变性,管型不明显;肾间质淋巴细胞浸润,小叶间动脉内皮细胞增生。免疫荧光示IgA(+),IgG(++),IgG1(+),IgG2(+),IgG3(−),IgM(−),C3(+),FRA(−),C1q(+),轻链κ(++),轻链λ(++),阳性沉积部位为基底膜。免疫组化结果示IgG4(弱+),PLA2R(+/−),THSD7A(−),HBsAg(点灶+),HBcAg(−)。继发性膜性肾病(乙型肝炎病毒相关性)。

二、诊疗经过

　　1.治疗方法　①抑制免疫:他克莫司胶囊1 mg bid;②降尿蛋白:厄贝沙坦氢氯噻嗪片150 mg bid;③利尿消肿:呋塞米片20 mg tid,螺内酯片20 mg bid;④抗血小板:双嘧达莫片25 mg tid。

　　注:因患者乙肝DNA复制结果为阴性,且胆红素、转氨酶等肝功指标无异常,故未予抗病毒治疗,加用他克莫司胶囊1 mg bid免疫抑制治疗以降低蛋白尿。该患者后因血压无法耐受双倍剂量ARB类药物,厄贝沙坦氢氯噻嗪片调整剂量为150 mg,qd,眼睑及下肢水肿缓解后利尿剂调整为呋塞米20 mg qd+螺内酯片20 mg qd。

2. 治疗效果 2个月后，患者24 h尿蛋白定量为5.17 g，总蛋白57.1 g/L，白蛋白29.2 g/L，肌酐68 μmol/L，乙肝DNA定量<10^2 IU/mL；6个月后24 h尿蛋白定量为2.38 g，总蛋白67.6 g/L，白蛋白39.5 g/L，肌酐60 μmol/L，他克莫司血药谷浓度8.5 ng/mL，乙肝DNA定量<10^2 IU/mL。

3. 思维引导 该男性患者高度水肿，大量蛋白尿，低白蛋白血症，高脂血症，符合肾病综合征临床特点，根据患者病史及相关检查结果，初步排除高血压、糖尿病、自身免疫相关性疾病、肿瘤性疾病等常见继发因素，抗乙型肝炎病毒表面抗体、抗乙型肝炎病毒e抗体、抗乙型肝炎病毒核心抗体阳性提示患者存在乙肝隐匿性感染，乙肝是最常见的导致肾炎或肾病综合征的继发因素之一，同时须警惕是否存在肝病所致低蛋白血症。该患者肾活检病理提示：继发性膜性肾病（乙型肝炎病毒相关性）。

三、思考与讨论

乙型肝炎病毒相关性肾炎（hepatitis B virus associated glomerulonephritis，HBV-GN），是一种与乙型肝炎病毒感染相关的常见肝外并发症。由Combes医生于1971年首先报道，1例53岁男性乙肝患者发生膜性肾病，在其肾穿刺活检组织中发现HBsAg免疫复合物。后续研究证实，膜性肾病是HBV-GN最常见的病理类型，其他还包括系膜增生性肾小球肾炎、膜增生性肾小球肾炎及IgA肾病等。HBV-GN发病机制尚未完全阐明，既往有研究发现，HBV除嗜肝外，在某些HBV-GN患者肾小球系膜细胞中也存在HBV-DNA，但近些年研究已经证实，HBV并不攻击肾小球系膜细胞，更可能是通过被吞噬作用进入系膜细胞。目前多认为是HBV-GN免疫复合物介导，即HBV抗原和体内产生的相应抗体形成的循环免疫复合物和原位免疫复合物，激活补体系统，引起免疫炎症反应，而以膜性肾病为病理表现的主要以HBsAg、HBeAg、HBcAg沉积为主。研究表明，HBV-GN患者循环中存在与IgG结合的HBeAg，可能作为循环免疫复合物沉积于肾小球。而HBsAg、HBeAg、HBcAg均带有负电荷，较难直接通过肾小球基底膜，但有学者认为，原位免疫复合物产生机制可能是由于HBV在体内代谢分解成诸多含有抗原决定簇的小分子多肽，可通过肾小球基底膜到达上皮下形成原位免疫复合物。

目前HBV-GN的诊断主要依据除前驱乙型肝炎病毒感染史外，还有典型肾小球损伤，如蛋白尿或血尿，或表现为"三高一低"的肾病综合征，即高度水肿、高脂血症、大量蛋白尿、低蛋白血症，肾穿刺活检对诊断HBV-GN有着决定性作用，典型患者可通过病史、临床表现和实验室检查获得临床疑似诊断，确诊则有赖于肾脏病理。HBV-GN的确诊标准：①血清HBV抗原阳性；②患肾小球肾炎，并可除外狼疮肾炎等继发性肾小球疾病；③肾组织切片中找到HBV抗原。其中，第③点为必要条件，即使血清中HBV抗原阴性，仍可诊断HBV-GN。

该患者主要症状为眼睑及下肢水肿，入院后检查提示有蛋白尿，高脂血症。乙肝五项中抗乙型肝炎病毒表面抗体、抗乙型肝炎病毒e抗体、抗乙型肝炎病毒核心抗体阳性，HBV抗原阴性，乙肝病毒DNA无复制，提示存在既往HBV感染，但目前处于乙肝急性感染的恢复期，其他相关检查排除系统性红斑狼疮、肿瘤、感染等其他继发因素，考虑HBV-GN可能性大。肾穿刺活检病理提示继发性膜性肾病（乙型肝炎病毒相关性）。因此该患者最终诊断为：HBV-GN。而对于乙肝表面抗原及乙肝DNA均阴性的患者为何仍发生肾脏病，笔者认为，可能与HBV在体内代谢产物沉积于上皮下形成原位免疫复合物有关，通过不断激活补体系统，诱导足细胞损伤。

临床须重视HBV-GN与继发性肾脏病的鉴别诊断，须强调肾穿刺活检的重要性。HBV-GN的降尿蛋白基础治疗药物为ACEI或ARB类药物，根据HBV-DNA复制指标是否阳性合理选用抗病毒治疗。应用糖皮质激素或免疫抑制剂的前提是HBV-DNA复制指标阴性且肝功能正常，但治疗是否有效，目前仍存有争议，需要开展更多大样本量的随机对照临床试验进行研究。

> **附：鉴别诊断**
>
> 1. 过敏性紫癜性肾炎　好发于青少年，有典型的皮肤紫癜、可伴有关节疼痛、腹痛、黑便，多在皮疹出现 1~4 周后出现血尿或蛋白尿，肾病理可表现为轻微的肾小球损伤、系膜增生或硬化，可伴有不同程度新月体形成，免疫荧光检查主要显示 IgA 沉积，分布于系膜区和血管壁。
>
> 2. 狼疮性肾炎　好发于青少年和中年女性，诊断依据是多系统损伤的临床表现及免疫学检查出多种自身抗体，肾脏病理光镜常见的表现是毛细血管内细胞增生，常伴有白金耳或新月体形成，免疫荧光可见 IgA、IgG、IgM、C3、C1q、Fib 等呈强阳性的"满堂亮"表现。

四、练习题

1. 低白蛋白血症的常见原因有哪些？
2. 乙型肝炎病毒相关性肾炎的肾病理特点有哪些？

五、推荐阅读

［1］Kidney Disease：Improving Global Outcomes（KDIGO）Glomerular Disease Work Group. KDIGO 2021 Guidelinefor the Management of Glomerular Diseases［J］. Kidney Int，2021，100（4）:753-779.

［2］中华医学会感染病学分会，中华医学会肝病学分会.慢性乙型肝炎防治指南（2019 年版）［J］.中华传染病杂志，2019，37（12）:711-736.

［3］中华医学会儿科学分会肾脏病学组.儿童常见肾脏疾病诊治循证指南（试行）（五）:儿童乙型肝炎病毒相关性肾炎诊断治疗指南［J］.中华儿科杂志，2010，48（8）:4.

（霍　帅　张　蓍）

一、病历资料

欧某某,男,38 岁。

(一)门诊接诊

1. 主诉　多食、多饮、多尿伴泡沫尿 1 年,加重 8 d。

2. 问诊重点　泡沫尿是肾内科患者常见主诉。最常见的原因是各种肾炎、肾病综合征等引起的蛋白尿。除此以外,尿中糖等成分增多时也会出现泡沫现象。问诊中除主要症状及肾脏病本身表现外,还应注意患者伴随症状,有无其他系统疾病。对于年轻人应排除乙肝、系统性红斑狼疮等继发因素,对于老年人还应明确有无糖尿病、高血压肾损害,以及排除血管炎、实体肿瘤、M 蛋白血症等疾病所导致的肾病。

3. 问诊内容

(1)诱发因素:有没有受凉、感染、接触有毒有害环境等诱发因素。

(2)主要症状:泡沫尿的性质(泡沫大小,是否迅速消失等),问诊时应注意尿量,夜间起夜次数,尿液颜色等。

(3)伴随症状:有无咽喉肿痛、腹痛、腹泻、腰痛,有无口渴、多饮、多尿,有无皮疹、关节痛、骨痛,有无心脑血管等其他系统病症表现。

(4)诊治经过:患者既往是否做过检查,检查结果如何,当地医院诊断如何,是否用药,具体剂量、效果如何。

(5)既往史:是否有糖尿病病史,疾病病程,应用何种药物治疗,平时血糖控制情况。是否有高血压病史,血压控制如何,是否药物治疗,何种药物。是否有脑部疾病病史及其他系统疾病病史。

(6)个人史:患者的抽烟与饮酒史等。

(7)家族史:是否有家族性肾病史,是否有高血压、糖尿病的家族史。

问诊结果

　　患者 1 年前无明显诱因出现尿中泡沫增多,伴尿量增多,每天 2000 mL 以上,夜尿增多,每晚 3 次左右。多食、多饮、体重下降。双足麻木及对称性、针刺样疼痛,双下肢运动正常。视力模糊、视力下降。无尿急、尿痛,尿色正常。无脱发、皮疹、关节疼痛、口腔溃疡,无腹痛、腹泻、腰痛,无胸闷气喘、咳嗽、咳痰。颜面部及双下肢无明显水肿。就诊于当地医院,检查结果示:尿蛋白(++),肌酐 84 μmol/L,空腹血糖 13.7 mmol/L,HbA1C 8.4%。诊断为"2 型糖尿病伴糖尿病肾病、糖尿病视网膜病变、糖尿病周围神经病变",给予胰岛素泵("诺和锐负荷量早 2.5 U 中 3 U 晚 4 U、基础量 04:00～08:00 0.5 U/h;08:00～12:00 0.7 U/h;12:00～16:00 0.8 U/h;16:00～21:00 0.8 U/h;21:00～23:00 0.7 U/h;23:00～01:00 0.5 U/h;01:00～04:00 0.55 U/h")控制血糖,空腹血糖波动于 5～6 mmol/L。同时给予"雷公藤多苷片 20 mg tid;缬沙坦片 80 mg qd;舒洛地特 250 LSU bid;甲钴胺片 0.5 mg tid"降低尿蛋白、营养神经。血糖控制可,空腹血糖波动于 5～6 mmol/L。高压波动于 110～130 mmHg,低压波动于 60～80 mmHg,但仍有间断性泡沫尿、双下肢麻木。8 d 前患者自觉尿中泡沫增多,伴双眼视物模糊加重,前来就诊,查点式尿蛋白总量为1.8 g/g,门诊以"2型糖尿病伴糖尿病肾病、糖尿病视网膜病变、糖尿病周围神经病变"收入肾内科。自此次发病来,患者神志清,精神好,食欲正常、睡眠正常,大小便正常,体重无明显变化。6个月前曾行"双眼玻璃体腔注药术",1个月前曾行"双眼玻璃体腔注药术",注入药物为阿柏西普。手术过程顺利,术后恢复可。个人史无特殊,否认肾病家族史。

4. 思维引导　该患者在1年前出现泡沫尿,查尿常规蛋白(++),同时发现有2型糖尿病、糖尿病视网膜病变。2型糖尿病症状通常较为隐匿,患者在发现疾病时往往已经存在较长时间的病史。故临床上,很多患者就诊时已经出现糖尿病的并发症。本患者同时发现糖尿病及肾病,同时存在糖尿病性视网膜病变,故考虑糖尿病肾病可能性更大。但应积极排除继发因素,必要时行肾穿刺活检术,以明确诊断。

(二)体格检查

1. 重点检查内容与目的　经过问诊,目前考虑患者为糖尿病肾病的可能性大。查体时除常规生命体征及系统检测以外,应重点关注糖尿病及相关并发症的情况,如体型是否肥胖,是否存在视力模糊,下肢肌力、感觉是否正常。同时应注意患者是否存在骨痛、皮疹等其他继发性因素导致的相关损伤。

体格检查结果

T 36.5 ℃,P 80次/min,R 20次/min,BP 126/65 mmHg,身高170 cm,体重66 kg

神志清,营养中等,发育正常,走入病房,对答切题,查体合作。视物模糊,左眼视力0.5,右眼视力0.5,视野无缺损,全身皮肤黏膜无明显黄染,无明显皮疹,颈软,颈静脉无怒张,气管位居中,双侧甲状腺未触及肿大。胸廓无畸形,未触及骨痛,呼吸运动正常,语颤正常,无胸膜摩擦感,叩诊清音,双肺呼吸音粗,未闻及干、湿啰音及哮鸣音。心率80次/min,律齐,各瓣膜听诊区未闻及病理性杂音。腹部稍平坦,未见胃肠型、蠕动波。无腹壁静脉曲张。无明显压痛、反跳痛,肝、脾肋下未触及,胆囊未触及,墨菲征阴性,移动性浊音(-)。双肾区无叩痛,双侧输尿管走行区无压痛。双足感觉减退、对称,四肢肌力5级,肌张力正常,双侧对称,双下肢无水肿,双侧足背动脉搏动存在。

---

2. 思维引导　查体发现患者血压正常,体型适中,目前视力减退,同时存在双下肢感觉异常。未发现其他继发因素相关阳性体征。符合糖尿病肾病的体格检查结果。接下来进一步行实验室检查和影像学检查。

(三)实验室检查

1. 主要内容与目的
(1)血常规:入院常规检查,观察三系情况。
(2)尿常规:查看患者有无蛋白尿、血尿。
(3)24 h尿蛋白、尿点式蛋白:检查患者蛋白尿定量。
(4)血液生化:查看患者血电解质以及肾功能状态。
(5)凝血功能:了解凝血功能。
(6)传染病:排除乙肝病毒感染。
(7)继发因素筛查:包括血蛋白电泳、ANCA、GBM、抗核抗体谱、抗PLA2R抗体(有条件的患者建议常规筛查,无条件患者应重点筛查抗PLA2R抗体排除常见的膜性肾病)。
(8)心电图:入院常规检查,明确心脏情况。

（9）双肾彩超：明确肾体积，皮质厚度，回声及血流特点。

（10）肾病理检查：在常规检查结果回示后，如有肾穿刺活检适应证，排除禁忌证后应积极行肾穿刺活检以明确诊断。

辅助检查结果

（1）血常规：RBC $4.72×10^{12}$/L，WBC $4.79×10^9$/L，Hb 132.0 g/L，PLT $149×10^9$/L。

（2）尿常规：尿蛋白（+++）↑，RBC 71↑/μL。

（3）24 h尿蛋白、尿点式蛋白：24 h尿量2.9 L↑，24 h尿蛋白总量2.70 g↑，24 h尿白蛋白总量1466.240 mg↑。尿点式总蛋白1.33 g/g↑，点式白蛋白612.84 mg/g↑。

（4）血液生化：尿素8.21 mmol/L↑，AST 47 U/L↑，总蛋白46.7 g/L↓，白蛋白28.1 g/L↓。球蛋白18.6 g/L↓，Scr 96 μmol/L，eGFR 86.033 mL/（min·1.73 m^2）。糖化血红蛋白6.1%。

（5）凝血：凝血酶原时间9.70 s，活化部分凝血活酶时间35.60 s，纤维蛋白原3.46 g/L，凝血酶时间16.40 s，D-二聚体0.20 mg/L，纤维蛋白降解产物1.60 mg/L。

（6）传染病：乙肝抗体（-）。

（7）继发因素筛查：ANCA谱、GBM抗体（-）、ANA、抗ds-DNA抗体、ENA谱、类风湿因子定量均未见异常，血游离轻链（κ-LC，λ-LC）阴性，血、尿蛋白电泳等未见明显异常，PLA2R（-）。

（8）心电图：未见明显异常。

（9）双肾彩超：左肾体积122 mm×58 mm×57 mm，实质厚度17 mm，右肾120 mm×57 mm×55 mm，实质厚度17 mm。实质回声均匀，集合系统无分离，血流灌注正常。

（10）肾病理检查：糖尿病肾病Ⅲ级（图33）。

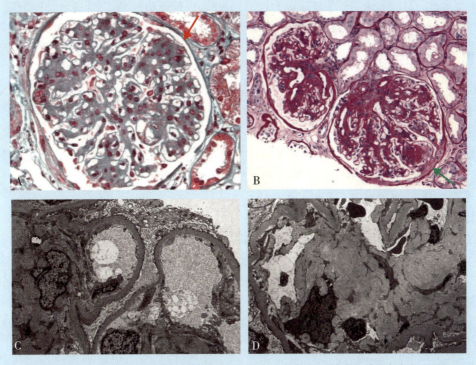

A. MASSON×400，箭头所指可见系膜细胞和基质中重度增生，以系膜基质增多为主；B. PAS×200，箭头处可见K-W结节，周边毛细血管祥瘤样扩张；C. 电镜下基底膜弥漫均质性增厚；D. 电镜可见肾小球系膜细胞和基质重度增生，以系膜基质增生为主，基底膜弥漫均质性增厚

图33　糖尿病肾病Ⅲ级（光镜）

2.思维引导　根据患者的疾病发展过程、症状、体征、检查和检验结果及肾穿刺活检结果,其肾病变确诊为糖尿病肾病Ⅲ级。

(四)初步诊断

该患者诊断:①2 型糖尿病;②糖尿病肾病;③糖尿病视网膜病变。

诊断依据:①中年男性,慢性病程。②发现蛋白尿的同时诊断为 2 型糖尿病,并且同时出现糖尿病眼底病变。③蛋白尿持续阳性,肾功能正常,继发因素筛查均为阴性。④肾穿刺活检病理提示糖尿病肾病Ⅲ级。

二、诊疗经过

1.治疗方法

(1)血糖控制:继续使用胰岛素泵控制血糖。血糖控制是糖尿病肾病治疗的基础。特别是在早期,严格控制血糖对患者预后具有显著效果。

(2)降低尿蛋白:血管紧张素醛固酮系统抑制剂(RAASi)类药物对糖尿病肾病具有显著控制尿蛋白,延缓肾功能进展的作用。是各大指南推荐的控制尿蛋白药物。但该类药物同时具有降低血压作用。患者既往血压不高,应用后可能出现血压过低、头晕等不适症状。故未应用。

(3)其他护肾药物:舒洛地特 bid,每次 1 片。具有改善肾小球内皮细胞,减少尿蛋白作用。

(4)调脂治疗:阿托伐他汀钙片 10 mg qn。

(5)中医中药、对症治疗等。

2.治疗效果　患者经治疗随访半年,24 h 尿蛋白总量从 2.43 下降至 1.75 g,肾功能稳定。

3.思维引导　患者诊断明确,糖尿病肾病早期治疗,病情可以逆转。但临床分期一旦进入大量蛋白尿期,很难治愈。目前临床主要治疗原则为控制尿蛋白,保护肾功能,最终延缓肾功能衰竭。具体方案包括改善生活方式、降糖、控制血压、降脂等治疗。患者应定期随访,根据病情及时调整治疗药物。

三、思考与讨论

糖尿病肾病(diabetic kidney disease,DKD)是糖尿病最常见的微血管并发症之一。《2021 中国糖尿病肾脏病防治指南》指出,在明确糖尿病作为肾损害的病因并排除其他原因引起 CKD 的情况下,至少具备下列一项者可诊断为 DKD。

(1)排除干扰因素的情况下,在 3～6 个月内的 3 次检测中至少 2 次尿微量白蛋白与尿肌酐比值(UACR)≥30 mg/g 或尿白蛋白排泄率(UAER)≥30 mg/24 h(≥20 μg/min)。

(2)eGFR<60 mL/(min·1.73 m^2)持续 3 个月以上。

(3)肾穿刺活检符合 DKD 的病理改变。

糖尿病发生肾损害而伴有以下任一情况时,需要考虑非糖尿病性肾脏病(NDKD)的可能性,当出现以下情况时,应行肾穿刺活检以明确诊断。①1 型糖尿病病程较短(<10 年)或未合并糖尿病视网膜病变。②eGFR迅速下降。③尿白蛋白迅速增加或出现肾病综合征。④出现活动性尿沉渣(红细胞、白细胞或细胞管型等)。

附:鉴别诊断

1.肥胖相关性肾病　患者多有代谢综合征表现:高血压、高血糖、高血脂、高尿酸血症。患者体型肥胖(体重指数≥28.0 kg/m^2),重度肥胖可导致蛋白尿。肾穿刺活检组织中可以观察到肾小球肥大和局灶节段性肾小球硬化病变。

2.原发性肾小球疾病　如膜性肾病、IgA 肾病等。血抗 PLA2R 抗体是原发性膜性肾病的特异性指标。目前 IgA 肾病尚无商业化特异性生物标志物,鉴别诊断主要靠肾穿刺活检。

3.继发性肾脏病　如狼疮性肾炎,过敏性紫癜性肾炎等。狼疮性肾炎临床表现包括发热、皮疹、关节痛、多浆膜腔积液。血清中可查到多种自身抗体,ANA、抗 dsDNA 抗体、抗 ENA 谱阳性,补体 C3、C4 降低。过敏性紫癜性肾炎有典型皮肤紫癜,多呈四肢对称性出血性皮疹,部分患者可伴有关节痛、腹痛,多在皮疹出现后 1~4 周出现血尿和蛋白尿。二者需要完善肾穿刺活检明确。

DKD 的防治应强调早期筛查、早期诊断、早期治疗,一体化综合管理。

四、练习题

1.简述糖尿病肾病的临床分期和病理分级。

2.简述糖尿病肾病的综合治疗原则。

五、推荐阅读

[1]王海燕.肾脏病学[M].3 版.北京:人民卫生出版社,2008.

[2]Kidney Disease:Improving Global Outcomes（KDIGO）Glomerular Diseases Work Group. KDIGO 2021 Clinical Practice Guideline for the Management of Glomerular Diseases[J]. Kidney Int,2021, 100(4S):S1-S276.

[3]中华医学会糖尿病学分会微血管并发症学组.中国糖尿病肾脏病防治指南(2021 年版)[J].中华糖尿病杂志,2021,13(8):762-784.

（袁　毅　尚　进）

一、病历资料

寇某某,男,59岁。

(一)门诊接诊

1. 主诉   泡沫尿5个月,食欲减退、乏力4个月余。

2. 问诊重点   泡沫尿为肾脏病典型症状,患者慢性病程,问诊时应注意最近病程中主要症状及伴随症状特点,有无尿频、尿急、尿痛、血尿、多尿、少尿、无尿、夜尿增多,有无水肿、发热、胸闷、咳嗽、咳痰、腹痛、腹泻、恶心、呕吐、腰痛等,以及诊治经过、治疗效果等。

3. 问诊内容

(1)诱发因素:有无剧烈运动、劳累、服用肾毒性药物等诱发因素。

(2)主要症状:泡沫尿为肾脏疾病典型症状,多见于肾小球肾炎、肾病综合征。患者会合并水肿。须排除尿路感染症状(发热、膀胱刺激征、腰痛等)等情况。

(3)伴随症状:有无夜尿增多,若有,可能存在肾小管功能损伤;有无心律失常,若有,可能是低钾血症所致;有无视物模糊,若有,可能是高血压视网膜病变。

(4)诊治经过:用药否,用何种药、具体剂量、效果如何,以利于迅速选择药物。

(5)既往史:是否有高血压、糖尿病病史,是否有乙肝、结核,是否有心脏、脑部疾病病史。

(6)个人史:患者有无化学性物质、有害物质接触史,有无抽烟与饮酒史等。

(7)家族史:如高血压、糖尿病、多囊肾有家族遗传倾向。

问诊结果

患者5个月前无明显诱因出现泡沫尿,伴夜尿增多,2~3次/晚,至县人民医院查肾功能未见异常(具体不详),尿蛋白(+),未治疗。4个月前感食欲减退、乏力,伴晨起眼睑、双下肢轻度水肿,伴口苦、口渴等不适,偶有胸闷、呕吐,无发热、咳嗽、咳痰、腹痛、腹泻等不适,再次至县医院就诊,查尿常规示:尿蛋白(+),给予"百令胶囊、护胃"药物治疗,症状无好转。半月前感上述症状较前加重,至当地医院查尿常规:尿蛋白(++)。血常规:血红蛋白105 g/L。生化:肌酐334.5 μmol/L,尿素11.69 mmol/L,尿酸636 μmol/L,白蛋白49 g/L,至当地县人民医院给予对症治疗1周后,食欲减退、乏力症状未见明显好转。

发育正常,营养中等,神志清,精神可,食欲欠佳,睡眠欠佳,心肺无异常,腹软,无压痛、反跳痛,四肢肌力、肌张力正常,眼睑及双下肢轻度指凹性水肿,体重较前减轻2 kg。

疾病史:患高血压1年余,最高达160/90 mmHg,目前服用降压药"硝苯地平缓释片20 mg qd",血压控制在150/80 mmHg水平。否认糖尿病、冠心病等慢性疾病史。个人史无特殊,否认肾病家族史。

4.思维引导　患者有泡沫尿、双下肢水肿,需要考虑患者是否存在肾脏疾病,一般晨起有眼睑和颜面水肿,后发展为全身水肿,伴有尿常规异常、高血压及肾功能损害。同时需要排除心源性水肿、肝源性水肿及营养不良性水肿等情况。心源性水肿一般首先出现于身体下垂部位,颜面部一般不肿,为对称性、凹陷性,通常有颈静脉怒张、肝大、静脉压升高、心脏增大等。肝源性水肿失代偿期主要表现为腹腔积液,而头、面部、上肢常无水肿,伴肝功能减退及门脉高压,可等待尿常规、尿蛋白定量分析、肝脏和心脏彩超检查结果。患者存在乏力、食欲减退,应考虑是否存在电解质及酸碱平衡紊乱。患者血压及肌酐增高,考虑患者是否存在高血压的眼底病变,可等待眼底检查结果。患者有尿蛋白及肌酐增高,需要排除继发性肾脏病,如 ANCA 相关性血管炎、GBM 病、多发性骨髓瘤、肿瘤相关肾损害、膜性肾病、狼疮性肾炎,可等待 ANA、抗 ds-DNA 抗体、ANCA 四项、抗 GBM 抗体、ENA 谱、抗 PLA2R 抗体、血及尿免疫固定电泳、肿瘤标志物等结果。

(二)体格检查

1.重点检查内容与目的　患者有泡沫尿、乏力、食欲减退病史,同时伴有眼睑及双下肢轻度水肿、肌酐增高,应注意查看患者的血压,指凹性水肿的程度,并查看患者有无视物模糊,是否存在视网膜眼底病变。

体格检查结果

　　T 36.3 ℃,P 80 次/min,R 18 次/min,BP 120/85 mmHg,身高 165 cm,体重 60 kg

　　神志清,营养中等,发育正常,走入病房,对答切题,查体合作。轻度贫血貌,全身皮肤黏膜无明显黄染,神志清,精神可,颈软,颈静脉无怒张,气管位居中,双侧甲状腺未触及肿大。胸廓无畸形,呼吸运动正常,语颤正常,无胸膜摩擦感,叩诊清音,双肺呼吸音粗,未闻及干、湿啰音及哮鸣音。心率 80 次/min,律齐,各瓣膜听诊区未闻及病理性杂音。腹部稍膨,未见胃肠型、蠕动波。无腹壁静脉曲张。无明显压痛、反跳痛,肝、脾肋下未触及,胆囊未触及,墨菲征阴性,移动性浊音(-),四肢肌力、肌张力正常,眼睑及双下肢轻度水肿,双侧足背动脉搏动存在。

2.思维引导　患者老年男性,既往高血压病史,入院血压尚可,无心脑血管疾病病变指征;有乏力、食欲减退,应进一步排除患者有无低钾血症引起的夜尿增多和肢体麻木,进一步行实验室检查和影像学检查明确诊断。

(三)实验室检查

1.主要内容与目的

(1)血常规:查看患者有无贫血。

(2)尿常规:查看患者有无蛋白尿以及尿比重。

(3)24 h 尿蛋白定量:查看患者蛋白尿定量情况。

(4)24 h 尿电解质:查看患者尿电解质排泄情况。

(5)血气分析:查看患者是否存在代谢性酸碱中毒。

(6)血液生化:查看患者血电解质以及电解质水平。

(7)血免疫指标:ANCA 四项,ANA,抗 ds-DNA 抗体,ENA 谱,类风湿因子定量,血游离轻链(κ-LC,λ-LC),血 M 蛋白,查看患者是否存在继发性肾脏病。

(8)血及尿游离 κ 和 λ 型 M 蛋白:是否存在多发性骨髓瘤肾损害。

（9）激素水平：肾素、血管紧张素、醛固酮、皮质醇节律，24 h 尿去甲肾上腺素、多巴胺、肾上腺素，查看患者是否存在肾上腺肿瘤。

（10）泌尿系 B 超：是否存在肾大小异常、结石。

（11）甲状腺和颈动脉彩超：是否存在甲状腺异常和颈动脉斑块。

（12）心电图：是否存在心律失常。

（13）脑部 CT 或 MRI：患者是否存在脑垂体性病变或脑血管疾病。

（14）肾病理检查：明确引起蛋白尿的病理类型。

（15）骨髓穿刺活检检查：明确患者有无血液系统疾病及相关肾脏损害。

辅助检查结果

（1）血常规：WBC $8.15×10^9$/L，RBC $3.03×10^{12}$/L↓，Hb 91.0 g/L↓，PLT $191×10^9$/L。

（2）尿常规：蛋白（+）↑，尿比重 1.010，RBC 7/μL。

（3）24 h 尿蛋白定量：3.74 g，尿量 2 L。

（4）血液生化：钾 3.61 mmol/L，钠 144 mmol/L，氯 102 mmol/L，钙 2.59 mmol/L，糖化血红蛋白 5.00%↑，尿素 11.41 mmol/L↑，肌酐 419 μmol/L↑，尿酸 522 μmol/L↑，白蛋白 46.6 g/L，总胆固醇 5.82 mmol/L，碱性磷酸酶 74 U/L。

（5）炎症：血沉 48.00 mm/h↑，C 反应蛋白 9.17 mg/L↑，降钙素原 0.180 ng/mL↑，免疫球蛋白 G 4.330 g/L↓，免疫球蛋白 A 0.040 g/L↓，免疫球蛋白 M 0.160 g/L↓，补体 C4 0.51 g/L↑。

（6）免疫指标：ANCA 四项，ANA，抗 ds-DNA 抗体，ENA 谱，PLA2R，类风湿因子定量均未见异常。

（7）游离 κ 和 λ 型 M 蛋白：尿本周蛋白 kappa+；血及尿游离轻链 Kappa 异常升高，血及尿游离轻链 λ 阴性；M 蛋白-血清蛋白电泳，$α_1$ 4.10%↑，γ 7.50%↓；在 γ 区出现异常条带，疑似为单克隆免疫球蛋白带。

（8）动态血压诊断意见：①全天、白天及夜间收缩压平均值高于正常范围。②夜间血压均值下降率正常。③全天血压动态变化呈杓形曲线。

（9）泌尿系 B 超：双肾体积增大并弥漫性回声改变，双肾动脉未见明显异常。

（10）其他彩超：颈动脉斑块形成，甲状腺及双侧甲状旁腺区未见明显异常，下肢动脉未见异常。

（11）心电图：窦性心律，偶发房性早搏。

（12）CT：左肺上叶及右肺上中叶结节，考虑炎性，建议动态观察。

（13）MRI：胸腰骶椎椎体异常信号，全身多处骨质破坏。

（14）骨髓穿刺涂片检查：①取材、涂片、染色良好。髓小粒（+）脂肪滴（+）。②骨髓增生活跃。③粒系增生尚活跃，中性晚幼、杆状核粒细胞比值减低，余阶段细胞比值及形态大致正常。④红系增生活跃，各阶段细胞比值及形态大致正常。成熟红细胞大小不一，血红蛋白充盈可。⑤淋巴细胞比值占 15.2%，形态未见明显异常。⑥浆细胞异常增生占 42.0%，该类细胞胞体偏小且大小不一，胞核圆形或类圆形，可见凹陷，核染色质疏松细致，或致密聚集，偶见核仁，胞浆量多少不等，染深蓝色，有泡沫感。可见双核、杆状核、子母核浆细胞。⑦全片见巨核细胞 35 个，血小板聚集、散在可见。

（15）骨髓穿刺活检流式细胞术检查：①CD45−CD38 str+浆细胞（B 门）占有核细胞33.1%，高表达 CD138、CD38str、CD56、CD81、CD23、cKappa，部分表达 CD27，不表达 CD19、CD20、CD28、CD10、CD25、CD33、CD117、cLambda，提示为异常克隆性浆细胞。②淋巴细胞（A 门）占 9.1%，比例减低。其中 CD3+T 细胞占 71.9%，比例正常，CD4/CD8＝0.65，比值正常；CD20+B 细胞占 3.8%，比例减低，Kappa/Lambda＝1.50，比值正常，表型正常；CD56+NK 细胞占 25.3%，比例正常。③粒细胞（C 门）占 50.7%，比例正常。④单核细胞（D 门）占 4.7%，比例正常。⑤嗜碱粒细胞（E 门）占 0.3%。

（16）肾病理检查：（结合免疫荧光）管型肾病（κ 型）伴早期 κ 轻链沉积病。

1）免疫荧光：见图34、图35。

2）光镜：见图36。

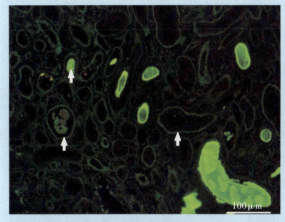

κ 管型阳性伴肾小管基底膜线状沉积（↑）

图34   免疫荧光×200

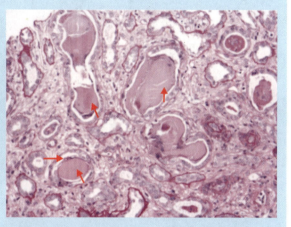

多数蛋白管型，PAS 淡染有裂纹（↑），周围伴细胞反应（→）

图35   PAS×200

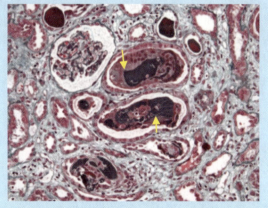

MASSON×200，多彩状管型周围伴细胞反应（箭头）

图36   管型肾病（光镜）

3）电镜：肾小球系膜细胞和基质轻度增生，基底膜节段皱缩，节段肾小球基底膜内侧泥沙样电子致密物沉积，上皮细胞大部分融合；肾小管上皮空泡变性，溶酶体增多，微绒毛脱落，部分萎缩，基底膜外侧泥沙样电子致密物沉积，可见浓稠蛋白管型；肾间质少量淋巴单核细胞浸润伴胶原纤维增生，小动脉管壁内可见泥沙样电子致密物沉积（图37）。

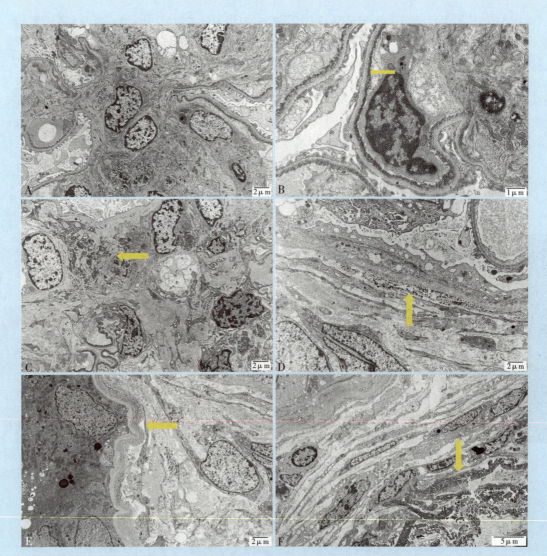

A. 肾小球系膜细胞和基质轻度增生,基底膜内侧泥沙样、系膜区云絮状电子致密物沉积,上皮足突大部分融合;B. 基底膜内侧泥沙样电子致密物沉积;C. 系膜区云絮状电子致密物沉积;D. 鲍曼氏囊壁外侧泥沙样电子致密物沉积;E. 肾小管基底膜外侧泥沙样电子致密物沉积;F. 小动脉管壁内泥沙样电子致密物沉积

图37   管型肾病(κ型)伴早期κ轻链沉积病(电镜)

2. 思维引导   患者为老年男性,泡沫尿、水肿,伴食欲减退乏力,体重近期下降,既往无肾脏病史。血常规提示贫血,血肌酐增高,同时伴有肾小管浓缩功能受损,24 h尿蛋白定量与尿常规蛋白结果不一致,尿本周蛋白阳性,血清蛋白免疫固定电泳Kappa游离轻链条带出现,骨髓穿刺活检、流式细胞术,了解浆细胞增生情况,同时行肾穿刺活检,综合上述临床表现及实验室检查,临床诊断:①急性肾损伤(轻链管型肾病);②贫血;③淋巴浆细胞增殖性疾病(MM可能性大)。

(四)初步诊断

该患者临床诊断:①多发性骨髓瘤;②急性肾损伤;③蛋白尿查因。

肾脏病理诊断:管型肾病(κ型)伴早期κ轻链沉积病。

诊断依据:①老年男性,亚急性病程,体重近期下降。②尿蛋白定量与尿常规蛋白检测结果不一致,尿本周蛋白阳性,血免疫固定电泳有Kappa游离轻链条带。③血常规提示贫血,高钙,尿酸增高。④骨髓穿刺活检术+流式细胞术,浆细胞增生。⑤肾活检病理提示肾小管基底膜增厚,上皮细胞空泡。颗粒变性,灶状近端小管上皮细胞胞质内可见 PAS 淡染物质沉积伴部分细胞崩解,可见大量 PAS 淡染,MASSON 呈多彩、有裂纹且周围伴细胞反应的蛋白管型,多灶状管腔扩张、细胞低平、刷状缘脱落,个别小管管腔内可见草酸盐结晶,灶状萎缩(≤25%)。⑥肾穿刺活检电镜:肾小球基底膜节段皱缩,节段肾小球基底膜内侧泥沙样电子致密物沉积,上皮细胞大部分融合;肾小管基底膜外侧泥沙样电子致密物沉积,可见浓稠蛋白管型。

二、诊疗经过

1. 治疗方法　该患者给予硼替佐米、地塞米松应用,同时给予沙利度胺 10 mg qn,辅助拜阿司匹林及更昔洛韦。

2. 治疗效果　3 个月后,患者 24 h 尿蛋白为 1.19 g,肌酐降至 211 μmol/L(未复查骨髓穿刺)。

3. 思维引导　该男性患者入院后检查示肾功能不全,尿酸增高,患者 5 个月前肾功能正常,短期内出现损伤,不能用高血压及高尿酸来解释。同时 24 h 尿蛋白定量多但尿常规蛋白检测结果少,二者结果不一致,造成不一致的原因多为溢出性的以轻链为主的蛋白尿。治疗目的是获得长期高质量的缓解,延长患者的无疾病进展生存期。硼替佐米是目前多发性骨髓瘤肾损伤治疗的核心药物,常用剂量为 1.3 mg/m²,第 1、4、8、11 d 使用,3 周为 1 个疗程。在治疗的第 1 个疗程联合大剂量地塞米松,剂量为 40 mg/d(>75 周岁老年人减量为 20 mg/d),分别于第 1~4 d、第 9~12 d、第 17~20 d 使用,在后续的 2~3 个疗程,地塞米松尽在第 1~4 d 使用。其他疗法还包括常规化疗、免疫调节剂治疗(包括沙利度胺和来那度胺)及大剂量化疗联合干细胞移植等。同时去除加重肾损害的因素,充分水化,碱化尿液,防治高血钙,降尿酸,干扰管型形成,控制感染及肾替代治疗。

三、思考与讨论

多发性骨髓瘤(multiple myeloma,MM)是一种克隆性浆细胞异常增殖的恶性疾病,以骨髓中异常增殖的浆细胞分泌单克隆免疫球蛋白(monoclonal orotein,又称 M 蛋白)或其片段为特征,常引起全身多系统器官的病变。是全球第二常见的血液系统恶性肿瘤,占全部恶性肿瘤的 1.0%~1.8%,多发于老年人,病因尚不明确,可能与遗传、环境因素、化学毒物、病毒感染及抗原刺激等因素有关。肾损害是 MM 最常见且严重的并发症,以管型肾病最为常见,通常由免疫球蛋白轻链(lightchain,LC)引起,少数情况下与重链或整个免疫球蛋白有关。

MM 治疗包括化疗、免疫调节剂治疗(包括沙利度胺和来那度胺)及大剂量化疗联合干细胞移植、CD38 单抗等,其中硼替佐米大大提高了化疗的效果。化疗方案可选用 MP 方案(马法兰+泼尼松),还有强化治疗方案 ABCM 方案(阿霉素+卡氮芥+环磷酰胺+泼尼松)和 VBMCP 方案(阿霉素+卡氮芥+马法兰+环磷酰胺+泼尼松)可作为 MP 的替换方案。

LC 造成肾损害的主要机制包括:LC 本身对近端小管直接的毒性作用,可导致范科尼综合征;LC 与 Tamm-Horsfall 蛋白结合形成管型堵塞远端肾小管,通过炎症反应、细胞因子产生、上皮-间质转化等引起肾小管损伤和间质纤维化。其中蛋白尿是管型肾病患者最常见的一种肾表现,程度不一,肾病综合征少见,较少伴有血尿、水肿及高血压。50% 患者就诊时已存在肾功能不全,贫血出现早,与肾功能受损程度不成正比,且多无高血压,甚至血压偏低。当存在血容量不足、感染等诱因时,患者易突发急性肾损伤。

MM 肾损害以肾小管间质为主,管型肾病是最常见且最具特征性的病理类型,其次为单克隆免疫球蛋白沉积病及轻链型淀粉样变。在管型肾脏病中 MM 管型呈嗜伊红染色,Masson 三色染色为红色或多色,PAS 染色为阴性或弱阳性,主要位于远端肾小管和集合管,偶见于近端肾小管。光镜下,典型的轻链管型边缘清晰或呈现断裂外观,部分会出现板层或同心圆状改变,管型周围可见炎症细胞并伴有不同程度的肾小管坏死、基底膜裸露、间质炎症反应等改变。免疫荧光法的典型表现为远端肾小管管型单克隆轻链阳性,κ 轻链较 λ 轻链更为常见,比率为(2~4):1。电镜下可观察到多样化改变的单克隆超微结构,低倍镜下典型的表现为板层或同心圆状分层改变,高倍镜下表现为结晶、颗粒状,甚至纤维状。

当骨髓瘤肾损害患者出现以下三种情况时,可考虑行肾穿刺活检:①肾小球损害为主伴蛋白尿>1 g/24 h;②血液学平稳或缓解的 MM 患者发生急性肾损伤;③同时存在多种因素致肾衰竭,为评估肾损伤及预测肾衰竭是否可逆。

该患者有蛋白尿、肌酐、尿酸增高,伴食欲减退、乏力及轻度水肿,尿本周蛋白阳性,血免疫固定电泳 Kappa 阳性,行骨髓穿刺活检及肾穿刺活检,考虑多发性骨髓瘤肾损害——管型肾病。

> **附:鉴别诊断**
>
> 1. 反应性浆细胞增多症 多见于结核、伤寒、自身免疫病等,一般骨髓浆细胞不超过10%,且均为成熟浆细胞。
>
> 2. 其他产生 M 蛋白的疾病 慢性肝病、自身免疫病、恶性肿瘤如淋巴瘤等可产生少量 M 蛋白。
>
> 3. 骨转移癌 多伴成骨形成,溶骨性缺损周围有骨密度增加,且血清碱性磷酸酶明显增高,有原发病灶存在。
>
> 多发性骨髓瘤肾损害须重视骨髓穿刺活检及肾穿刺活检的结果。

四、练习题

1. 多发性骨髓瘤的常见临床表现有哪些?
2. 多发性骨髓瘤肾脏损害类型有哪些?

五、推荐阅读

[1] COWAN A J,GREEN D J,KWOK M,et al. Diagnosis and management of Multiple Myeloma:a review [J]. JAMA,2022,327(5):464-477.

[2] ROYAL V,LEUNG N,TROYANOV S, et al. Clinicopathologic predictors of renal outcomes in light chain cast nephropathy:a multicenter retrospective study [J]. Blood,2020,135(21):1833-1846.

[3] 多发性骨髓瘤肾损伤诊治专家共识协作组. 多发性骨髓瘤肾损伤诊治专家共识[J]. 中华内科杂志,2017,56(11):871-875.

[4] 高琛妮,史浩,李晓,等. 多发性骨髓瘤肾损伤患者的临床特征分析[J]. 上海医学,2021,44(9):671-675.

(王延辉 刘东伟)

一、病历资料

张某某,男,54 岁。

(一)门诊接诊

1.主诉 　发现尿蛋白阳性 8 个月。

2.问诊重点 　患者主要异常是实验室检查发现尿蛋白阳性,需要通过问诊了解有无引起尿蛋白的常见疾病,如是否合并脱发、皮疹、关节痛、光过敏,出现尿蛋白以前是否出现皮肤紫癜,该患者年龄偏大,需要询问是否有肿瘤的症状,尤其血液系统肿瘤,如低热,全身骨痛,既往史重点问诊是否有乙肝、高血压、糖尿病病史

3.问诊内容

(1)诱发因素:有没有上呼吸道感染,皮肤紫癜等诱发因素。

(2)主要症状:是否有水肿,水肿的性质、部位,是否有肉眼血尿,尿中泡沫增多,是否有高血压。

(3)伴随症状:是否有低热、脱发、皮疹、关节痛、光过敏、乏力、食欲减退、全身骨痛,腹痛、咳嗽等。

(4)诊治经过:用药否,用何种药、具体剂量、效果如何,以利于迅速选择药物。

(5)既往史:是否有高血压、糖尿病、乙肝病史。

(6)个人史:患者的抽烟与饮酒史等。

(7)家族史:是否有家族遗传性肾病,如法布雷病、多囊肾等。

问诊结果

8 个月前体检发现尿检异常,尿常规示:蛋白(+),尿中泡沫增多,无肉眼血尿、尿量 1500 mL/d,无颜面及下肢水肿、无恶心、呕吐,无胸闷、气促、无腹痛、腹胀,无尿频、尿急、尿痛,无夜尿增多,无发热、皮疹、关节痛,当地医院就诊,给予"厄贝沙坦、肾炎康复片",复查尿蛋白持续阳性。5 个月前就诊于当地中医院,给予对症治疗(具体不详),复查尿常规,蛋白波动在(+)至(++++)之间。为进一步诊治,1 周前至某医院行肾穿刺活检,病理回示,淀粉样变性肾病伴 IgA 肾病。30 年前因"肠套叠"行手术治疗。个人史无特殊,否认肾病家族史。

4.思维引导 　该患者体检发现尿蛋白阳性,当尿中出现蛋白质时,首先要确定是否为真性蛋白尿,肉眼血尿或脓尿时可导致尿蛋白假阳性。其次要鉴别蛋白尿是生理性还是病理性。通过详细询问病史和体格检查分析病理性蛋白尿的原因,观察有无肾小球源性血尿,尿蛋白定量,尿蛋白的主要成分,是否伴有肾功能不全,并进一步完善血清学实验室检查。如符合肾穿刺活检指征且无禁忌证,建议行肾穿刺活检,对引起蛋白尿的病因进行最终诊断。该患者外院已完善相关检查提示肾淀粉样变性,需要完善尿本周氏蛋白检查、血 M 蛋白筛查、尿蛋白电泳、血、尿游离轻链检测,骨髓穿刺、骨髓活检、全身 X 线包括头颅、骨盆、四肢骨,全脊柱(包括胸椎、腰骶椎、颈椎),胸部 CT。排除多发性骨髓瘤引起的淀粉样变性。同时需要询问有无肾外脏器受累的表现。

（二）体格检查

1. 重点检查内容与目的　患者有蛋白尿，重点检查是否有水肿，水肿的部位、性质，是否有低血压，心脏、关节、皮肤、舌、淋巴结及腹部查体。

体格检查结果

T 36.3 ℃，P 76 次/min，R 19 次/min，BP 120/76 mmHg，身高 165 cm，体重 51 kg

神志清，营养中等，发育正常，走入病房，对答切题，查体合作。全身皮肤黏膜无明显黄染，颈软，颈静脉无怒张，气管位居中，双侧甲状腺未触及肿大。胸廓无畸形，呼吸运动正常，语颤正常，无胸膜摩擦感，叩诊清音，双肺呼吸音粗，未闻及干、湿啰音及哮鸣音。心率 76 次/min，律齐，各瓣膜听诊区未闻及病理性杂音。腹部稍膨，未见胃肠型、蠕动波。无腹壁静脉曲张。无明显压痛、反跳痛，肝、脾肋下未触及，胆囊未触及，墨菲征阴性，移动性浊音（−），四肢肌力 4 级，肌张力正常，双下肢无水肿，双侧足背动脉搏动存在。

2. 思维引导　该患者经过查体未发现典型体征，需要从蛋白尿出发，寻找引起蛋白尿的原因，如有些患者出现肝、脾大，巨舌，同时合并蛋白尿应考虑淀粉样变性可能，需要完善血、尿蛋白电泳、血、尿免疫固定电泳，以及血游离轻链检查，骨髓穿刺、骨髓活检明确是否有浆细胞病可能，肿瘤标记物筛查肿瘤，如尿蛋白定量>0.5 g/d、尿沉渣阳性或 eGFR 下降，肾无明显萎缩，应行肾穿刺活检明确病因及病理改变。

（三）实验室检查

1. 主要内容与目的

（1）血常规：查看患者有无贫血。

（2）尿常规：查看患者有无蛋白尿以及尿比重。

（3）24 h 尿蛋白定量：查看患者蛋白尿定量情况。

（4）血液生化：肝功能、肾功能、血常规、尿酸、乳酸脱氢酶、电解质、凝血功能、免疫球蛋白定量检测、血清游离轻链检测、血清蛋白电泳、血清免疫固定电泳、心肌酶谱、肌钙蛋白、B 型钠尿肽或 N 末端 B 型利钠肽原。

（5）血免疫指标：ANCA 四项、ANA、抗 ds-DNA 抗体、ENA 谱、类风湿因子定量、血游离轻链（κ-LC，λ-LC）、抗肾小球基底膜抗体、抗磷脂酶 A2 受体抗体、血 M 蛋白筛查，查看患者是否存在继发性肾脏病。

（6）尿游离 κ 和 λ 型 M 蛋白：是否存在浆细胞病。

（7）泌尿系 B 超：是否存在肾结石、了解肾大小、形态及结构。

（8）其他彩超：完善腹部彩超、心脏彩超，是否存在肝、脾大，心脏结构异常，浅表淋巴结有无肿大，甲状腺异常和颈动脉斑块。

（9）心电图：是否存在心律失常、心肌缺血。

（10）骨髓细胞学涂片分类、骨髓活检+免疫组化（骨髓免疫组化建议应包括针对如下分子的抗体：CD19、CD20、CD38、CD56、CD138、κ 轻链、λ 轻链）。

（11）脑部 CT 或 MRI：患者是否存在脑垂体性病变或脑血管疾病。

（12）肾病理检查：明确肾组织病理改变。

辅助检查结果

(1) 血常规:RBC $4.11×10^{12}$/L↓,Hb 139 g/L,WBC $7.48×10^9$/L,PLT $386×10^9$/L↑。

(2) 尿常规:蛋白(++)↑,红细胞 4 /μL,尿比重 1.010,葡萄糖阴性。

(3) 24 h 尿蛋白定量:1.09 g,尿点式总蛋白 0.81 g/g,尿点式白蛋白 0.59 g/g。

(4) 尿蛋白电泳:总蛋白浓度 0.78 g/L↑,肾小管性蛋白 4%,肾小球性蛋白 96%。

(5) 免疫球蛋白补体:CRP 8.8 mg/L,血沉 18 mm/h↑,C3 1.4 g/L,C4 0.31 g/L,C1q 19 mg/dL,IgA 1.38 g/L,IgG 10.1 g/L,IgM 0.41 g/L。

(6) 动脉血气:pH 7.49,氧和血红蛋白 93.3%↓,钾 1.49 mmol/L↓,钠 139.6 mmol/L,氯 94.70 mmol/L↓,葡萄糖 5.34 mmol/L↓,乳酸 2.06 mmol/L↑,碳酸氢根 27.7 mmol/L↑。

(7) 血液生化:钾 4.15 mmol/L,钠 140 mmol/L,氯 101 mmol/L,钙 2.49 mmol/L,糖化血红蛋白 5.7%,葡萄糖 5.17 mmol/L,肌酐 75 μmol/L,eGFR 98.85 mL/min,白蛋白 40.1 g/L,球蛋白 23.4 g/L,总胆固醇 5.57 mmol/L,甘油三酯 1.62 mmol/L。

(8) 免疫指标:ANCA 四项,ANA,抗 ds-DNA 抗体,ENA 谱,类风湿因子定量均未见异常。尿游离 κ 轻链 178 mg/L,尿游离 λ 轻链 256.2 mg/L,尿总 κ 轻链 45.3 mg/L,尿总 λ 轻链 118 mg/L。

(9) 血 M 蛋白血症筛查:M 蛋白阳性,λ 游离轻链型,血总 κ 轻链 7.08 g/L,血总 λ 轻链 4.96 g/L,血游离 κ 轻链 15.9 mg/L,血游离 λ 轻链 357.5 mg/L,血游离轻链比值 0.04,受累的血清游离轻链 15.9 mg/L,非受累的血游离轻链 357.5 mg/L。

(10) 尿蛋白电泳:游离 κ 型 M 蛋白阴性,游离 λ 型 M 蛋白阳性,完整 M 蛋白阴性。

(11) 肿瘤标记物全套:总前列腺特异性抗原 6.89 ng/mL↑,游离前列腺特异抗原 1.91 ng/mL↑。

(12) 甲状腺功能三项:FT_3 4.43 pmol/L,FT_4 13.36 pmol/L,TSH 5.16 μIU/mL。

(13) N 端脑利钠肽前体:124 pg/mL。

(14) 泌尿系 B 超:右肾 96 mm×41 mm×32 mm,左肾 98 mm×45 mm×35 mm,包膜光滑,左肾上极可见大小约 38 mm×37 mm 囊性回声,余实质回声稍增强,血流灌注尚可。

(15) 心脏彩超:二尖瓣少量反流,左室舒张功能下降。

(16) 心电图:QRS 波 V_1、V_2 导联起始 r 波,波幅极小。

(17) 骨髓穿刺:浆细胞比值占 7.6%,可见双核浆细胞。

(18) 骨髓活检:浆细胞略增多,散在或者簇状分布,占 5%~10%。

(19) 流式细胞学检查:浆细胞占有核细胞 1.4%,高表达 CD138、CD138 str、CD117、cLambda,部分表达 CD81,不表达 CD19、CD56、CD20、CD28、CD27、CD10、CD25、CD33、cKappa,提示为异常克隆性浆细胞。

(20) 肾病理检查:淀粉样变性肾病(AL-λ 型)伴轻度系膜增生性 IgA 肾病。

1) 光镜:见图 38。

2) 电镜:见图 39。

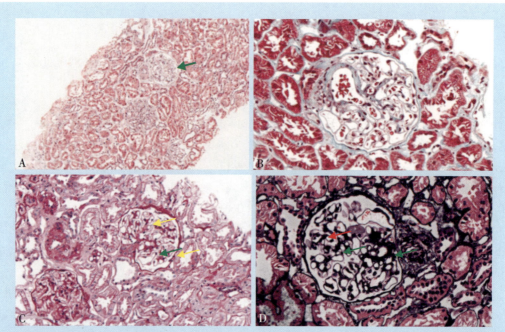

A. HE×50；B. MASSOM×200；C. PAS×125；D. PASM×200

系膜细胞和基质轻度增生（绿色箭头），系膜区、内皮下可见少量均质状 PAS 淡染物质沉积（黄色箭头），基底膜外侧可见睫毛状结构（红色箭头）

图 38　淀粉样变性肾病伴轻度系膜增生性 IgA 肾病（光镜）

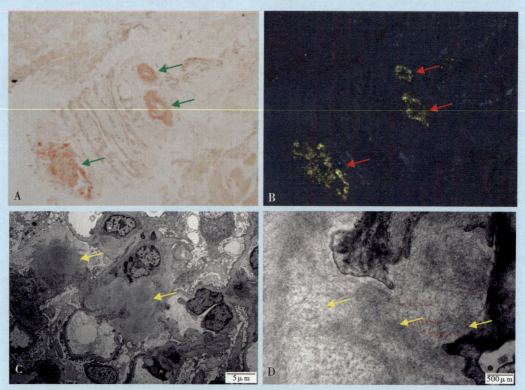

A. 刚果红染色×40，氧化后刚果红染色阳性（箭头）；B. 偏振光显微镜×40，偏振光模式呈苹果绿双折光（箭头）；C. 电镜×4000，系膜区杂乱分布的细纤维（直径 8～10 nm）；D. 电镜×30000，系膜区杂乱分布的细纤维（直径 8～10 nm）

图 39　淀粉样变性肾病伴轻度系膜增生性 IgA 肾病（电镜）

2. 思维引导　从该患者表现为蛋白尿进行切入,完善 24 h 尿蛋白定量及血白蛋白检测,明确诊断为肾炎综合征。继续完善检查确认引起蛋白尿的原因,是否为继发性肾脏病,该患者血 M 蛋白血症筛查发现游离 λ 轻链阳性,考虑为浆细胞病,从而进一步行骨髓穿刺及肾穿刺活检,最终诊断为系统性 AL 型淀粉样变性。

(四)初步诊断

临床诊断:肾炎综合征。

肾病理诊断:淀粉样变性肾病 AL 型淀粉样变性。

诊断依据:①中老年患者。②临床表现为肾炎综合征、肾功能正常,不伴血尿、高血压、贫血。③血 M 蛋白阳性,血游离轻链。④骨髓穿刺可见异常浆细胞,比值占 7.6%。⑤肾淀粉样变的诊断主要依据肾脏病理,光镜下可见淀粉样物质沉积于肾脏各部位,以肾小球病变为主,可累及肾小管、肾间质及肾小血管壁,少数肾小球毛细血管攀可见类"睫毛"样或"梳齿"样改变。电镜下可见细纤维状结构,排列无序,刚果红染色阳性,高锰酸钾预处理后刚果红染色仍阳性。

二、诊疗经过

1. 治疗方法

(1)淀粉样变性的治疗:主要有三种途径,第一种干扰前体蛋白产生,阻止淀粉样物质形成,第二种稳定前体蛋白的结构,阻止其转变为错误折叠的蛋白,第三种破坏淀粉样蛋白纤维的结构稳定性。目前临床治疗的方法主要为第一种途径。目前淀粉样变性患者开始治疗的时机选择尚缺乏相关的循证依据,但出现器官受累者,应立即开始治疗,因此肾淀粉样变性患者需要立即治疗。

(2)肾淀粉样变性:血液学治疗可参考多发性骨髓瘤,含硼替佐米的化疗方案可作为新确诊患者或复发患者的一线治疗方案。硼替佐米联合地塞米松(BD 方案)和环磷酰胺+硼替佐米+地塞米松(CyBorD 方案)是临床最常用的两种方案,推荐皮下注射硼替佐米以减轻毒性。来那度胺为主的化疗方案对 AL 型淀粉样变有一定疗效,但毒性较明显。对神经系统受累的患者,可选择含来那度胺的方案作为一线方案,对于复发的患者,来那度胺+地塞米松方案也有疗效。沙利度胺为主的化疗方案,须警惕治疗相关的毒性。自体外周血造血干细胞移植(aotologus peripheral blood stem cell transplantation,APBSCT)在 AL 型淀粉样变性中有着确切的疗效。对于初治的患者,首先要评估患者是否适合行 APBSCT,符合条件的患者应将 APBSCT 作为一线治疗方案。新治疗包括达雷妥尤单抗(抗 CD38 单抗),AL 淀粉样纤维抗体,以淀粉样 P 物质(SAP)作为治疗靶点(除去 SAP 可增强淀粉样蛋白清除或减缓体内淀粉样蛋白形成)的小分子药物等。其中达雷妥尤单抗已在临床应用,可提高缓解率。

(3)对症支持治疗:心脏受累者可使用利尿剂治疗心衰,心脏淀粉样变性者有心内血栓形成风险,应当给予抗凝治疗,须注意出血风险。

2. 治疗效果

(1)治疗方法:该患者选择 BD 方案进行治疗,给予地塞米松 10 mg,硼替佐米 1.5 mg im,每周 1 次,连续 8 周,同时给予拜阿司匹林 100 mg qd po,该患者治疗过程中出现反酸,给予奥美拉唑胶囊 20 mg qd po。

(2)治疗效果:经过 8 周治疗后,复查尿常规,蛋白(-),隐血(-),24 h 尿蛋白定量 0.32 g,血肌酐 80 μmol/L,白蛋白 44.1 g/L,球蛋白 16 g/L↓,N 端脑利钠肽前体 70.46 pg/mL。血游离 λ 轻链 174.3 mg/L,骨髓穿刺示未见浆细胞,骨髓活检示浆细胞略增多,散在或者簇状分布,占 3%~5%。

3. 思维引导　该患者从蛋白尿的鉴别诊断开始,寻找引起病理性蛋白尿的病因,血、尿蛋白电泳发现游离 λ 轻链阳性,完善骨髓穿刺及活检,提示异常浆细胞,但尚未达到多发性骨髓瘤的诊断表现,继续完善肾穿刺活检明确肾淀粉样物质沉积,最终明确诊断,经化疗后该患者肿瘤细胞负荷减轻。

三、思考与讨论

淀粉样变性(amyloidosis)是由于淀粉样蛋白沉积在细胞外基质,造成沉积部位组织和器官损伤的一组疾病,可累及包括肾、心脏、肝、皮肤软组织、外周神经、肺、腺体等多种器官及组织。根据淀粉样纤维丝形成的前体蛋白类型,可将淀粉样蛋白分为 AL 型淀粉样变性、淀粉样 A 蛋白(AA)型淀粉样变性、遗传性淀粉样变性,肾是最常累及器官,主要以蛋白尿或肾病综合征表现为主,郑州大学第一附属医院 2009 年至 2018 年 34630 例肾活检病理分析,有 361 例淀粉样变性(1.04%)。已知的淀粉样物质达 30 余种,AL 型淀粉样变最常见,是由于克隆性免疫球蛋白轻链的过度分泌以及轻链的结构变异并沉积引起,可合并其他血液系统疾病,如多发性骨髓瘤、淋巴瘤等,血液学治疗基本类似多发性骨髓瘤的治疗。基于硼替佐米为主的方案为临床常用。大剂量化疗联合自体外周干细胞移植有助于部分患者获得血液学完全缓解,新型药物尚处于临床试验阶段。AA 型淀粉样变常继发于长期慢性感染,较少见,治疗上以抑制炎症性疾病为主。遗传性淀粉样变部分类型表现为家族性肾淀粉样变性,不常见。

淀粉样变性肾病目前治疗效果欠佳,预后不良,AL 型淀粉样变性患者平均存活时间少于 2 年,心脏受累所致心力衰竭、心律失常、猝死是 AL 型淀粉样变性患者的主要死亡原因。肾衰竭会严重影响患者生活,限制化疗方案的选择。继发性 AA 型淀粉样变性患者存活时间一般长于 AL 型。肾脏替代治疗可延长部分肾淀粉样变性患者的生存时间。

附:鉴别诊断

1. 膜性肾病　临床表现与 AL 型淀粉样变类似,可表现为肾炎综合征、肾病综合征,不伴高血压,无明显血尿。病理表现主要为肾小球毛细血管基底膜弥漫性增厚,基底膜上皮下或基底膜内散在或规则分布的电子致密物沉积,部分患者血清或肾组织 PLA2R 抗体阳性。

2. AA 型淀粉样变　多继发于慢性感染性疾病或自身免疫病,由急性期反应蛋白-血清淀粉样蛋白 A 的氨基端引起。肾可见淀粉样物质沉积,刚果红染色阳性,高锰酸钾预处理试验后刚果红染色阴性,免疫组化染色 AA 蛋白阳性。

3. 轻链沉积病　临床可表现为蛋白尿,肾小球系膜区轻链蛋白沉积而形成无细胞结节硬化,免疫荧光可见游离轻链沉积于肾小球系膜结节及肾小管基底膜,刚果红染色阴性。

4. 遗传性淀粉样变肾病　应当详细询问家族史,并进一步行淀粉样物质前体蛋白免疫组化染色,可根据 DNA 基因测序来确证。

四、练习题

1. 引起淀粉样变性的最常见疾病是什么?

2. AL 型淀粉样变性的治疗原则有哪些?

五、推荐阅读

［1］中国医师协会血液科医师分会,中华医学会血液学分会,中国医师协会多发性骨髓瘤专业委员会.中国多发性骨髓瘤诊治指南(2020 年修订)［J］.中华内科杂志,2020,59(5):341-346.

［2］中国系统性轻链型淀粉样变性协作组,国家肾脏疾病临床医学研究中心,国家血液系统疾病临床医学研究中心.系统性轻链型淀粉样变性诊断和治疗指南(2021 年修订)［J］.中华医学杂志,2021,101(22):1646-1656.

（苗　艳　王晓阳）

案例 19　横纹肌溶解综合征

一、病历资料

徐某某,女,30 岁。

(一)门诊接诊

1. 主诉　下肢疼痛 2 d,加重伴血尿半天。

2. 问诊重点　下肢疼痛为肌肉损伤、下肢动脉血栓或栓塞、狭窄闭塞、腰椎间盘突出症等疾病的主要症状,问诊注意下肢疼痛的起病时间、症状特点、诱因、病情的发展与演变,同时注意问诊伴随症状的特点、诊治经过等。血尿则为泌尿系统常见临床表现,问诊时除询问血尿症状的特点、起病情况、发展与演变外,还应重点询问伴随症状性质、特点,以及诊治经过、治疗效果等。

3. 问诊内容

(1)诱发因素:有无下肢外伤、剧烈运动、受凉、感染等诱发因素。

(2)主要症状:下肢疼痛问诊时应注意下肢疼痛的诱因、部位、性质、程度,肢体疼痛是持续性还是间断性,每次起病的时间,疼痛持续时间,疼痛加重及缓解因素,局部是否存在红、肿、热、活动障碍等表现。同时须询问下肢疼痛的演变及诊疗情况。

血尿可分为肾源性血尿和非肾源性血尿。该患者有剧烈运动病史,须考虑可能是肌肉溶解后继发的肾损害,问诊时注意患者尿量、尿液颜色、尿中是否有泡沫、血凝块,夜尿是否增多以及高血压等情况,还要询问是起始血尿、全程血尿还是终末血尿,是持续性血尿还是间断性血尿等。

(3)伴随症状:下肢疼痛伴下肢发凉、麻木、酸胀,须考虑急性下肢动脉栓塞,伴有间歇性跛行应考虑动脉闭塞症,伴有放射性疼痛、下肢无力,则须考虑腰椎间盘突出症或椎管狭窄。血尿注意询问有无腰腹部外伤,有无发热、尿频、尿急、尿痛,以除外尿路感染、泌尿系统损伤、结核;有无肾绞痛、恶心、呕吐,以除外泌尿系结石、肿瘤等;有无黏膜出血、皮肤紫癜,以除外血小板减少性紫癜等血液系统疾病;此外,还须询问近期是否服用导致尿液变红的药物或食物等。

(4)诊治经过:是否使用药物治疗,使用何种药物、具体剂量、效果如何,以利于疾病诊断及为下一步药物选择提供参考。

(5)既往史:有无特殊食物、药物应用史;有无下肢外伤病史,有无动脉硬化、泌尿系结石、结核等病史。

(6)个人史:有无特殊职业或工种,如军人、教师、健身教练等。

(7)家族史:如有无慢性肾脏病史,有无糖尿病和高血压家族遗传倾向等。

问诊结果

2 d 前剧烈运动后出现双下肢疼痛、肿胀、乏力,呈对称性,无肢体发凉、无肢体麻木、活动障碍,无腰痛、放射痛等,当时未重视,也未诊治。半天前自觉下肢疼痛、乏力较前明显加重,伴肉眼血尿,呈浓茶水样,尿量减少,每日约 800 mL,无水肿、泡沫尿,尿中无血凝块,无发热、尿频、尿急、尿痛,无肾绞痛、恶心、呕吐等,自行给予"风湿止痛膏"外贴治疗,下肢疼痛无缓解,为进一步诊治前来就诊。发病来,神志清,精神差,饮食、夜眠可,大便正常,体重无明显变化。平素体健,否认药物(未服用"他汀类"药物)及食物过敏史。否认肾病家族史。

4.思维引导　该患者急性起病,开始主要症状是下肢疼痛和乏力,应当考虑是否存在急性下肢动脉栓塞或血栓形成,查体中注意是否伴有局部红肿热痛等,足背动脉搏动有无减弱等,可完善血脂、下肢动静脉彩超等,了解有无动脉斑块、动脉栓塞或血栓等。患者于剧烈运动后发病,伴有肉眼血尿,应当高度怀疑横纹肌溶解综合征,应当完善肌酶谱、肌红蛋白等,了解肌肉损伤的程度;针对肉眼血尿,需要进一步明确是非肾源性血尿还是肾源性血尿,须完善尿红细胞位相等进行区分,完善凝血功能、肿瘤标志物、泌尿系彩超等,除外非肾源性血尿,还须完善尿常规、24 h 尿蛋白定量、肝肾功能、风湿全项、ANCA 全项等,排除肾源性血尿,必要时行肾穿刺活检进一步鉴别。

(二)体格检查

1.重点检查内容与目的　该患者考虑为下肢血管病变或横纹肌溶解综合征,体格检查中应当注意全身状态评估,尤其是有无血压下降、尿量下降,生命体征是否平稳,心脏听诊有无早搏、心率减慢等,下肢查体注意是否有下肢外伤,下肢肿胀是否对称,有无红肿热痛及活动障碍,足背动脉搏动是否正常。患者有肉眼血尿,体检中还需注意有无输尿管区压痛、肾区叩击痛等引起血尿的泌尿系统体征。

体格检查结果

T 36.6 ℃,P 93 次/min,R 21 次/min,BP 123/83 mmHg

发育正常,营养中等,神志清,精神差,步入病房,自主体位,查体合作。全身皮肤黏膜无黄染、皮疹及出血点。眼睑无水肿,巩膜无黄染,口唇无发绀,咽腔无充血,双侧扁桃体无肿大。颈软,无抵抗,颈静脉无怒张,颈动脉搏动正常。双侧呼吸运动正常,双肺叩诊呈清音,双肺呼吸音清晰,未闻及干、湿啰音。心率 93 次/min,律齐,各瓣膜听诊区未闻及杂音。腹软,无压痛及反跳痛,输尿管区无压痛,双肾区无叩击痛。双侧大腿肌肉压痛阳性,稍肿胀,呈对称性,无红肿,皮温正常,双侧足背动脉搏动正常,下肢肌力、肌张力正常,双下肢无水肿。

2.思维引导　患者为青年女性,急性起病,进行性加重,双下肢压痛、肿胀,呈对称性,应进一步排除有无横纹肌溶解综合征、急性下肢动脉栓塞引起的下肢疼痛;也须除外横纹肌溶解综合征、急性肾损伤、肾小球疾病、泌尿系结石或占位引起肉眼血尿。需要完善血、尿常规、尿红细胞形态、血肌酶谱、血肌红蛋白、肾功能、电解质、下肢血管彩超、泌尿系彩超等检查进一步明确诊断与鉴别诊断。

(三)实验室检查

1.主要内容与目的

(1)血常规:评估患者有无贫血、血小板减少。

(2)尿常规:了解患者有无蛋白尿、红细胞数量以及尿比重。

(3)尿红细胞位相:了解红细胞计数及形态,有利于区别尿红细胞来源。

(4)24 h 尿蛋白定量:了解患者蛋白尿定量情况。

(5)肌酶谱:评估肌肉损伤程度。

(6)血液生化:评估有无肝肾损伤,有无电解质及酸碱紊乱。

(7)血免疫指标:查 ANCA 全项,抗 GBM 抗体,ANA,ENA 谱等,排除是否存在免疫性肾脏病及肌炎、皮肌炎等可能引起横纹肌溶解综合征的免疫学疾病。

(8)凝血功能:评估有无凝血功能障碍及出血倾向。

（9）肿瘤标志物：排除有无肿瘤性疾病。

（10）心电图：了解是否存在心律失常，尤其是高钾血症、传导阻滞等。

（11）泌尿系彩超：评估是否存在泌尿系统结石、占位、结核等。

（12）大血管彩超：了解是否存在动脉粥样斑块，有无动脉闭塞、动脉栓塞，静脉血栓形成等血管病变。

（13）胸部 X 线：了解心脏大小，肺部有无结核等活动性病变。

辅助检查结果

（1）血常规：RBC 4.56×10^{12}/L，Hb 144 g/L，WBC 10.26×10^9/L，N% 79.3%，L% 14.3%，PLT 297×10^9/L。

（2）尿常规：PRO +，BLD 3+，RBC 14.4/μL，尿比重 1.010。

（3）尿红细胞形态：红细胞数量过少，无法分类。

（4）24 h 尿蛋白定量：0.12 g，尿量 560 mL。

（5）肌酶谱：肌酸激酶（CK）24142 U/L，肌酸激酶同工酶（CK-MB）821.3 U/L，乳酸脱氢酶（LDH）1701 U/L，肌红蛋白（Mb）284.49 U/L。

（6）血液生化：AST 216 U/L，ALT 978 U/L，白蛋白 47.2 g/L，TC 4.55 mmol/L，TG 0.79 mmol/L，Glu 5.7 mmol/L，BUN 10.7 mmol/L，Cr 197 μmol/L，钾 6.22 mmol/L，钠 139.7 mmol/L，氯 103.9 mmol/L，钙 2.38 mmol/L，HCO_3^- 20.1 mmol/L。

（7）血免疫指标：ANCA，ANA，抗 ds-DNA 抗体，抗 ENA 抗体均为阴性；免疫球蛋白、补体 C3、C4 正常。

（8）凝血功能：凝血酶原时间 10.5 s，活化部分凝血活酶时间 33.1 s，国际标准化比值 1.1，纤维蛋白原 4.1 g/L。

（9）肿瘤标志物：均正常。

（10）心电图：窦性心律，心率 92 次/min。

（11）泌尿系彩超：左肾小囊肿，未见肾结石，双肾血流灌注正常。

（12）大血管彩超：颈动脉及下肢动脉未见异常，下肢静脉血管未见异常。

（13）胸部 X 线：未见明显异常。

---

2. 思维引导　患者青年女性，剧烈运动后出现双下肢肌肉对称性压痛、肿胀，根据下肢动静脉彩超均未见异常，可以排除下肢动脉相关性疾病（急性下肢动脉栓塞、下肢动脉闭塞）；尿常规潜血（+++），而红细胞形态提示红细胞数量很少，提示为肌红蛋白尿可能大，结合肌酸激酶、肌酸激酶同工酶、肌红蛋白、谷丙转氨酶、谷草转氨酶明显升高，故临床考虑横纹肌溶解。进一步检查，如尿常规、24 h 尿蛋白定量、ANCA、ANA、ENA 抗体结果，可以排除原发性和继发性肾小球疾病；根据肿瘤标志物、泌尿系彩超等，可除外泌尿系结石或占位；根据患者尿量减少、肾功能异常、高钾血症，可诊断为急性肾损伤。结合以上分析，该患者急性起病，剧烈运动后出现肌红蛋白尿、肌酶明显升高、急性肾损伤，故诊断考虑为横纹肌溶解综合征。

（四）初步诊断

该患者临床诊断：①横纹肌溶解综合征；②急性肾损伤（非少尿型）；③急性肝功能不全；④高钾血症。

诊断依据：①平素缺乏运动，剧烈运动后发病。②主要症状为下肢肌肉疼痛，伴有肉眼血尿。

③尿潜血阳性,镜检红细胞较少或缺乏。④血清肌酸激酶、肌酸激酶同工酶、乳酸脱氢酶、肌红蛋白水平明显升高。⑤急性肾损伤,48 h 内血肌酐升高绝对值≥26.4 μmol/L 或 Scr 较基础值升高≥50%。

二、诊疗经过

1.治疗方法

(1)监护治疗:强调生命体征监测,血容量管理,尿量监测,以及肾功能、电解质、肌酶谱监测。

(2)充分水化:疾病早期大量补液至关重要,防止急性肾小管坏死。一般先给予生理盐水或平衡盐水等晶体液,后给低分子右旋糖酐等胶体液。

(3)碱化尿液:发生肌红蛋白尿应积极使用碳酸氢钠碱化尿液,使尿液 pH 达到并维持在 6.5～7.0,这样既可纠正代谢性酸中毒、防止高钾,又可以增加尿液中肌红蛋白的溶解度,预防和改善急性肾损伤。

(4)利尿剂:尤其是袢利尿剂如呋塞米,可促进肌红蛋白排泄,减轻肌红蛋白对肾小管的损伤。

(5)治疗高钾血症:在横纹肌溶解综合征病人中,最高发且最致命的内科合并症就是高钾血症。通过心电图及血清学检查,可以发现严重的高钾血症。可给予口服阳离子交换树脂,缓慢静脉注射葡萄糖酸钙或氯化钙、静脉滴注碳酸氢钠以及利尿剂等治疗。内科治疗无效者应积极准备透析治疗。

(6)保肝治疗:给予护肝药物,尤其是谷胱甘肽,具有脂质过氧化作用,保护肝细胞同时还可以保护肾小管上皮细胞,减轻肾损伤。

(7)营养支持治疗:以肠道营养为主,摄入充足的热量、脂肪、蛋白质、维生素等。

(8)血液净化治疗:患者出现少尿或无尿、氮质血症、高钾血症、酸中毒等,经补液治疗无明显好转,或者合并高容量负荷者应尽早进行血液净化治疗。

2.治疗效果

入院后采取充分补液、碱化尿液、营养支持、降钾利尿等治疗,但患者尿量仍维持在 500～1000 mL/d,BUN、Cr、CK 及 Mb 呈进行性升高,遂采取连续性肾脏替代治疗(CRRT)治疗,经治疗监测患者尿量逐渐增加,肌酶下降,肾功能好转。8 d 后复查谷草转氨酶 49 U/L,乳酸脱氢酶329 U/L,CK 1112 U/L,Mb 68 U/L,肾功能正常,患者出院。1 个月后患者门诊随访,一般状态良好,尿量恢复至 2200 mL/d 左右,肌酶谱及肾功能正常。该患者主要生化指标及尿量变化如图 40。

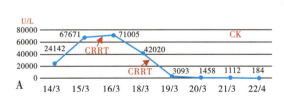

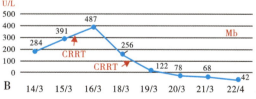

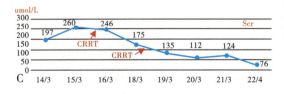

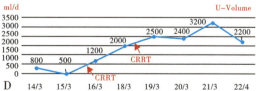

A.肌酸肌酶变化;B.肌红蛋白变化;C.肌酐变化;D.尿量变化

图 40　患者主要生化指标及尿量变化

3. 思维引导　患者青年女性，平素缺乏运动，突然加大运动量后发病，出现下肢肌肉疼痛、乏力、茶色尿（"三联征"），应当考虑横纹肌溶解综合征可能，入院后检查提示 CK、CK-MB、Mb 显著升高，急性肾损伤，高钾血症，进一步支持横纹肌溶解综合征的诊断。因为治疗中患者出现肌酶、尿素氮、血肌酐进行性升高，尿量减少，高钾血症，采取 CRRT 后患者病情逐渐缓解。

针对横纹肌溶解综合征患者，如果出现少尿、无尿、明显氮质血症、高钾血症、酸中毒等，经内科治疗无效，或者合并高容量负荷应尽早进行血液净化治疗。对于无脏器损伤、呼吸循环稳定者可采取间断性血液透析；对血流动力学不稳定、合并多器官损伤、高分解代谢状态、重度容量负荷以及难以纠正的电解质及酸碱平衡紊乱者，可行 CRRT；儿童或无血液透析及 CRRT 设备者，也可选择腹膜透析。

三、思考与讨论

横纹肌溶解综合征（rhabdomyolysis syndrome），也称横纹肌溶解症，是指肌肉受到创伤、缺血、炎症、代谢异常或全身中毒等因素损伤时，横纹肌细胞膜完整性破坏，细胞内容物漏出，包括 Mb、CK 等酶类以及离子和小分子毒性物质释放入血，从而引起一组临床综合征，常常伴有威胁生命的急性肾损伤。

横纹肌溶解综合征的病因包括创伤性和非创伤性。

1. 创伤性病因　①重物长时间挤压：自然灾害，工程、交通事故；②假挤压伤：暴力损伤如拷打、自虐、被虐；③高压电流损伤，心肺复苏（电除颤或电复律）；④机体自身压迫：高位断肢再植、昏迷（一氧化碳中毒、醉酒、麻醉）、冻僵；⑤医源性：止血带使用时间过长、包扎固定过紧；⑥剧烈运动：军训、长跑、举重；⑦癫痫发作或抽搐：持续癫痫、破伤风（长时间肌阵挛）。

2. 非创伤性病因　①感染：病毒感染，尤其是流感病毒和柯萨奇病毒；②革兰氏阴性杆菌败血症、伤寒、志贺杆菌痢疾等感染性疾病；③中毒：一氧化碳、海洛因及酒精中毒；④低钾血症：低血钾时不能增加活动肌组织的血流量，易发生肌肉缺血；⑤其他毒素：持久性染色剂萘胺，动物毒素如蛇毒；⑥药物：降脂药（贝特类和他汀类）引起肌毒性，两性霉素 B 及甘草可引起低血钾。

该患者剧烈运动后出现下肢肌肉疼痛、乏力、肉眼血尿，尿量减少，实验室查肌酸激酶、肌红蛋白水平显著升高，伴有急性肾损伤、高钾血症，符合横纹肌溶解综合征诊断。横纹肌溶解综合征早期诊断、甄别尤为关键，该患者在充分水化、碱化尿液、对症支持治疗基础上，及时给予连续性血液净化治疗，随访 1 个月后肾功能完全恢复。

> **附：鉴别诊断**
>
> 1. 急性下肢动脉栓塞　多见于中老年人，有高血脂、心肌梗死、房颤、心脏瓣膜病和血管手术史者，主要表现为"5P"征，即突然出现肢体疼痛、皮肤苍白、麻木、运动障碍、动脉搏减弱或消失，经动脉血管造影及彩色多普勒血管超声可明确诊断。
>
> 2. 下肢动脉硬化性闭塞症　多见于中老年人，常伴有吸烟、糖尿病、高血压、高脂血症等危险因素，可表现为下肢发凉、酸痛、间歇性跛行，病情进展可表现为静息痛，最终肢体可出现溃疡、坏疽等。结合典型临床表现及多普勒血管超声或血管造影很容易诊断。
>
> 3. 其他原因 AKI　对于肌红蛋白导致的 AKI，诊断时还需与其他原因导致的 AKI 相鉴别，尤其是伴有肌酶升高的疾病，如多发性肌炎、系统性红斑狼疮、急性心肌梗死等，通过仔细的临床及实验室检查鉴别并不难，如有必要时还可以做肾穿刺活检病理检查进行鉴别。

四、练习题

1. 血尿的常见原因有哪些？

2. 横纹肌溶解综合征治疗原则是什么？

3. 横纹肌溶解综合征 CRRT 治疗指征有哪些？

五、推荐阅读

[1] 王海燕,赵明辉. 肾脏病学[M]. 4 版. 北京:人民卫生出版社,2020.

[2] 谌贻璞. 肾内科学[M]. 2 版. 北京:人民卫生出版社,2015.

[3] TORRES PA,HELMSRETTER JA,KAYE AM,et al. Rhabdomyolysis:pathogenesis,diagnosis,and treatment[J]. Ochsner J,2015,15(1):58-69.

（王少亭　胡晓舟）

案例 20 急性间质性肾炎

一、病历资料

王某某,女,40岁。

(一)门诊接诊

1. 主诉 间断恶心、呕吐、食欲减退3月余,发现血肌酐升高1 d。

2. 问诊重点 恶心、呕吐、食欲减退是典型的胃肠道症状,消化系统疾病、中枢系统疾病及前庭功能障碍均会出现恶心、呕吐,肾脏疾病也会出现恶心、呕吐、食欲减退;血肌酐升高提示有肾脏疾病,问诊时应注意病程中的主要症状及伴随症状特点,以及既往史、用药史、诊治经过、治疗效果等。

3. 问诊内容

(1)诱发因素:有无过度饮食、头颅外伤、感染、过敏、使用某些药物及毒物接触史等诱发因素。

(2)主要症状:恶心、呕吐、食欲减退是典型的胃肠道症状,应询问呕吐的特点。喷射状呕吐多见于颅内高压性疾病;进食后立刻呕吐,吐后继续进食,长期反复而营养状态不受影响,多为神经官能症;餐后较久或数餐后呕吐,多见于幽门梗阻;呕吐的时间,晚上或夜间呕吐见于幽门梗阻,晨起呕吐见于早期妊娠、尿毒症等;呕吐的性质,呕吐物带有发酵、腐败气味提示胃潴留;呕吐物呈咖啡色样呕吐物则提示上消化道出血。此外,血肌酐升高时应询问是否有尿量减少、血尿、泡沫尿、腰痛等情况。

(3)伴随症状:有无腹痛、腹泻,若有则提示可能存在消化系统疾病;有无头痛及喷射性呕吐,若有则提示可能存在颅内高压性疾病;有无眩晕、听力下降、眼球震颤,若有则提示可能存在前庭器官疾病;有无发热、皮疹、关节痛,若有则提示可能存在过敏表现或者自身免疫性疾病。

(4)诊治经过:用药否,用何种药、具体剂量、效果如何,以利于迅速选择药物。

(5)既往史:是否有慢性肾脏病史,是否有脑部疾病史,是否有高血压及糖尿病史。

(6)个人史:是否有毒物接触史等。

(7)家族史:如多囊肾、糖尿病等有家族遗传倾向。

> **问诊结果**
>
> 患者中年女性,3个月前无明显诱因出现恶心、呕吐、食欲减退,非喷射状呕吐,呕吐物为胃内容物,晨起明显,无腹痛、腹泻,无头痛、眩晕、耳鸣,无少尿、血尿,无发热、皮疹、关节痛。外院给予"胃苏颗粒、艾司奥美拉唑、甲氧氯普胺片"治疗,效果欠佳,行胃镜检查示:慢性浅表性胃炎,间断口服多种药物治疗(具体不详),效果仍欠佳,恶心、呕吐逐渐加重,伴左膝关节痛、全身散在皮疹。1 d前外院查尿蛋白±,血钾2.81 mmol/L,尿素11.98 mmol/L,肌酐639 μmol/L,白蛋白43.5 g/L,葡萄糖7.61 mmol/L,病程中尿量均正常。患者半年前因行"双侧卵巢巧克力囊肿切除术"住院查血常规、尿常规、肝功能、肾功能均无明显异常。半年前在当地医院行"双侧卵巢巧克力囊肿切除术"。个人史无特殊,否认肾病家族史。

4. 思维引导 患者亚急性起病,主要症状为恶心、呕吐、食欲减退,须排除多个系统疾病导致的上述症状,如消化系统疾病、中枢神经系统疾病、前庭器官疾病和肾脏疾病等。该患者曾行胃镜检查示浅表性胃炎,病变程度和长期恶心、呕吐的临床症状不吻合;该患者无颅脑外伤史,无头痛、喷射性呕吐症状,不考虑颅内高压性疾病导致的恶心、呕吐,通过头颅 CT 可证实;该患者无眩晕、眼球震颤、听力下降等症状,也不考虑前庭功能障碍导致的恶心、呕吐,可经前庭功能试验和眼震电图证实。

　　患者 1 d 前查血肌酐明显升高,提示存在肾损害,结合患者半年前查肾功能正常,考虑急性肾损伤的可能性较大。诊断急性肾损伤后,需要明确是肾前性、肾后性还是肾实质性急性肾损伤,其中肾前性急性肾损伤常见于外伤、手术、消化道出血、心脏病等导致有效循环血容量不足的情况,该患者无上述病因,不考虑肾前性因素,同时患者整个病程中尿量正常,无明显减少,不考虑梗阻性肾病导致的肾后性急性肾损伤,因此考虑肾性急性肾损伤,还须进一步定位是肾小球性、肾小管性、肾间质性还是肾血管性。肾小球性急性肾损伤临床表现往往有大量蛋白尿,病理表现为严重的毛细血管内增生或严重的毛细血管外增生,即新月体性肾小球肾炎,该患者外院查仅有少量蛋白尿,不符合肾小球肾炎的特点,肾血管性急性肾损伤常合并难以控制的高血压,该患者血压正常,也不支持肾血管性急性肾损伤,而定位在肾小管和肾间质的急性肾损伤如急性肾小管坏死(ATN)和急性间质性肾炎常有明确的诱因如缺血、中毒、药物、感染等,均起病迅速,血肌酐上升,蛋白尿却不突出,二者容易混淆,但是急性间质性肾炎往往贫血更为严重,并容易出现低钾血症和肾性尿糖,且药物导致的急性间质性肾炎常见全身过敏表现。该患者近 3 个月内有多种药物使用史,治疗过程中出现恶心、呕吐等消化道症状加重,伴关节疼痛、皮疹,发现肾功能明显受损、少量蛋白尿、低钾血症,考虑药物导致的急性肾损伤可能性大,肾穿刺活检可明确诊断,同时须行自身免疫性抗体、免疫固定电泳等检查排除继发性肾脏疾病。此外,患者查空腹血糖偏高,可进一步行糖化血红蛋白、OGTT 及胰岛素释放试验以判断是否存在糖尿病。

(二)体格检查

1. 重点检查内容与目的　患者药物相关的急性肾损伤可能性大,应重点查看患者有无皮疹,皮疹的部位及特点,皮疹提示有过敏表现;有无关节红肿热痛及功能障碍;有无贫血面容,贫血提示肾间质损害;有无双肾区叩痛,腰痛为肾肿大牵扯肾被膜所致;有无双下肢水肿,水肿是凹陷性还是非凹陷性。此外,患者有空腹血糖升高病史,应注意查看患者的身高、体重,判断是否存在肥胖。

体格检查结果

　　T 36.8 ℃,P 90 次/min,R 20 次/min,BP 125/73 mmHg,身高 160 cm,体重 59 kg

　　神志清,营养中等,发育正常,贫血貌,查体合作。全身浅表淋巴结无肿大,全身皮肤黏膜无黄染,全身散在皮疹,以胸腹部为主,皮疹稍突出于皮面,压之不褪色。颈软,颈静脉无怒张,气管位居中,双侧甲状腺未触及肿大。胸廓无畸形,呼吸运动正常,语颤正常,无胸膜摩擦感,叩诊清音,双肺呼吸音粗,未闻及干、湿啰音及哮鸣音。心率 90 次/min,律齐,各瓣膜听诊区未闻及病理性杂音。腹部稍膨,未见胃肠型、蠕动波,无腹壁静脉曲张,无明显压痛、反跳痛,肝、脾肋下未触及,胆囊未触及,墨菲征阴性,移动性浊音(-),双肾区叩痛(±),输尿管点无压痛。左膝关节有红肿热痛,四肢肌张力正常,双下肢无水肿。

---

2. 思维引导　患者经上述检查有皮疹、关节痛、双肾区叩痛、贫血貌体征,心、肺、腹部检查无异常发现,结合患者近期有多种药物使用史,高度怀疑药物相关的急性间质性肾炎,进一步行实验室检查、影像学检查及病理学检查明确诊断,同时排除继发性肾脏疾病。

（三）实验室检查

1. 主要内容与目的

（1）血常规：查看患者有无贫血。

（2）尿常规：查看患者有无蛋白尿、红细胞管型及白细胞管型。

（3）24 h 尿蛋白定量：查看患者蛋白尿定量情况。

（4）动脉血气分析：查看患者是否存在代谢性酸中毒。

（5）血液生化：查看患者血电解质、肝功能、肾功能、血糖、糖化血红蛋白等情况。

（6）血免疫指标：ANCA 四项，ANA，抗 ds–DNA 抗体，ENA 抗体谱，类风湿因子定量，排除继发性肾脏病如狼疮性肾炎、小血管炎肾损害。

（7）血沉、C 反应蛋白和补体：查看患者炎症状态。

（8）血免疫固定电泳、尿本周电泳：是否存在多发性骨髓瘤等浆细胞疾病肾损害。

（9）OGTT 及胰岛素释放试验：明确患者是否存在糖尿病。

（10）心电图：是否有心肌缺血、心律失常等。

（11）泌尿系彩超：评估双肾大小及结构等。

（12）心脏及腹部彩超：是否有心脏及肝胆胰脾疾病。

（13）胸部 CT：是否存在肺部感染。

（14）脑部 CT 或 MRI：是否存在头颅疾病。

（15）肾病理检查：明确引起肾衰竭的原因。

辅助检查结果

（1）血常规：WBC $6.52×10^9$/L，N% 75.2%↑，嗜酸性粒细胞百分比（E%）2.4%，RBC $3.11×10^{12}$/L↓，Hb 90.3 g/L↓，PLT $370×10^9$/L↑。

（2）尿常规：蛋白（+）↑，葡萄糖（+）↑，红细胞管型（−），白细胞管型（−）。

（3）24 h 尿蛋白定量：1.61 g↑。

（4）动脉血气分析：pH 7.38，氧和血红蛋白93.3%↓，碳酸氢根 20 mmol/L↓。

（5）血液生化：钾 2.7 mmol/L↓，钙 2.28 mmol/L，磷 1.09 mmol/L，白蛋白 43.4 g/L，ALT 8 U/L，AST 15 U/L，BNU 11.5 mmol/L，Cr 640 μmol/L↑，HbA1c 5.8%。

（6）免疫指标：ANCA 四项，ANA，抗 ds–DNA 抗体，ENA 抗体谱，类风湿因子定量未见异常。

（7）血沉、C 反应蛋白和补体：血沉 37 mm/h↑，C 反应蛋白 6.71 mg/L↑，补体 C3 1.03 g/L，补体 C4 0.52 g/L↑。

（8）血免疫固定电泳、尿本周蛋白：阴性。

（9）OGTT 及胰岛素释放试验：0 分 5.4 mmol/L，30 分 11.9 mmol/L，60 分 13.6 mmol/L，120 分 14.2 mmol/L，180 分 13.2 mmol/L；胰岛素测定，0 分 7.0 μU/mL，30 分 21.1 μU/mL，60 分 30.3 μU/mL，120 分 49.1 μU/mL，180 分 43.7 μU/mL

（10）心电图：窦性心动过速，多数导联 ST 段压低。

（11）泌尿系彩超：左肾 103 mm×45 mm×43 mm，右肾 105 mm×44 mm×44 mm，双肾弥漫性回声改变。

（12）心脏及腹部彩超：心脏及肝胆胰脾未见异常。

（13）胸部 CT：左肺上叶舌段轻微炎症。

（14）脑部 CT：未见明显异常。

（15）肾病理检查：急性间质性肾炎。

1）光镜：见图41。

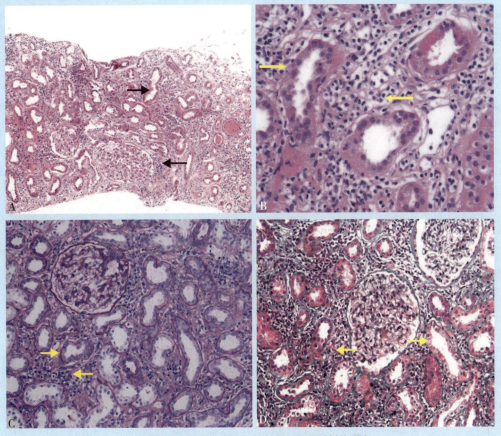

A. HE×100；B. HE×400；C. PAS×200；D. MASSON×200

肾小管管腔扩张、细胞低平、刷状缘脱落(→)，肾间质淋巴、单核细胞浸润(←)

图41　急性间质性肾炎（光镜）

2）电镜：见图42。

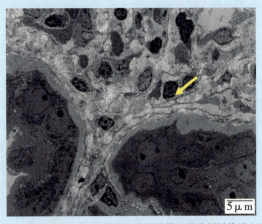

电镜×5000，肾间质可见淋巴、单核细胞浸润伴少量胶原纤维增生（箭头）

图42　急性间质性肾炎（电镜）

2. 思维引导　患者半年前查肾功能正常,发现肾功能异常仅 1 d,彩超示双肾大小及结构正常,既往无慢性肾脏疾病史,考虑急性肾损伤可能性大,且血免疫检查均阴性,排除继发性肾脏疾病,根据患者近期有药物使用史,有药物过敏表现如皮疹、关节痛,尿检异常,进行性肾功能减退,贫血和肾病理结果,可以诊断为药物相关的急性间质性肾炎;患者 OGTT 2 h 血糖 14.2 mmol/L > 11.1 mmol/L,结合胰岛素呈延迟释放反应,可以诊断为 2 型糖尿病。

(四)初步诊断

根据病史、查体、实验室检查及肾病理结果,该患者诊断为:药物相关的急性间质性肾炎,2 型糖尿病。

诊断依据:①中年女性,亚急性病程,有近期用药史。②病程中出现皮疹、关节痛等过敏表现。③尿检异常,低血钾,进行性肾功能减退,轻度贫血,双肾大小正常。肝胆胰脾超声正常。④肾活检病理提示:肾小球病变轻微,肾间质可见弥漫单核、淋巴细胞、偶见嗜酸性细胞浸润,肾小管可见上皮细胞空泡、颗粒变性,可见少量蛋白管型,片状管腔扩张、细胞低平、刷状缘脱落。符合典型的急性间质性肾炎表现。

二、诊疗经过

1. 治疗方法　停用可疑药物,给予患者甲泼尼龙针 40 mg qd 静脉注射,后改为泼尼松 25 mg qd po,并逐渐减量维持治疗。余给予改善贫血、纠正电解质紊乱、调节血糖等支持治疗。避免感染。

2. 治疗效果　具体如表 6。

表 6　治疗效果

	K(mmol/L)	BUN(mmol/L)	Cr(μmol/L)	Hb(g/L)	24 hTP(g)
2021.9.26	2.7	11.5	640	90.3	1.61
2021.10.3	2.7	12.8	390	88	1.32
2021.10.8	3.46	13.2	279	101.2	1.03
2021.11.10	3.54	7.7	125	115	0.8
2021.12.10	3.6	9.9	126	106	0.81
2022.7.6	4.0	10.1	101	131	0.5

3. 思维引导　患者入院后查血肌酐明显升高,低钾血症,尿检异常,轻度贫血,查体有皮疹、关节痛,结合用药史及肾穿刺活检病理检查,诊断为药物相关的急性间质性肾炎。对于该病的治疗,首先要停用所有可疑药物,并避免再次使用同类药物,其次是病因治疗和支持治疗。因药物相关的急性间质性肾炎的发病机制以细胞免疫为主,故理论上免疫抑制治疗是有效的。可使用糖皮质激素如泼尼松每日 30 ~ 40 mg,病情好转后逐渐减量,共服 2 ~ 3 个月,但是糖皮质激素治疗的应用指征、剂量、疗程及远期获益等问题始终缺乏大规模高质量研究证据的推荐,故须综合评估病情后个体化调整治疗方案。支持治疗包括观察每日尿量、体重、血压变化,保持容量平衡,纠正水、电解质、酸碱平衡紊乱以及加强营养、避免感染等,必要时行血液净化治疗。该患者存在贫血、低钾血症,除给予糖皮质激素治疗外,同时给予促红素针及氯化钾缓释片改善贫血及低钾血症,住院期间肌酐明显下降,胃肠道症状明显好转,未行血液透析治疗。

三、思考与讨论

急性间质性肾炎(acute interstitial nephritis,AIN)是由多种原因引起的急性肾间质损伤伴或不伴肾小管功能障碍。常见病因有药物过敏、感染、自身免疫性疾病、恶性肿瘤、代谢性疾病等,其中药物导致的急性间质性肾炎最常见,这些药物种类繁多,主要包括抗生素、非甾体抗炎药(NSAID)、质子泵抑制剂、抗惊厥药等。急性间质性肾炎是急性肾损伤的常见原因之一,去除病因,及时正确的治疗,病情多能得到较好的控制。

急性间质性肾炎病因多样,临床诊断目前尚无统一标准。对于药物相关的急性间质性肾炎可根据近期用药史,全身药物过敏表现如药物热、皮疹、关节痛、血嗜酸性粒细胞增多、血 IgE 水平升高,尿检异常如蛋白尿、血尿、无菌性白细胞尿、尿嗜酸性细胞比例>1% ,肾小管损害如糖尿、氨基酸尿、钠排泄障碍、等渗尿等和肾功能短期内进行性下降作出临床诊断,但是值得注意的是,并非所有患者都会出现上述表现,具有"药疹、药物热、血嗜酸性粒细胞增多"典型三联征者少于 10% ,故确诊必须依靠肾穿刺活检病理检查。有近期感染史、目前存在全身感染征象及相应的临床表现如败血症,且伴有肾小管功能障碍为特征的急性肾损伤时应考虑感染相关的急性间质性肾炎的可能性。

急性间质性肾炎的治疗原则是去除病因、支持治疗以防治并发症及促进肾功能恢复。对于药物导致的急性间质性肾炎,治疗主要包括停用可疑药物,使用糖皮质激素治疗,必要时加用免疫抑制剂,重症患者可行血液净化治疗缓解症状。对于感染导致的急性间质性肾炎,只要积极控制感染无须应用糖皮质激素治疗。急性间质性肾炎经及时、积极的病因治疗及支持治疗后肾功能可得到完全恢复或部分缓解,通常远期预后较好。

该患者病程相对较长,亚急性起病,临床表现相对典型如皮疹、关节痛,尿检异常,轻度贫血,肾功能减退,低钾血症,结合患者近期用药史及肾穿刺活检病理检查,诊断为药物相关的急性间质性肾炎,及时给予糖皮质激素治疗,最终患者肾功能恢复正常,预后良好。

附:鉴别诊断

1.急性肾小管坏死　同一类致病药物,既可以导致急性间质性肾炎,也可以引起急性肾小管坏死,尤其当表现为不典型的非少尿型急性肾小管坏死时很难鉴别,常需要借助于肾穿刺活检确诊。所以临床上应特别注意问诊要点,寻找证据,若发现患者存在全身过敏表现如发热、皮疹、关节痛,血中 IgE 升高及嗜酸性粒细胞增多时,应考虑急性间质性肾炎。

2.急性或急进性肾小球肾炎　此类患者常有较为严重的水肿及高血压,尿蛋白量常较多,血尿突出且伴红细胞管型。若检出特异性抗体如 ANCA、抗 GBM 抗体有助于鉴别诊断。少数非甾体抗炎药导致的急性间质性肾炎出现肾病综合征表现或者在肾小球肾炎基础上发生急性间质性肾炎时病情复杂,常兼具两类疾病的各自特点,需要结合临床表现、实验室检查、用药史及肾穿刺活检病理检查综合分析才能鉴别。

3.狼疮性肾炎　中青年女性为主,全身多系统受累,可表现为发热、皮疹、多关节疼痛,也可出现急性肾损伤,血清 ANA,抗 ds-DNA 抗体和/或抗 Sm 抗体阳性有助于鉴别。

四、练习题

1.急性间质性肾炎的病因有哪些?

2.急性间质性肾炎的预后如何?

五、推荐阅读

[1]赵明辉.肾脏病临床概览[M].2版.北京:北京大学医学出版社,2021.

[2]黎磊石,刘志红.中国肾脏病学[M].北京:人民军医出版社,2008.

[3]陈灏珠,钟南山,陆再英.内科学[M].8版.北京:人民卫生出版社,2013.

[4]MOLEDINA DG,PERAZELLA MA. Drug-induced acute interstitial nephritis[J]. Nat Rev Nephrol, 2010,6(8):461-70.

[5]MANUEL PRAGA,ESTER GONZÁLEZ. Acute interstitial nephritis[J]. Kidney Int,2010,77(11): 956-961.

（李　瑾　杨自君）

一、病历资料

李某某,女,60 岁。

(一)门诊接诊

1. 主诉 发热半月,肾功能不全 1 周。

2. 问诊重点 发热是一种常见的临床症状,病因很多,感染性疾病如各种病原体感染会引起发热;非感染性疾病如自身免疫性疾病、内分泌与代谢疾病、肿瘤性疾病及体温调节中枢功能失常等均会引起发热;患者急性起病,问诊时应注意最近病程中的主要症状及伴随症状特点、疾病演变过程、诊治经过及治疗效果等。

3. 问诊内容

(1)诱发因素:有无受凉、感冒、劳累、外伤等诱发因素。

(2)主要症状:发热是一种常见的临床症状,应注意询问发热的诱因、病程、时间、程度(热度高低)及频度(间歇性或持续性)等。

(3)伴随症状:有无咳嗽、咳痰、咯血,若有提示呼吸道的感染;有无尿频、尿急、尿痛,若有提示泌尿系的感染;有无腹痛、腹泻、恶心、呕吐,若有提示消化道的感染;有无皮疹、肌肉关节痛,若有提示存在过敏反应或自身免疫性疾病;有无易激动、心动过速、怕热、食欲亢进、体重下降,若有提示甲状腺功能亢进;有无皮肤瘀斑、鼻出血、牙龈出血、乏力,若有提示血液系统疾病;有无少尿、血尿、泡沫尿,若有提示合并肾脏疾病。

(4)诊治经过:是否行化验检查,是否用药,用何种药、具体剂量、治疗效果如何。

(5)既往史:是否有慢性肾脏病史,是否有高血压、糖尿病等慢性病史,是否有乙肝、结核病史。

(6)个人史:是否有有毒物质接触史,抽烟与饮酒史。

(7)家族史:有无肾病、心血管疾病、肝炎、糖尿病等疾病家族史。

问诊结果

患者半月前无明显诱因出现发热,伴寒战,体温最高达 39 ℃,伴乏力,无咳嗽、咳痰、咯血,无尿频、尿急、尿痛,无腹痛、腹泻、恶心、呕吐,无皮疹、肌肉关节痛,无心动过速、食欲亢进、体重下降,无皮肤瘀斑、鼻出血、牙龈出血,自行口服"布洛芬混悬液 10 mL",体温降至正常,次日再次发热,继续口服"布洛芬"退热,体温可降至正常,后发热反复发作,并出现双眼视物模糊,伴疼痛、畏光、流泪及结膜充血,以左眼为著。1 周前至当地医院住院治疗,查尿素 9.59 mmol/L,血肌酐 395 μmol/L,血常规:白细胞 5.86×10^9/L,血红蛋白 129 g/L,血小板 171×10^9/L,血沉 50 mm/h。胸部 CT 示:双侧支气管炎,给予抗感染等治疗,仍间断发热,多于夜间发热,体温最高达 38.6 ℃,后来院诊治。自发病以来,大小便正常,体重减轻约 5 kg。患者既往无慢性肾脏病史,无高血压、糖尿病史,无乙肝、结核病史。

---

4. 思维引导 该患者有发热病史,首先要排除感染性发热,无咳嗽、咳痰、咯血,无尿频、尿急、

尿痛,无腹痛、腹泻、恶心、呕吐,血常规示白细胞正常,不支持各种病原体感染引起的发热;自身免疫性疾病常表现为全身多系统受累,待血清免疫学抗体结果返回后明确是否合并自身免疫性疾病;内分泌与代谢性疾病如甲状腺功能亢进常出现心动过速、怕热、食欲亢进、体重下降等,与患者症状不符;患者无皮肤瘀斑、鼻出血、牙龈出血、乏力,不考虑白血病引起的发热;患者发热、肾功能异常,且近期出现眼部症状,同时累及肾和眼睛的疾病,考虑肾小管间质性肾炎-眼色素膜炎综合征(tubulointerstitial nephritis-uveitis syndrome,TINU syndrome),自身免疫性疾病如 ANCA 相关性小血管炎、狼疮性肾炎及流行性出血热等,须进一步完善自身免疫抗体及流行性出血热抗体等检查协助诊断。排除禁忌证可行肾穿刺活检明确病理类型。

(二)体格检查

1.重点检查内容与目的 患者有发热病史,且合并肾功能不全,应重点查看患者血压和心率,有无皮疹,皮疹的部位及特点,有无关节红肿热痛及功能障碍,有无脱发、光过敏、口腔溃疡,有无乏力、食欲减退、肌痛等非特异性反应,有无头痛、腰痛、眼眶痛,发热、皮疹和关节痛提示有全身过敏表现或自身免疫性疾病;有无贫血面容,贫血提示肾间质损害;有无双肾区叩痛,腰痛提示肾间质水肿、肾肿大牵扯肾被膜所致;有无双下肢水肿,水肿是凹陷性还是非凹陷性。

体格检查结果

T 38 ℃,P 111 次/min,R 22 次/min,BP 132/98 mmHg

神志清,营养中等,发育正常,急性面容,查体合作。全身浅表淋巴结无肿大,全身皮肤黏膜无黄染。双侧瞳孔等大等圆,对光反射灵敏,调节反射正常,双侧眼结膜充血。颈软,颈静脉无怒张,气管位居中,双侧甲状腺未触及肿大。胸廓无畸形,呼吸运动正常,语颤正常,无胸膜摩擦感,叩诊清音,双肺呼吸音粗,未闻及干、湿啰音及哮鸣音。心率 111 次/min,律齐,各瓣膜听诊区未闻及病理性杂音。腹部稍膨,未见胃肠型、蠕动波,无腹壁静脉曲张,无明显压痛、反跳痛,肝、脾肋下未触及,胆囊未触及,墨菲征阴性,移动性浊音(-),双肾区叩痛(±),输尿管点无压痛。四肢肌力正常,四肢肌张力正常,双下肢无水肿。

2.思维引导 患者经上述体格检查,除了双眼结膜充血及双肾区轻微叩击痛外,其他未见明显异常体征;应进一步行实验室检查、影像学检查及病理学检查明确诊断。

(三)实验室检查

1.主要内容与目的

(1)血常规:查看患者有无贫血。

(2)尿常规:查看患者有无蛋白尿、红细胞管型及白细胞管型。

(3)24 h 尿蛋白定量:查看患者尿蛋白定量情况。

(4)血液生化:查看患者血电解质、肝功能、肾功能、血糖、血脂等情况。

(5)血免疫指标:ANCA 四项,ANA,抗 ds-DNA 抗体,ENA 抗体谱,类风湿因子定量,排除继发性肾脏病如狼疮性肾炎、小血管炎肾损害。

(6)血沉、C 反应蛋白和补体:查看患者炎症状态。

(7)血免疫固定电泳、尿本周电泳:是否存在多发性骨髓瘤肾损害。

(8)眼科检查:是否存在眼色素膜炎。

(9)心电图:是否有心肌缺血、心律失常等。

(10)泌尿系彩超:评估双肾大小及实质厚度,是否存在肾结石、多囊肾等。

（11）心脏及腹部彩超：是否有心脏及肝胆胰脾疾病。

（12）胸部 CT：是否存在肺部感染。

（13）肾病理检查：明确引起肾功能不全的原因。

辅助检查结果

（1）血常规：WBC 12.3×10⁹/L，N% 73.7%，E% 1.1%，RBC 3.2×10¹²/L↓，Hb 95 g/L↓，PLT 219×10⁹/L。

（2）尿常规：蛋白（+），葡萄糖（±），红细胞管型（−），白细胞管型（−）。

（3）24 h 尿蛋白定量：1.28 g↑。

（4）血液生化：钾 3.91 mmol/L，钙 2.2 mmol/L，磷 1.1 mmol/L，白蛋白 29 g/L↓，球蛋白 42.5 g/L↑，ALT 9 U/L，AST 14 U/L，BNU 29.1 mmol/L↑，Cr 589 μmol/L↑。

（5）免疫指标：ANA 1∶100（±），核仁型，抗 ds−DNA 抗体（−），ENA 谱（−），ANCA 四项（−），类风湿因子（IgM 亚型）24.01 RU/mL↑。

（6）血沉、C 反应蛋白和补体：血沉 90 mm/h↑，C 反应蛋白 103.8 mg/L↑，补体 C3 1.20 g/L，补体 C4 0.32 g/L。

（7）血免疫固定电泳、尿本周电泳：阴性。

（8）流行性出血热特异性抗体：阴性。

（9）眼科检查：VOD 0.6、VOS 0.2，右眼结膜轻度充血，角膜透明，晶状体后囊下皮质呈黄色混浊，眼底视盘边界清；左眼结膜睫状充血（++），角膜透明，角膜后可见较多灰白色细小点状角膜后沉着物（KP），房水闪辉（++），虹膜纹理欠清晰，晶状体前囊可见少量色素沉着，后囊下皮质呈黄色混浊，玻璃体轻度液化混浊，眼底视盘边界清。诊断为双眼葡萄膜炎/色素膜炎，双眼老年性白内障。

（10）心电图：窦性心动过速，多数导联 ST 段压低。

（11）泌尿系彩超：左肾 118 mm×50 mm×46 mm 实质厚 9 mm，右肾 112 mm×46 mm×46 mm 实质厚 10 mm。

（12）心脏及腹部彩超：心脏及肝胆胰脾未见异常。

（13）胸部 CT：双肺纹理增粗。

（14）肾病理检查：急性肾小管间质性肾病。

1）光镜：见图 43。

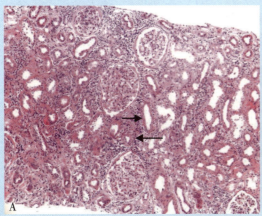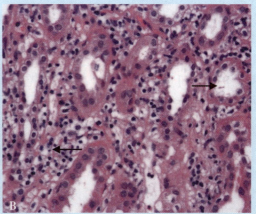

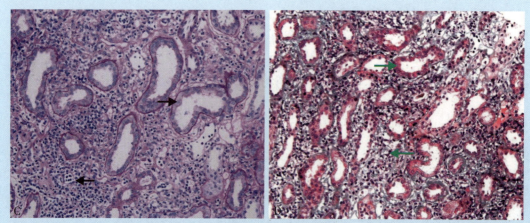

A. HE×100；B. HE×400；C. PAS×200；D. MASSON×200
肾小管管腔扩张、细胞低平、刷状缘脱落（→），肾间质淋巴、浆细胞浸润（←）

图43　急性间质性肾炎（光镜）

2）电镜：见图44。

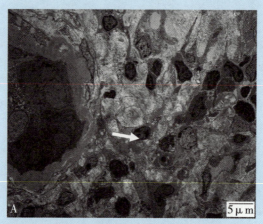

电镜×5000，肾间质可见浆细胞浸润伴少量胶原纤维增生（箭头）

图44　急性间质性肾炎（电镜）

2. 思维引导　患者既往无慢性肾脏疾病史，发热后查肾功能异常，彩超示双肾大小及结构正常，考虑急性肾损伤可能性大，且血免疫检查均阴性，排除继发性肾脏疾病，如 ANCA 相关性小血管炎、狼疮性肾炎，根据患者尿检异常，进行性肾功能减退和肾病理结果，可以诊断为急性间质性肾炎，虽然近期有退热药物使用史，但无药物过敏表现如皮疹、关节痛、血嗜酸性粒细胞增多，不考虑药物相关的急性间质性肾炎，结合患者双眼色素膜炎，诊断为 TINU 综合征。

（四）初步诊断

根据病史、查体、实验室检查结果及肾穿刺活检病理结果，该患者诊断为 TINU 综合征。

诊断依据：①老年女性，急性起病。②发热，尿检异常，进行性肾功能减退，双肾大小形态正常。双眼葡萄膜炎。③肾病理提示：肾小球病变轻微，肾间质可见片状单核、淋巴细胞浸润伴水肿，肾小管可见上皮细胞空泡、颗粒变性，可见蛋白管型，灶状管腔扩张、细胞低平、刷状缘脱落。符合典型的急性间质性肾炎表现。

二、诊疗经过

1. 治疗方法　双眼局部应用糖皮质激素类、非甾体类及睫状肌麻痹剂眼药水;全身给予甲泼尼龙针 40 mg qd ivgtt,体温未控制,加量至 80 mg qd ivgtt,体温迅速降至正常,半月后改为泼尼松 45 mg qd po,并逐渐减量维持治疗。余给予预防骨质疏松、调节免疫等支持治疗。避免感染。

2. 治疗效果　治疗 2 周后眼部症状消失;3 周后复查尿蛋白转阴,尿素 16.39 mmol/L,肌酐 162 μmol/L,5 周后复查肾功能恢复正常,肌酐 82 μmol/L,4 个月后复查各项指标均正常,双眼色素膜炎未复发。

3. 思维引导　患者发热后查血肌酐升高,尿检异常,双眼色素膜炎,结合肾穿刺活检病理检查,诊断为 TINU 综合征。该病的治疗主要是免疫抑制和支持治疗,因其系免疫反应所致,故多数情况下糖皮质激素治疗有效,治疗后肾功能可在 1~2 个月内完全恢复正常,遗留肾功能不全的比例在 10% 左右,但如果糖皮质激素减量过快,容易复发,因此激素疗程可适当延长。支持治疗包括观察每日尿量、体重、血压变化,保持容量平衡,纠正水电解质、酸碱平衡紊乱以及预防骨质疏松、加强营养、避免感染等,必要时行血液净化治疗。该患者有发热、双眼视物模糊伴疼痛、畏光、流泪症状,给予糖皮质激素全身及局部治疗后症状明显好转,复查肾功能亦恢复正常。

三、思考与讨论

TINU 综合征是最常见的导致特发性急性间质性肾炎的疾病,是在 1975 年由 Dobrin 等首先描述并定义的一类伴有眼色素膜炎的急性间质性肾炎。

有证据表明,TINU 是由宿主易感性因素和环境触发因素共同引起的。可在多种环境触发因素(包括药物和微生物病原体)下发生。有研究显示存在 HLA 抗原与发生 TINU 相关的遗传倾向的证据,由此产生的炎症主要影响眼葡萄膜和肾小管,其他器官也可能受累。有病例报告显示 TINU 综合征可伴发自身免疫性甲状腺疾病、骶髂关节炎、类风湿关节炎等,提示其发病有自身免疫机制参与。个别患者可有抗核抗体、抗中性粒细胞胞质抗体、类风湿因子等自身抗体阳性。该患者查类风湿因子即为阳性。

TINU 综合征各个年龄均可发病,最常见于儿童,但也有许多成人病例,包括一些年龄超过 60 岁的患者。TINU 综合征的发病有性别倾向,男女比例为 1:(2.5~5)。非特异性症状常为 TINU 综合征的首发症状,发热、体重减轻、疲乏最为常见,肾脏表现为肾功能下降、少量蛋白尿、镜下血尿、白细胞尿、血糖正常的糖尿,偶见嗜酸性粒细胞尿等。尿 β_2-微球蛋白为肾小管损伤的标志物,所有 TINU 综合征患者均升高。在色素膜炎患者中采用血清肌酐与尿 β_2-微球蛋白升高联合诊断 TINU 综合征的准确率为 100%,且尿 β_2-微球蛋白升高还可提示疾病复发。

眼色素膜炎可在肾脏病出现之前数周、同时或之后数月内出现。TINU 综合征患者常见双眼突发性眼痛、眼红、畏光和视力下降,也可单眼或双眼先后出现症状,典型表现为尘状角膜后沉积物、房水闪光、睫状体充血及虹膜粘连等,该病患者眼色素膜炎极易复发,复发率达 50% 以上,半数患者可转为慢性。且肾炎通常会加快眼色素膜炎的进展。该患者比较特殊,为老年女性,以发热为首发表现,同时出现了眼部症状,后发现肾功能异常。TINU 综合征患者肾穿刺活检病理表现为光镜下可见肾间质水肿,伴有大量淋巴细胞及单核细胞浸润,偶见嗜酸性粒细胞浸润,并可偶见非干酪样肉芽肿,肾小管上皮细胞呈不同程度的退行性变,而肾小球大多正常或有轻度系膜增生;免疫荧光检查一般均为阴性,少数 IgG 及 C3 沿肾小球基底膜呈线样或颗粒样沉积。TINU 综合征经常被漏诊,因此其发病率往往被低估。漏诊的原因:一是急性间质性肾炎或色素膜炎临床表现不典型,二是由于临床医师未重视以上两者之间的关联性。2001 年 Mandeville 提出了 TINU 综合征的诊断标准,根据眼部和肾脏表现分为"确定诊断""可能诊断""可疑诊断",须排除其他系统性疾病(表 7)。因此,临床上对于发热、肾功能损伤伴眼部病变的患者，须警惕 TINU 综合征的可能，应进行眼科检查及自身免疫疾病方面的筛查，并积极行肾活检明确诊断。

表7　TINU 综合征的诊断标准

TINU 综合征的诊断需要同时存在急性间质性肾炎与色素膜炎，并排除其他可引起急性间质性肾炎或色素膜炎的系统性疾病

基于对以下条件的满足分为"确定诊断""可能诊断""可疑诊断"：①急性间质性肾炎的诊断；②色素膜炎的临床特点。

确定诊断

·组织学诊断或符合临床"完全标准"的急性间质性肾炎与典型色素膜炎

可能诊断

·组织学诊断的急性间质性肾炎与非典型色素膜炎或符合临床"不完全标准"的急性间质性肾炎与典型色素膜炎

可疑诊断

·符合临床"不完全标准"的急性间质性肾炎与非典型色素膜炎

急性间质性肾炎的诊断标准

·组织学诊断标准：肾穿刺活检符合急性间质性肾炎

·临床诊断标准[*]：符合以下诊断标准（如以下三条均符合，则为符合"完全标准"；如符合少于三条标准，则符合"不完全标准"）

1. 肾功能异常（血清肌酐升高或肌酐清除率下降）

2. 尿检异常：尿 β_2-微球蛋白升高、少量蛋白尿（非肾病综合征范围的蛋白尿[#]）、尿嗜酸性粒细胞升高、无菌性血尿或脓尿、尿白细胞管型或正常血糖时尿糖阳性

3. 全身症状持续≥2 周，表现为以下症状与实验室检查异常

a. 症状与体征：发热、体重减轻、厌食、不适、乏力、皮疹、腹部或季肋部疼痛、关节痛、肌痛

b. 实验室检查：贫血、肝功能异常、嗜酸性粒细胞增多、血沉>40 mm/h

色素膜炎临床特点

·典型

1. 双侧前色素膜炎伴或不伴中色素膜炎或后色素膜炎

2. 色素膜炎发生于急性间质性肾炎前≤2 个月，或后≤12 个月

·非典型

1. 单侧前色素膜炎或中色素膜炎或后色素膜炎或以上混合存在

2. 色素膜炎发生于急性间质性肾炎前>2 个月，或后>12 个月

[*]：如果临床表现不典型，或适当治疗 6 周后肾脏疾病不改善，应行肾穿刺活检；[#]：半定量检查不超过 2+，或随机尿蛋白/肌酐<3，或尿蛋白成人<3.0 g/24 h，儿童<3.5 g/（1.73 m^2·24 h）

至今，TINU 综合征尚无标准治疗方案，目前主要为局部或系统性应用糖皮质激素治疗。当出现严重的急性肾损伤时，应早期应用中等剂量的糖皮质激素治疗，必要时甲泼尼龙冲击治疗。个别重度急性肾损伤或晚期慢性肾功能不全的患者可进行透析等替代治疗。由于约 40% 患者在糖皮质激素减量或停药后可见肾炎或眼色素膜炎再次活动，建议激素缓慢减量，根据情况加用免疫抑制剂如环磷酰胺、吗替麦考酚酯等联合治疗。既往研究认为，眼部症状可局部激素治疗，而系统性激素治疗可减少肾间质炎症与纤维化。然而 Sobolewska 等随访了 9 例 TINU 综合征患者，平均随访期54.8 个月，主要观察患者对治疗的反应，指出 TINU 综合征眼部炎症易复发，单用激素治疗效果有限，宜采用阶梯式治疗，如果局部或口服激素治疗后复发，可用激素联合免疫抑制剂治疗至少 12 个月预防复发，频繁复发患者可联合抗 TNF-α 抗体如阿达木单抗治疗。生物制剂很可能会在治疗这种疾病，尤其是耐药葡萄膜炎中找到一席之地。TINU 综合征患者通常预后良好，尤其儿童患者预后

更佳,部分成人患者对糖皮质激素治疗反应不佳,可遗留不同程度的肾功能损害,但极少数患者进展至终末期肾脏病。该患者虽为老年患者,肾功能损伤严重,但经积极糖皮质激素治疗后恢复正常,预后较好。

> **附:鉴别诊断**
>
> 　　1. ANCA 相关性血管炎　多系统受累,可表现为急性损伤和"红眼病"。血清 ANCA 阳性,急性肾损伤患者肾穿刺活检多为新月体性肾炎。
>
> 　　2. 狼疮性肾炎　中青年女性为主,多系统受累,可表现为发热、眼受累,也可出现急性肾损伤,急性肾损伤者病理表现既可为严重的毛细血管内增生,也可为新月体形成。血清 ANA,抗 ds-DNA 抗体和/或抗 Sm 抗体阳性有助于鉴别。
>
> 　　3. 流行性出血热损害　突出表现是发热、出血和肾损害,也可出现"红眼病",肾穿刺活检最明显的病理改变是急性肾小管间质性肾炎,可通过检测血清学抗汉坦病毒抗体阳性确诊。

四、练习题

1. TINU 综合征和药物相关的急性间质性肾炎的区别是什么?
2. TINU 综合征的治疗原则是什么?

五、推荐阅读

[1] 赵明辉. 肾脏病临床概览[M]. 2 版. 北京:北京大学医学出版社,2021.

[2] 黎磊石,刘志红. 中国肾脏病学[M]. 北京:人民军医出版社,2008.

[3] 唐琳,张晓雪,权松霞,等. 老年肾小管间质性肾炎-眼色素膜炎综合征一例[J]. 中华肾脏病杂志,2010,26(6):486.

[4] 杨静,杨爱祥,沈蕾. 肾小管间质性肾炎-眼色素膜炎综合征[J]. 肾脏病与透析肾移植杂志,2019,28(2):176-180.

[5] AMARO D, CARREÑO E, STEEPLES LR, et al. Tubulointerstitial nephritis and uveitis (TINU) syndrome:a review[J]. Br J Ophthalmol,2020,104(6):742-747.

[6] OKAFOR L O, HEWINS P, MURRAY P I, et al. Tubulointerstitial nephritis and uveitis (TINU) syndrome:a systematic review of its epidemiology,demographics and risk factors[J]. Orphanet J Rare Dis,2017,12(1):128.

[7] CLIVE DM, VANGURI VK. The Syndrome of Tubulointerstitial Nephritis With Uveitis (TINU) [J]. Am J Kidney Dis,2018,72(1):118-128.

（杨自君　朱　清）

一、病历资料

吕某某,女,23 岁。

(一)门诊接诊

1. 主诉 右侧腰痛 5 d,发热 4 d。

2. 问诊重点 青年女性,病程短,急性起病,以右侧腰痛及发热为主要临床表现。腰痛是一种常见临床症状,可由多种原因引起,腰部组织及腰部器官病变均可出现腰痛。腰部组织,如脊柱、肌肉、神经、皮肤等病变可出现腰痛。器官,如肾、肝、胆、胰腺、子宫附件等病变也可出现腰痛。腰部组织病变往往有扭伤、挫伤等诱因,且一般有随体位改变疼痛加剧的临床特征。肾脏疾病引起的腰痛,往往伴随泌尿系统其他症状。所以,问诊的时候,应着重围绕着疼痛的位置、性质、有无放射性疼痛、有无尿急尿频尿痛、有无恶心呕吐、有无发热等症状。

3. 问诊内容

(1)诱发因素:如因受凉、外伤等诱发腰痛,则腰肌劳损、腰椎病可能性大。

(2)主要症状:疼痛的性质及部位,如泌尿系结石引起的疼痛一般为绞痛,疼痛剧烈,同时伴随恶心呕吐、肉眼血尿等症状。可以根据腰痛的症状鉴别肾结石、输尿管结石引起的腰痛。

(3)伴随症状:询问有无尿急、尿频、尿痛、肉眼血尿、发热、尿量改变、恶心呕吐、头痛等症状来协助诊断。

(4)诊治经过:此次就诊前有无其他医院就诊,是否行尿常规、泌尿系彩超或 CT、血常规、血生化等检查,用药情况以及治疗效果。

(5)既往史:询问患者既往有无泌尿系感染、泌尿系结石、泌尿系梗阻、泌尿系畸形等病史,有无肾脏疾病、免疫功能异常、高血压、糖尿病、心血管系统疾病等病史。

(6)个人史:患者有发热症状,询问患者是否有疫区、疫水接触史。

(7)家族史:询问是否有泌尿系统疾病家族史。

问诊结果

患者 5 d 前无明显诱因出现右侧腰部钝痛,无发热、寒战,无尿频、尿急、尿痛,无排尿困难,无肉眼血尿,未予重视。4 d 前晨起出现发热,体温最高可达 40 ℃,伴寒战,伴尿急尿频尿痛,无排尿困难,无肉眼血尿,无头晕、头痛,无腹痛、腹胀、腹泻,无咳嗽、咳痰。自行口服"感冒颗粒"后体温降至 37.4 ℃,当日下午前来我院就诊,血常规、血生化示:白细胞 $11.89×10^9$/L,C 反应蛋白 26.08 mg/L,血肌酐 56 μmol/L。尿常规示:白细胞 126.06/μL,尿蛋白+。尿培养示:大肠埃希菌。诊断为"尿路感染",给予头孢泊肟酯 100 mg bid po,碳酸氢钠 0.9 g tid po。疗程 1 周。3 d 前患者再次出现发热,体温 39.7 ℃,伴畏寒、寒战,伴头痛,伴恶心呕吐,伴尿急尿频尿痛,伴右肾区疼痛,至当地医院给予退热药物及抗感染药物治疗(具体不详),仍间断发热。为进一步诊治前来我院,门诊以"急性肾盂肾炎"收入院。自患病来,患者神志清、精神可,饮食睡眠欠佳,小便如前所述,大便正常,体重无明显变化。既往史:1 年前因"急性肾盂肾炎"于当地医院住院治疗,自诉治愈后出院。否认泌尿系结石、泌尿系梗阻、泌尿系畸形等病史,否认肾脏疾病、免疫功能异常等病史。

4.思维引导　经详细询问患者病史,患者腰痛无明显扭伤、摔伤等诱因,先出现右侧腰痛,其后出现尿频、尿急、尿痛,继而出现全身感染症状如寒战、高热、恶心、呕吐、头痛等症状,结合门诊及当地医院尿常规及血常规、血生化、尿培养等结果,考虑诊断为急性肾盂肾炎。辅助检查示蛋白尿(+),考虑由发热所致,尿路感染也可导致尿蛋白增多。

(二)体格检查

1.重点检查内容与目的　患者此次就诊主要症状为腰痛,对患者进行体格检查时,不仅须进行系统全面的查体,而且须特别注意肾区叩击痛、输尿管走行区的查体。因为考虑是泌尿系统疾病,还应同时关注是否有颜面部及双下肢水肿。

体格检查结果

T 38.5 ℃,P 102 次/min,R 18 次/min,BP 125/72 mmHg

神志清,精神可,营养中等,发育正常,步行入病房,对答切题,查体合作。全身皮肤黏膜无明显黄染,颜面部未见水肿,颈软,颈静脉无怒张,气管位居中,双侧甲状腺未触及肿大。胸廓无畸形,呼吸运动正常,语颤正常,无胸膜摩擦感,叩诊清音,双肺呼吸音粗,未闻及干、湿啰音及哮鸣音,心率 102 次/min,律齐,各瓣膜听诊区未闻及病理性杂音。腹部平坦,未见胃肠型、蠕动波。无腹壁静脉曲张。无明显压痛、反跳痛,肝、脾肋下未触及,胆囊未触及,墨菲征阴性,右肾区叩击痛,输尿管走行区无压痛。移动性浊音(−),四肢肌力 5 级,肌张力正常,双下肢无水肿,双侧足背动脉搏动存在。

2.思维引导　患者目前查体右肾区叩击痛,结合之前的问诊结果,考虑泌尿系统疾病。为明确诊断,须行进一步辅助检查确定诊断,并且需要完善泌尿系影像学检查,以除外泌尿系结石、泌尿系梗阻、泌尿系畸形等因素所导致的复杂性尿路感染。同时,注意鉴别诊断,注意排除因胆囊、胰腺、子宫附件等器官病变引起的腰痛。

(三)实验室检查

1.主要内容与目的
(1)血常规、CRP、降钙素原:查看患者全身炎症状态。
(2)尿常规:查看患者尿白细胞、尿细菌、尿红细胞、尿蛋白等,明确泌尿系感染诊断。
(3)血液生化:查看患者肝功能、肾功能、血糖、血脂、电解质等,评估患者一般情况。
(4)尿培养、尿液找细菌、真菌、尿液找抗酸杆菌:明确致病菌,并且排除真菌、抗酸杆菌等感染。
(5)泌尿系彩超:以除外泌尿系结石、泌尿系梗阻、泌尿系畸形等因素所导致的复杂性尿路感染。
(6)腹部彩超、子宫附件彩超:以排除因胆囊、胰腺、子宫附件等器官病变引起的腰痛。
(7)肺部 CT:以排除肺部感染引起的发热。

辅助检查结果

(1)血常规、CRP、降钙素原:Hb 132 g/L,WBC 10.40×10^9/L↑,PLT 335×10^9/L,CRP 18.2 mg/L↑,降钙素原 0.352 ng/mL↑。

(2)尿常规:尿白细胞 826/μL↑,尿红细胞 29/μL↑,尿细菌 486/μL↑,蛋白(+)↑。

（3）血液生化：肌酐 52 μmol/L，丙氨酸氨基转移酶 34 U/L，白蛋白 33.6 g/L↓，总胆固醇 3.83 mmol/L，血糖 4.69 mmol/L，钾 3.9 mmol/L，钠 141 mmol/L。

（4）尿培养、尿液找细菌真菌、尿液找抗酸杆菌：尿培养示大肠埃希菌↑。尿液未见真菌，尿液未见抗酸杆菌。

（5）泌尿系 B 超：双肾、输尿管、膀胱未见明显占位性病变。

（6）腹部彩超、子宫附件彩超：腹部及子宫附件未见异常。

（7）肺部 CT：未见异常。

2. 思维引导　患者年轻女性，病程短，急性起病，以腰痛为首发症状，同时伴随高热、尿频、尿急、尿痛，查体右肾区叩击痛，辅助检查显示尿白细胞、尿细菌增高，尿培养示大肠埃希菌，急性肾盂肾炎诊断明确。患者病程中出现蛋白尿，考虑由发热本身所致，目前不支持肾炎综合征诊断。

（四）初步诊断

该患者诊断：急性肾盂肾炎。

诊断依据：①年轻女性，病程短，急性起病。②以腰痛为首发症状，同时伴随高热、尿频尿急尿痛。③查体右肾区叩击痛。④辅助检查示：尿白细胞、尿细菌增高，尿培养示大肠埃希菌。

二、诊疗经过

1. 一般治疗　急性期注意休息，多饮水，勤排尿。发热患者给予易消化、高热量饮食。尿急尿频尿痛明显者，可给予口服碳酸氢钠片 0.9 g tid，以碱化尿液、缓解症状等。尿路感染反复发作者，应积极寻找病因，及时去除复发因素。

2. 泌尿系彩超　已除外泌尿系结石、泌尿系梗阻、泌尿系畸形等外科因素所导致的复杂性尿路感染，可以规范抗感染治疗。

3. 规范抗感染治疗

（1）用药原则：①选用致病菌敏感的抗生素。初发尿路感染在无尿细菌培养和药敏试验结果前，首选对革兰氏阴性杆菌有效的抗生素，治疗 3 d 症状无改善者应按药敏试验结果调整用药。②选择在尿液和肾脏药物浓度高的抗生素。③选用肾毒性小、不良反应小的抗生素，并根据肝功能、肾功能情况调整药物剂量。④在单一药物治疗失败、严重感染、混合感染或出现耐药菌时应联合用药。⑤根据不同类型尿路感染选择抗生素的种类、剂量及疗程。常用的抗生素包括 β-内酰胺类（青霉素类、头孢菌素类）、喹诺酮类（如诺氟沙星、氧氟沙星等）以及磺胺类。

（2）急性肾盂肾炎治疗：此患者确诊为急性肾盂肾炎，尿培养显示大肠埃希菌，选用敏感药物哌拉西林他唑巴坦，4.5 g q12 h 输注 5 d，体温恢复正常后，院外改为口服药物头孢泊肟酯 100 mg bid po，继续治疗 9 d，总疗程达到 14 d。

4. 思维引导　急性肾盂肾炎治疗，一般尽快明确病原菌，给予敏感抗生素治疗，积极控制感染，以阻止肾乳头坏死、肾周围脓肿、急性肾衰竭、败血症、菌血症等并发症的发生。急性肾盂肾炎治疗效果一般较好，但也有部分患者转变为慢性肾盂肾炎，或出现严重并发症导致预后较差。

三、思考与讨论

肾盂肾炎是指肾盂黏膜及肾实质的感染性疾病，有急性和慢性之分。根据有无尿路结构或功能的异常，可分为复杂性和非复杂性尿感。复杂性尿感是指伴有尿路引流不畅、结石、畸形、膀胱输尿管反流等结构或功能的异常，或在慢性肾实质性疾病基础上发生的尿路感染。不伴有上述情况者称为非复杂性尿感。

急性肾盂肾炎好发于年轻女性,尤其是有复杂性因素的情况下更易好发。临床表现与感染程度相关,通常起病较急。①全身症状:发热、寒战、头痛、全身酸痛、恶心、呕吐等,体温多在38.0℃以上,部分患者可出现败血症。②泌尿系统症状:尿频、尿急、尿痛、排尿困难、下腹部疼痛、腰痛等。腰痛程度不一,一般为钝痛或酸痛。③体格检查:除发热、心动过速、全身酸困外,还可有单侧或双侧肋脊角或输尿管点压痛和/或肾区叩击痛。

慢性肾盂肾炎,临床表现较为复杂,全身及泌尿系统局部表现可不典型,有时仅有无症状性菌尿。半数以上患者有急性肾盂肾炎病史,后出现程度不同的低热、间歇性尿频、排尿不适、腰部酸痛及肾小管功能受损表现,如夜尿增多、低比重尿等,甚至病情持续可发展为慢性肾衰竭。

该患者年轻女性,病程短,急性起病,以腰痛为首发症状,同时伴随高热、尿频、尿急、尿痛。查体右肾区叩击痛(+)。辅助检查示:尿白细胞、尿细菌增高,尿培养示大肠埃希菌。急性肾盂肾炎诊断明确。急性肾盂肾炎诊断一旦明确,治疗上积极排除易感因素,及时给予敏感的抗生素治疗,并注意防治并发症,急性肾盂肾炎治疗效果一般较好。如果急性肾盂肾炎未予有效治疗,部分患者出现严重并发症或进展为慢性肾盂肾炎,预后较差。

附:鉴别诊断

尿路感染要与以下疾病相鉴别。

1. 尿道综合征　常见女性,患者有尿急、尿频、尿痛及排尿不适等尿路刺激症状,但多次检查均无尿液脓球及血细胞超标。

2. 肾结核　尿路刺激症状更为明显,一般抗生素治疗无效,尿沉渣可找到抗酸杆菌,尿培养结核分枝杆菌阳性,而普通细菌培养为阴性。

3. 慢性肾小球肾炎　慢性肾盂肾炎当出现肾功能减退、高血压等时,应与慢性肾小球肾炎相鉴别。慢性肾小球肾炎多为双侧肾脏受累,并常有较明确的蛋白尿、血尿和水肿病史。慢性肾盂肾炎常有尿路刺激征,细菌学检查阳性,影像学检查可表现为双肾不对称性缩小。

四、练习题

1. 肾盂肾炎的易感因素有哪些?
2. 肾盂肾炎的临床表现有哪些?
3. 肾盂肾炎的治疗原则是什么?

五、推荐阅读

[1]葛均波,徐永建.内科学[M].8版.北京:人民卫生出版社,2013.

[2]王海燕,赵明辉.肾脏病学[M].4版.北京:人民卫生出版社,2020.

[3]尿路感染诊断与治疗中国专家共识编写组.尿路感染诊断与治疗中国专家共识(2015版)—尿路感染抗菌药物选择策略及特殊类型尿路感染的治疗建议[J].中华泌尿外科杂志,2015,4(36):245-248.

（郭　敏　杜跃亮）

案例 23　膀胱炎

一、病历资料

赵某某,女,29 岁。

(一)门诊接诊

1. 主诉　尿频、尿急、尿痛 3 d,肉眼血尿 1 d。

2. 问诊重点　青年女性,起病急,病程短,以尿频尿急尿痛、肉眼血尿为主要临床表现。尿频、尿急、尿痛伴肉眼血尿是泌尿系常见的、有诊断意义的临床症状,一旦出现以上症状,首先考虑泌尿系疾病。膀胱炎、泌尿系结核均有典型的尿路刺激症状。泌尿系感染、肾炎综合征、泌尿系结石、泌尿系肿瘤会出现肉眼血尿。所以,在问诊的时候,着重围绕着尿频尿急尿痛症状的同时,还要关注肉眼血尿的特点。以便区分泌尿系感染、泌尿系结石、泌尿系肿瘤,同时还要注意有无其他全身症状,如腹痛、腰痛、消瘦等,有无伴随全身水肿、泡沫样尿、高血压、尿量减少、低热盗汗、咳嗽、咳痰等其他症状。

3. 问诊内容

(1)诱发因素:询问近期有无尿路梗阻、医源性操作、生殖系统感染、呼吸道感染、胃肠道感染、排尿情况及有无憋尿等,判断有无此类诱因引起的泌尿系感染。

(2)主要症状:询问尿急、尿频、尿痛的特点,尿路刺激症状发生的时间及前驱症状。不仅有助于判断急性或慢性尿路感染,还有助于判断非特异性感染与特异性感染。同时需要询问肉眼血尿的特点,是否为全程血尿,有无血块出现,有无腰疼出现,近期是否服用导致尿液变红的药物或食物等。

(3)伴随症状:询问有无水肿、泡沫样尿、高血压、尿量减少、皮疹、发热、咳嗽、咳痰、低热盗汗、腰痛、排尿困难等症状来明确诊断。

(4)诊治经过:此次就诊前有无其他医院就诊,是否行尿常规、泌尿系彩超、血常规、血生化、尿培养等检查,检查结果如何,药物应用情况和对治疗的反应情况。

(5)既往史:询问患者既往有无泌尿系感染、泌尿系结石、泌尿系梗阻、泌尿系肿瘤、肾炎综合征等病史,有无结核病病史及结核感染高危因素如糖尿病、免疫功能异常等病史。

(6)个人史:询问患者食物、药物过敏史。

(7)月经生育史:因须排除肺外结核情况,特别是生殖系统结核,应询问患者末次月经时间,是否有月经稀少、闭经、不孕不育等病史。

(8)家族史:询问是否有泌尿系疾病、结核病等家族史。

问诊结果

患者 3 d 前无明显诱因出现尿频、尿急、尿痛,无发热、寒战,无腰痛,无肉眼血尿,于当地诊所给予对症治疗,具体用药不详。1 d 前患者出现肉眼血尿,不伴寒战发热,不伴腰痛,不伴恶心、呕吐,不伴咳嗽、咳痰,不伴低热盗汗。为进一步诊治,当日前来就诊,血常规、血生化示:白细胞 $10.21×10^9$/L,C 反应蛋白 7.8 mg/L,肌酐 62 μmol/L。尿常规示:红细胞满视野,白细胞 194.1/μL,尿细菌 1209.2/μL,尿蛋白(−)。为进一步诊治,门诊以"急性(出血性)膀胱炎"收入院。

自患病来,患者神志清、精神可,饮食睡眠欠佳,小便如前所述,大便正常,体重变化情况不详。

既往史:3 个月前因"急性膀胱炎"于当地医院门诊治疗,自诉治愈后停药。否认高血压、糖尿病、冠心病等慢性疾病史。否认泌尿系结石、泌尿系梗阻、泌尿系肿瘤等病史,否认肾脏疾病、免疫功能异常等病史。

4. 思维引导　经详细询问患者病史及分析,患者病程短、起病急,仅有尿急、尿频、尿痛及肉眼血尿症状。既往无泌尿系结石、泌尿系梗阻、泌尿系肿瘤、肾脏疾病、免疫功能异常、结核病等病史。临床接诊泌尿系感染患者,还须区分非特异性感染与特异性感染。非特异性感染由一般病原微生物如细菌、病毒引起的感染性炎症,通常起病急,症状明显,规范治疗短期内可治愈。特异性感染由特殊病原体感染引起,其中尿路结核最为常见,其病程长,表现为持续进行,尿频、尿急、尿痛症状严重,一般抗感染治疗无效,短期内无法治愈。此患者既往无结核病病史,无结核感染高危因素如糖尿病、免疫功能异常等病史,且无腰痛、咳嗽、咳痰、低热盗汗等伴随症状。结合门诊尿常规及血常规、血生化等结果,考虑诊断为急性膀胱炎。

(二)体格检查

1. 重点检查内容与目的　患者此次就诊主要症状为尿急、尿频、尿痛及肉眼血尿,对患者进行体格检查时,不仅需要进行系统全面的查体,而且需要特别注意肺部视、触、叩、听的查体,以及肾区叩击痛、输尿管走行区是否有压痛等查体。还需要排查生殖系统结核体征,有无盆腔内包块、子宫腔狭窄粘连等。如果患者为男性,还需要注意前列腺触诊大小,输精管有无增粗,附睾有无硬结等。因为有肉眼血尿,还应同时关注是否有颜面部及双下肢水肿等肾炎综合征体征。

体格检查结果

T 36.7 ℃,P 81 次/min,R 18 次/min,BP 129/77 mmHg

神志清,精神可,营养中等,发育正常,步行入病房,对答切题,查体合作。全身皮肤黏膜无明显黄染,颜面部未见水肿,颈软,颈静脉无怒张,气管位居中,双侧甲状腺未触及肿大。胸廓无畸形,呼吸运动正常,语颤正常,无胸膜摩擦感,叩诊清音,双肺呼吸音粗,未闻及干、湿啰音及哮鸣音。心率 81 次/min,律齐,各瓣膜听诊区未闻及病理性杂音。腹部平坦,未见胃肠型、蠕动波。无腹壁静脉曲张。无明显压痛、反跳痛,肝、脾肋下未触及,胆囊未触及,墨菲征阴性,双肾区无叩击痛,输尿管走行区无压痛,移动性浊音(-),四肢肌力 4 级,肌张力正常,双下肢无水肿,双侧足背动脉搏动存在。生殖系统未见异常。

---

2. 思维引导　患者目前考虑诊断为急性膀胱炎,须行进一步辅助检查确定诊断,并且需要完善泌尿系、生殖系影像学检查,以除外泌尿生殖系结核、泌尿系结石、泌尿系梗阻、泌尿系肿瘤等。同时,因患者肉眼血尿,须注意与肾炎综合征鉴别诊断,查尿红细胞形态分析,注意排除肾性血尿。

(三)实验室检查

1. 主要内容与目的

(1)血常规、CRP、降钙素原:查看患者是否大量失血及炎症状态。

(2)尿常规:查看患者尿白细胞、尿细菌、尿红细胞、尿蛋白等,明确尿路感染诊断。

(3)尿红细胞形态:注意排除肾性血尿。

(4)血液生化:查看患者肝功能、肾功能、血糖、血脂、电解质等,评估患者一般情况。

(5)尿培养、尿液找细菌真菌、尿液找抗酸杆菌:明确致病菌,并且排除真菌、抗酸杆菌等感染。

（6）T-SPOT：查明是否有结核菌感染。

（7）泌尿系彩超：以除外泌尿系结石、泌尿系梗阻、泌尿系肿瘤等引起肉眼血尿的原因。

（8）腹部彩超、子宫附件（男性生殖系统）彩超：以排除因结核引起的腹部、生殖系统等肺外结核。

（9）肺部 CT：查明是否存在肺结核。

（10）尿蛋白定量：观察是否有大量蛋白尿

（11）完善 ANCA、ANA 等自身抗体检查：排除免疫系统疾病引起尿路出血。

辅助检查结果

（1）血常规、CRP、降钙素原：Hb 135 g/L，WBC 11.20×10^9/L↑，PLT 322×10^9/L，CRP 19.3 mg/L↑，降钙素原0.242 ng/mL↑。

（2）尿常规：尿红细胞满视野↑，尿白细胞506/μL↑，尿细菌1682/μL↑，蛋白（−）。

（3）尿红细胞形态：均一性尿红细胞。

（4）血液生化：肌酐66 μmol/L，尿酸318 μmol/L，丙氨酸氨基转移酶31 U/L，白蛋白46 g/L，总胆固醇5.09 mmol/L，血糖4.34 mmol/L，钾3.7 mmol/L，钠141 mmol/L。

（5）尿培养、尿液找细菌真菌、尿液找抗酸杆菌：尿培养示大肠埃希菌↑。尿液未见真菌，尿液未见抗酸杆菌。

（6）T-SPOT：阴性。

（7）泌尿系 B 超：双肾、输尿管、膀胱未见明显占位性病变。

（8）腹部彩超、子宫附件彩超：腹部及子宫附件未见异常。

（9）肺部 CT：未见异常。

---

2. 思维引导　患者年轻女性，急性起病，病程短，以尿频、尿急、尿痛为首发症状，同时伴随肉眼血尿，无寒战、高热、头痛、恶心呕吐等感染中毒全身症状。查体无肾区叩击痛，输尿管走行区无压痛。辅助检查显示尿红细胞满视野、尿白细胞增多、尿细菌增高、尿培养示大肠埃希菌，尿液未见真菌、抗酸杆菌，T-SPOT 阴性，且肺部 CT 呈阴性。结合以上情况，急性膀胱炎诊断明确。

（四）初步诊断

该患者诊断：急性膀胱炎。

诊断依据：①年轻女性，病程短，急性起病。②患者年轻女性，以尿频、尿急、尿痛为首发症状，同时伴随肉眼血尿。③辅助检查示：尿红细胞满视野，尿白细胞、尿细菌增高，尿培养示大肠埃希菌。④无寒战、高热、头痛、恶心、呕吐等感染中毒全身症状，查体双肾区无叩击痛，尿液未见真菌、抗酸杆菌，T-SPOT 阴性，泌尿生殖系统彩超未见异常。

二、诊疗经过

1. 一般治疗　急性期注意休息，多饮水，勤排尿。建议给予易消化、高热量饮食。尿急、尿频、尿痛明显者，可给予口服碳酸氢钠片0.9 g tid，以碱化尿液、缓解症状等。尿路感染反复发作者，应积极寻找病因，及时去除复发因素。

2. 泌尿系彩超　目前已除外泌尿系结石、泌尿系梗阻、泌尿系畸形等外科因素所导致的复杂性尿路感染，可以规范抗感染治疗。

3. 尿液检测　未见真菌，未见抗酸杆菌。T-SPOT 阴性。尿培养示：大肠埃希菌。考虑非特异性感染致尿路感染，按照急性膀胱炎治疗原则治疗即可。

4. 规范抗感染治疗

（1）用药原则：①选用致病菌敏感的抗生素。无病原学结果之前，一般选用对革兰氏阴性杆菌有效的抗生素。有病原学结果的患者，按尿培养及药敏试验结果选用抗生素。②肾脏原形排出的抗生素在尿液和肾脏内的浓度高。③选用肾毒性小、不良反应小的抗生素。④单一药物治疗失败、严重感染、混合感染、耐药菌株出现时应联合用药。⑤对不同类型的尿路感染给予不同治疗疗程。

（2）急性膀胱炎治疗：此患者确诊为急性膀胱炎，尿培养显示大肠埃希菌，选用敏感药物哌拉西林他唑巴坦，4.5 g q12 h 输注 3 d，同时辅助碳酸氢钠 0.9 g tid 口服以碱化尿液、缓解症状。

5. 思维引导

急性膀胱炎治疗，一般尽快明确病原菌，给予敏感抗生素治疗，积极控制感染，以阻止出现上尿路感染、肾乳头坏死、肾周围脓肿、急性肾衰竭、败血症、菌血症等并发症。急性膀胱炎治疗效果一般较好，但也有部分患者出现严重并发症，预后较差。急性膀胱炎目前一般建议短疗程疗法，与单剂量疗法相比，短疗程疗法更有效，耐药性并无增加，可减少复发，增加治愈率。

三、思考与讨论

尿路感染是指各种病原微生物在尿路中生长、繁殖而引起的炎症性疾病，多见于育龄期女性、老年人、免疫力低下及尿路畸形者。根据尿路感染发生部位可分为上尿路感染和下尿路感染，前者主要指肾盂肾炎，后者指膀胱炎、尿道炎。根据有无尿路结构或功能的异常，又可分为复杂性尿路感染和非复杂性尿路感染。根据病原体不同，可以分为非特异性感染与特异性感染。非特异性感染由一般微生物如细菌、病毒引起的感染性炎症。特异性感染由特殊病原体引起，其中尿路结核最为常见。

急性膀胱炎占尿路感染的60%以上，分为急性单纯性膀胱炎和反复发作性膀胱炎。主要表现为尿频、尿急、尿痛、排尿不适、下腹部疼痛等，部分患者可出现排尿困难。尿液常混浊，约30%可出现肉眼血尿。一般无全身感染症状，少数患者可出现发热，但体温一般不超过38.0 ℃。如患者有突出的全身感染症状，如发热、寒战、头痛、全身酸痛、恶心、呕吐等，体温在38.0 ℃以上，应考虑为上尿路感染。致病菌多为大肠埃希菌，占75%以上。

真性菌尿的存在表明有尿路感染，但明确是上尿路或下尿路感染，需要尿路感染的定位诊断。上尿路感染常有发热、寒战甚至出现毒血症症状，伴随明显腰痛，输尿管点压痛，肾区叩击痛等。而下尿路感染，常以膀胱刺激征为突出表现，无发热、腰痛等。

该患者年轻女性，病程短，急性起病，以尿急、尿频、尿痛为首发症状，同时伴随肉眼血尿。无发热、寒战、全身酸痛等毒血症症状。查体无腰痛、输尿管点压痛、肾区叩击痛等体征。辅助检查示：尿红细胞满视野，尿白细胞、尿细菌增高，尿培养示大肠埃希菌，尿液检测未见真菌，未见抗酸杆菌。T-SPOT 阴性。综合以上判断，诊断为急性膀胱炎明确。急性膀胱炎诊断一旦明确，治疗上积极排除易感因素，并及时给予敏感的抗生素治疗，并注意防治并发症，急性膀胱炎治疗效果一般较好。如果急性膀胱炎未予有效治疗，部分患者发展为上尿路感染或出现严重并发症。

附：鉴别诊断

不典型急性膀胱炎要与以下疾病相鉴别。

1. 尿道综合征　常见女性，患者有尿急、尿频、尿痛及排尿不适等尿路刺激症状，但多次检查均无尿液脓球及血细胞超标真性细菌尿。

2. 泌尿系结核　尿路刺激症状较急性膀胱炎更为明显，常伴发热、腰痛等全身症状，一般抗生素治疗无效，尿沉渣可找到抗酸杆菌，T-SPOT 阳性，尿培养结核分枝杆菌阳性，而普通细菌培养为阴性。

3.泌尿系结石、泌尿系肿瘤　急性膀胱炎出现肉眼血尿时,须与泌尿系结石、泌尿系肿瘤相鉴别,泌尿系影像学等检查有助于排除诊断。

4.肾炎综合征　急性膀胱炎出现血尿时,须与肾炎综合征相鉴别,查尿红细胞形态、尿蛋白等有助于鉴别。

四、练习题

1.急性膀胱炎的易感因素有哪些?

2.急性膀胱炎的临床表现有哪些?

3.急性膀胱炎的鉴别诊断有哪些?

4.急性膀胱炎的治疗原则是什么?

五、推荐阅读

[1]葛均波,徐永建.内科学[M].8版.北京:人民卫生出版社,2013.

[2]王海燕,赵明辉.肾脏病学[M].4版.北京:人民卫生出版社,2020.

[3]尿路感染诊断与治疗中国专家共识编写组.尿路感染诊断与治疗中国专家共识(2015版)—尿路感染抗菌药物选择策略及特殊类型尿路感染的治疗建议[J].中华泌尿外科杂志,2015,4(36):245-248.

（郭　敏　杜跃亮）

案例 24 Alport 综合征

一、病例资料

李某某,女,39岁。

(一)门诊接诊

1. 主诉 体检发现蛋白尿 14 年,加重半年。

2. 问诊重点 首先应追溯患者发现蛋白尿的确切时间及至目前的演变过程,呈持续性还是间歇性,有无诱因,有无加重;其次询问是否合并血尿、水肿、尿量变化、高血压及肾功能异常及其出现的先后顺序;同时应注意询问患者有无其他伴随症状及其他各系统症状;患者中年女性,病史较长,发病年龄较早,应注意询问诊治经过及治疗效果,同时注意询问患者家族史情况。

3. 问诊内容

(1)诱发因素:有没有发热、剧烈运动、精神紧张等诱发因素。

(2)主要症状:蛋白尿为持续性还是间歇性,尿蛋白定量结果,有没有合并血尿,如果合并血尿为镜下血尿还是肉眼血尿,尿量变化,有无水肿、高血压及肾功能异常。

(3)伴随症状:有无发热、皮疹、关节痛、脱发、口腔溃疡,若有可能存在系统性红斑狼疮;有无头晕、头痛、血压异常,若有需要明确血压升高出现的时间及与蛋白尿的关系;有无眼部及听力异常,排除遗传性肾脏疾病。

(4)诊治经过:是否药物治疗,用何种药物、具体剂量、效果如何,协助肾脏病理类型判断及后期治疗方案制订。

(5)既往史:是否有糖尿病、高血压、冠心病病史。

(6)个人史:患者的抽烟与饮酒史等。

(7)家族史:家族成员有无类似疾病病史。

问诊结果

14 年前于体检时发现蛋白尿,尿常规:尿蛋白(++),尿红细胞(+),24 h 尿蛋白定量 1.3 g。无肉眼血尿,无水肿、尿量及尿色改变,无发热、皮疹、关节痛、脱发及口腔溃疡,无头晕、头痛、胸闷、气短,无视力及听力异常,未诊治。11 年前前来就诊,查尿常规:尿蛋白(+),尿红细胞 43/μL,镜检示异常形态红细胞占 60%,24 h 尿蛋白定量 0.6 g。生化示:尿素氮 4.59 mmol/L,血清肌酐 48 μmol/L,血白蛋白 38.9 g/L,无其他伴随症状,建议行肾穿刺活检术明确病因,患者拒绝,予以"缬沙坦 80 mg/d"口服治疗,后未规律复查。8 年前于外院查尿蛋白(+++),点式总蛋白 5.84 g/g,尿红细胞 76/μL,白蛋白 25.8 g/L,血清肌酐 74 μmol/L,诊断为"肾病综合征",给予"醋酸泼尼松片 60 mg/d"口服治疗,并逐渐减量,尿蛋白波动于(+~+++),6 个月后改服用"雷公藤多苷片 20 mg tid po"治疗约半年,尿蛋白无明显变化。6 年前,复查尿蛋白(++),点式总蛋白 1.47 g/g,尿红细胞 51/μL,给予"吗替麦考酚酯片 0.5 g bid po"服药 1 年余,后复查点式总蛋白 2.36 g/g,尿红细胞 47/μL,血清肌酐 86 μmol/L,改用"他克莫司胶囊 1 mg q12h po",治疗半年左右,复查点式总蛋白波动于 2 g/g 后停用。此后未规律复查及治疗。近半年自觉双下肢间断水肿,查 24 h 尿蛋白定量波动于 1.47~3.89 g,尿红细胞 33~78/μL,血清肌酐72～99 μmol/L,今为求进一步诊治来院。自发病以来,食欲正常,睡眠正常,大便正常,尿量及尿色正常,精神正常,体重无明显变化。家族史:父亲55岁发现血肌酐升高(具体不详),母亲及子女无类似疾病。

4. 思维引导　该患者蛋白尿病史14年,呈持续性,24 h尿蛋白定量波动于0.6～5.84 g,且合并镜下血尿,考虑患者为病理性蛋白尿,须进一步完善尿蛋白定量、尿红细胞形态分析、尿蛋白电泳、泌尿系及肾血管超声明确蛋白尿、血尿性质及肾脏病变部位。患者育龄期女性,须进一步完善免疫学相关指标排除系统性红斑狼疮、血管炎等继发性肾病;患者发病年龄较早,蛋白尿逐渐增多呈肾病综合征状态,糖皮质激素及免疫抑制剂治疗无效,且其父亲有慢性肾脏病病史,须进一步完善眼部及耳部相关检查,明确有无其他遗传性肾脏病,必要时行肾穿刺活检及基因检测。

(二)体格检查

1. 重点检查内容与目的　患者持续性蛋白尿、血尿14年,应检查患者的血压情况、有无眼睑及双下肢水肿、有无移动性浊音存在;患者育龄期女性,有蛋白尿及血尿病史,须查看有无皮肤黏膜、关节病变及心肺异常;患者发病年龄较早,其父亲有慢性肾脏病病史,须进一步检查患者眼部及听力有无异常,明确患者有无遗传性肾脏病。

> **体格检查结果**
>
> T 36.5 ℃,P 88 次/min,R 20 次/min,BP 123/78 mmHg
>
> 神志清楚,营养中等,发育正常,走入病房,自动体位,对答切题,查体合作。全身皮肤黏膜无明显黄染及皮疹。浅表淋巴结未触及。头颅无畸形,双侧眼睑无水肿。巩膜无黄染,角膜明,瞳孔对光反射灵敏。外耳道、鼻道未见异常分泌物。粗测听力无减退。口腔黏膜无溃疡,咽无充血,双侧扁桃体无肿大。颈软,颈静脉无怒张,气管位居中,双侧甲状腺未触及肿大。胸廓无畸形,呼吸运动正常,语颤正常,无胸膜摩擦感,叩诊清音,双肺呼吸音清,未闻及干、湿啰音及哮鸣音。心率88 次/min,律齐,各瓣膜听诊区未闻及病理性杂音。腹平软,未见胃肠型、蠕动波,无腹壁静脉曲张,无明显压痛、反跳痛,未及异常包块,肝、脾肋下未触及,肝、肾区无叩痛,胆囊未触及,墨菲征阴性,移动性浊音(-),肠鸣音2 次/min,未闻及血管杂音。双下肢轻度指凹性水肿,四肢关节无畸形,无肿胀、压痛,活动自如,四肢肌力、肌张力正常。双侧膝反射正常,巴宾斯基征(-),双侧足背动脉搏动存在。

2. 思维引导　患者体格检查双下肢轻度水肿,无血压升高、皮疹、口腔溃疡,无心、肺及眼、耳异常,须进一步行实验室检查、影像学检查及病理检查明确诊断。

(三)实验室检查

1. 主要内容与目的

(1)血常规:查看患者有无贫血、白细胞及血小板减少。

(2)尿常规:查看患者有无蛋白尿、血尿、白细胞尿以及管型。

(3)24 h尿蛋白定量:查看患者蛋白尿定量情况。

(4)尿红细胞形态分析:查看患者尿红细胞情况及形态有无异常,判断血尿来源。

(5)血液生化:查看患者肝功能、肾功能以及电解质、血脂、血糖水平。

(6)血免疫指标:ANA、抗ds-DNA 抗体、ENA 谱、ANCA 四项、抗 GBM 抗体,血游离轻链(κ-LC,

λ-LC），血 M 蛋白，查看患者是否存在继发性肾脏病。

（7）抗磷脂酶 A2 受体抗体（PLA2R）：查看是否有 PLA2R 相关的膜性肾病存在。

（8）眼部检查：明确有无圆锥形晶体及眼底病变。

（9）耳部电测听检查：明确有无感音性耳聋。

（10）心电图：是否存在心律失常及心肌缺血。

（11）胸部 CT：明确肺部情况。

（12）泌尿系超声：明确肾脏大小及形态。

（13）双肾血管超声：排除左肾静脉受压综合征。

（14）肾病理检查：明确患者引起蛋白尿、血尿的病理类型。

（15）基因检测：确诊疾病、辅助明确遗传方式及进行产前诊断。

辅助检查结果

（1）血常规：WBC $10.6×10^9$/L，RBC $4.2×10^{12}$/L，Hb 121.0 g/L，PLT $283×10^9$/L。

（2）尿常规：蛋白（+++），红细胞 51/μL。

（3）24 h 尿蛋白定量：3.89 g。

（4）尿红细胞形态分析：正常红细胞计数 16/μL（31%），异常红细胞计数 35/μL（69%）。

（5）血液生化：尿素氮 4.5 mmol/L，血清肌酐 52 μmol/L，eGFR 94 mL/（min · 1.73 m^2）。总蛋白 47.5 g/L，白蛋白 30.9 g/L，血糖 5.8 mmol/L，总胆固醇 6.29 mmol/L，甘油三酯1.17 mmol/L。

（6）血免疫指标：ANA、抗 ds-DNA 抗体、ENA 谱、ANCA 四项、抗 GBM 抗体，血游离轻链（κ-LC，λ-LC），血 M 蛋白等均未见明显异常。

（7）抗磷脂酶 A2 受体抗体：<2 Ru/mL。

（8）眼部检查：眼压检查、验光、扫描激光检眼镜（SLO）、眼底检查、裂隙灯检查、前房深度测量均未见异常。

（9）耳部检查：声导抗测听+纯音听阈测定示双侧感音性高频听力轻度下降，硬性耳内窥镜检查，听性脑干反应+耳声发射检查未见异常。

（10）心电图：①不完全右束支传导阻滞；②部分导联 T 波低平；③QRS 波 V_1、V_2 导联低电压。

（11）胸部 CT：未见明显异常。

（12）泌尿系超声：左肾 112 mm×60 mm×59 mm，右肾 112 mm×62 mm×59 mm，双肾弥漫性回声改变。

（13）双肾血管超声：双肾动脉未见明显异常，左肾静脉受压征阴性。

（14）肾病理检查：Alport 综合征，建议加做基因检测进一步确诊。

1）光镜：见图45。

2）电镜：肾小球系膜细胞轻度增生，肾小球基底膜弥漫厚薄不均，致密层分层及篮网状改变，节段皱缩，未见电子致密物沉积，上皮足突大部分融合。肾小管上皮空泡变性，溶酶体增多，部分微绒毛脱落，部分萎缩。肾间质少量淋巴单核细胞浸润，可见少量泡沫细胞浸润（图46）。

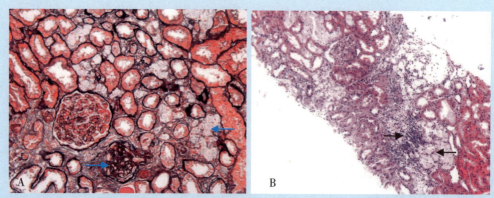

A.P+M×200,肾小球可见节段硬化(→),肾间质可见泡沫细胞浸润(←);B.HE×100,肾间质可见多灶状单核、淋巴细胞浸润(→),可见灶状分布泡沫细胞(←)

图 45   Alport 综合征(光镜)

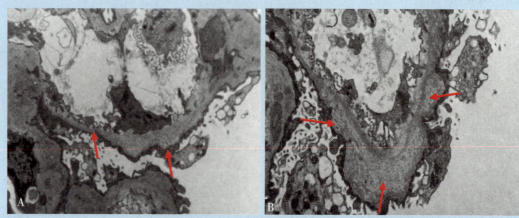

A.可见肾小球基底膜弥漫厚薄不均;B.可见致密层分层及篮网状改变

图 46   Alport 综合征(电镜)

(15)基因检测:结果显示申请人存在为 *COL4A4* 基因 c.4421C>T(p.Thr1474Met)和 c.694-2A>C 变异导致的 Alport 综合征的可能,建议对申请人父母进行 *COL4A4* 基因检测,以便进一步确诊。后患者父亲行相关基因检测,结果显示根据申请人与先证者(本例患者)临床病史和基因检测结果,推测申请人和先证者为 *COL4A4* 基因 c.694-2A>C 变异导致的 Alport 综合征患者的可能大。

2.思维引导   根据患者长期蛋白尿、血尿病史,免疫抑制治疗效果不佳,纯音听阈测定示高频听力轻度下降,结合其家族史,肾穿刺活检病理结果及其与其父亲的基因检测结果,可以诊断患者为 Alport 综合征。

(四)初步诊断

该患者诊断:Alport 综合征。

诊断依据:①中年女性,慢性病程,有慢性肾脏病家族史。②蛋白尿、血尿。③肾外表现耳高频听力轻度下降。④肾穿刺活检病理提示肾小球基底膜弥漫厚薄不均,致密层分层级篮网状改变,符合 Alport 综合征表现。⑤基因检测推测患者为 *COL4A4* 基因 c.694-2A>C 变异导致的 Alport 综合征患者的可能大。

二、诊疗经过

1. 治疗方法　给予患者马来酸依那普利片 20 mg/d，阿托伐他汀片 10 mg/d 口服治疗。

2. 治疗效果　2 个月后，患者查尿常规：蛋白(+++)，红细胞 49/μL，24 h 蛋白尿定量 3.72 g。生化：尿素氮 5.5 mmol/L，血清肌酐 76 μmol/L，eGFR 87 mL/min；总蛋白 48.1 g/L，白蛋白 29.8 g/L，总胆固醇 5.34 mmol/L，甘油三酯 1.35 mmol/L。

3. 思维引导　该女性患者，持续性蛋白尿并血尿病史 14 年，入院后检查提示大量蛋白尿、镜下血尿、低蛋白血症。育龄期女性需要排除狼疮性肾炎，患者无其他临床症状、免疫学指标阴性，肾脏病理均可排除；患者有慢性肾脏病家族史，需要排除家族遗传性 IgA 肾病，但患者有高频区听力减退，肾脏免疫病理显示无 IgA 为主的免疫复合物系膜区沉积，电镜结果亦不支持；患者持续性镜下血尿 14 年，肾功能未出现异常，糖皮质激素及免疫抑制剂治疗无效，其父亲有慢性肾脏病史，需要排除薄基底膜肾病，但患者肾外表现存在高频区听力减退，肾脏病理电镜下可见肾小球基底膜弥漫厚薄不均，致密层分层级篮网状等特征性改变，以及患者及其父亲基因检测结果推测患者为 *COL4A4* 基因 c.694-2A>C 变异导致的 Alport 综合征患者的可能大，均不支持为薄基底膜肾病；此外患者无指甲及髌骨的发育不良或缺如，电镜检测及基因检测结果均可排除指甲-髌骨综合征。

三、思考与讨论

Alport 综合征，是由于 Ⅳ 型胶原异常所致的一种遗传性 GBM 病，是最常见的遗传性肾脏病之一，发病率约为 1:5000～1:10000。

对于临床上主要表现为持续性肾小球性血尿或血尿伴蛋白尿的患者，具有以下任何一条即可疑诊 Alport 综合征：①Alport 综合征家族史；②无明显诱因的血尿、肾衰竭家族史；③耳聋、圆锥形晶状体或黄斑周围斑点状视网膜病变。符合以下标准任一条即可确诊 Alport 综合征：①肾小球基底膜(GBM) Ⅳ 型胶原 α3、α4、α5 链免疫荧光染色异常或皮肤基底膜(EBM) Ⅳ 型胶原 α5 链免疫荧光染色异常；②肾组织电镜示 GBM 致密层撕裂、分层；③*COIL4A5* 基因具有一个致病性突变或 *COL4A3* 或者 *COL4A4* 基因具有两个致病性突变。

Alport 综合征为基因突变所致，目前尚无特效治疗，以对症治疗为主。治疗目的是控制尿蛋白，预防肾小管上皮细胞损伤，抑制肾间质纤维化，减慢进展至肾衰竭的速度，维持肾功能。主要治疗用药为 ACEI 类药物，开始用药指征是：尿蛋白肌酐比大于 0.2 mg/mg 或尿蛋白定量大于 4 mg/(m²·h) 的 Alport 综合征患儿。具有微量白蛋白尿的男性患儿有以下情况之一时需治疗：①缺失突变；②无义突变；③剪接突变；④家系中有 30 岁前肾衰竭的家族史。2021 年国际 Alport 综合征专家组发表的诊治建议中强调早期治疗，见表 8。

表 8　儿童、青少年、青壮年 Alport 综合征的治疗指征

遗传方式	开始治疗指征
XLAS 男性	在诊断时(若年龄>12～24 个月)
XLAS 女性	微量白蛋白尿
ARAS	在诊断时(若年龄>12～24 个月)
ADAS(*COL4A3* 或 *COL4A4* 的杂合子变异)	微量白蛋白尿

此外，Alport 综合征具有前景的治疗方法还包括干细胞治疗、抗 miR-21 治疗、Ⅳ 型胶原受体阻断

剂等。进展至终末期肾病的 Alport 综合征患者须肾脏替代治疗,包括血液透析、腹膜透析和肾移植。

本例患者中年女性,慢性病程,有慢性肾脏病家族史;肾受累表现为大量蛋白尿、镜下血尿,无肾功能异常;肾外表现为耳高频听力轻度下降。肾穿刺活检病理提示肾小球基底膜弥漫厚薄不均,致密层分层级篮网状改变,符合 Alport 综合征;其与其父亲基因检测提示为 *COL4A4* 基因 c.694-2A>C 变异导致的 Alport 综合征患者的可能大。结合患者临床、家族史、病理及基因检测结果符合 Alport 综合征。因此该患者最终诊断为 Alport 综合征,并给予 ACEI 类药物治疗。

> **附:鉴别诊断**
>
> 1. 薄基底膜肾病　临床上典型表现为无症状性肾小球源性血尿,常为持续性镜下血尿,大多数患者肾功能始终正常并不伴耳、眼病变。约40%患者有阳性血尿家族史,呈常染色体显性遗传。肾穿刺活检病理光镜检查基本或大致正常,免疫荧光阴性,电镜检查仅显示 GBM 弥漫性变薄,是与 Alport 综合征相鉴别的重要病理鉴别点。此外,肾穿刺活检及皮肤活检组织Ⅳ型胶原 a 链的表达和分布正常,也是鉴别的重要依据。
>
> 2. 家族聚集性 IgA 肾病　该病系指同一家系中至少有两个血缘亲属经肾活检证实为 IgA 肾病患者。患者虽通常有血尿、可有不同程度的蛋白尿及肾功能受损,但无眼、耳疾病等肾外受累表现;肾脏免疫病理显示以 IgA 为主的免疫复合物系膜区沉积,电镜下无 GBM 的不规则增厚、致密层的分层撕裂等病理改变。
>
> 3. 指甲-髌骨综合征　该病为常染色体显性遗传。肾受累率为30%~40%,蛋白尿常见、血尿少见,病程相对良性、仅约10%患者进入终末期肾衰竭。患者有指甲及髌骨的发育不良或缺如。肾活检病理学检查光镜下无特征性改变,免疫荧光多为阴性,偶可见 IgM、C3 和/或 C1q 呈非特异性阳性、特别是肾小球硬化区,电镜下 GBM 呈局灶或弥漫性增厚,GBM 致密层可见胶原纤维束形成,呈虫蚀状或花斑。
>
> Alport 综合征的诊断及鉴别,应注重临床-病理-基因三方面相结合。目前主要治疗用药为 ACEI 类药物,建议强调早期治疗,以期控制尿蛋白,减慢进展至肾衰竭的速度,维持肾功能长期稳定。

四、练习题

1. Alport 综合征的主要临床表现有哪些?
2. Alport 综合征主要需要与哪些疾病相鉴别?

五、推荐阅读

[1]陈香美.肾脏病学高级教程[M].北京:中华医学电子音像出版社,2016.

[2]Alport 综合征诊疗共识专家组.Alport 综合征诊断和治疗专家推荐意见[J].中华肾脏病杂志,2018,34(3):227-231.

[3]HOLLY MABILLARD,JOHN A SAYER. SGLT2 inhibitors-a potential treatment for Alport syndrome[J]. Clin Sci (Lond),2020,134(4):379-388.

[4]CLIFFORD E KASHTAN,OLIVER GROSS. Correction to:clinical practice recommendations for the diagnosis and management of Alport syndrome in children,adolescents,and young adults-an update for 2020[J]. Pediatr Nephrol,2021,36(3):731.

（窦艳娜　张晓雪）

案例 25　薄基底膜肾病

一、病历资料

李某某,女性,35 岁。

(一)门诊接诊

1. 主诉　尿检异常 17 d。

2. 问诊重点　患者病史时间较短,问诊除询问主要症状外,由于许多继发因素可累及肾引起蛋白尿、镜下血尿(如自身免疫病、过敏性紫癜、乙型/丙型病毒性肝炎、糖尿病、多发性骨髓瘤、淀粉样变性、其他肿瘤性疾病等),因此还须重点询问患者伴随症状及鉴别症状。还要询问疾病演变过程、诊治经过、治疗效果等。

3. 问诊内容

(1)诱发因素:有无上呼吸道感染等诱发因素。

(2)主要症状:尿常规中尿蛋白、尿红细胞情况。

(3)伴随症状:是否有尿频、尿急、尿痛(排除尿路感染可能),有无水肿,水肿一般是管球失衡引起的水钠潴留,或患者大量蛋白尿引起低蛋白血症,引起血浆胶体渗透压的下降等所导致;有无肉眼血尿,若有肉眼血尿,提示 IgA 肾病、感染后急性肾小球肾炎、薄基底膜肾病、Alprot 综合征、胡桃夹综合征等疾病的可能性;尿量有无增多或减少;有无夜尿增多(起夜次数大于等于 2 次,且夜间尿量大于 750 mL 或大于白天尿量);是否有高血压,或有无头晕、头痛等高血压的症状;是否有胸闷、腹胀,患者大量蛋白尿引起低蛋白血症时,可因胶体渗透压下降,出现胸腔、腹腔积液;是否有发热、面部红斑、口腔溃疡、脱发、光过敏、关节疼痛,判断是否继发于系统性红斑狼疮;是否有皮肤紫癜、腹痛、关节痛,判断是否继发于过敏性紫癜。

(4)诊治经过:检查是否合并贫血,尿红细胞形态是否检查,血肌酐、血白蛋白情况,泌尿系彩超结果,是否用药、用何种药、具体剂量、效果如何。

(5)既往史:有无高血压,高血压可能会导致肾损伤,也可能因肾损伤而出现(肾性高血压)。有无糖尿病,肾脏疾病可继发于长期的糖尿病(糖尿病肾病,糖尿病病史通常>5 年);有无 HBV、HCV、HIV 感染,上述传染病疾病均可以继发肾小球肾炎。

(6)个人史:职业史(重金属接触、化学品接触),吸烟史[肾血管疾病高危因素、诱发肺出血肾炎综合征(Goodpasture syndrome)]。

(7)家族史:可影响到肾的单基因遗传病,常染色体显性遗传多囊肾病、Alport 综合征、薄基底膜病,糖尿病肾病、狼疮性肾炎、IgA 肾病等均有一定的遗传倾向。

问诊结果

青年女性,职业是银行职员。17 d 前因体检至当地医院查尿常规:蛋白(++),红细胞 51/μL。血生化:尿素氮 5.49 mmol/L,肌酐 61.4 μmol/L,尿酸 307 μmol/L,白蛋白 41 g/L,泌尿系彩超未见异常,无水肿、肉眼血尿,无夜尿增多,无头晕、头痛,无发热、面部红斑、口腔溃疡、脱发、光过敏,无皮肤紫癜、腹痛、关节痛等伴随症状,未诊治。1 d 前前来就诊,查尿常规:蛋白(+++),红细胞 111/μL。今为求进一步诊治,门诊以"肾炎综合征"收入院。自发病以来,食欲可,睡眠可,大小便正常,精神正常,体重无明显变化。既往史、个人史无特殊,否认肾病家族史。

4.思维引导 患者病史时间较短,起病隐匿,实验室检查蛋白尿、镜下血尿,无阳性伴随症状。肾炎综合征和肾病综合征的常见思路为排除继发性肾脏病后,考虑原发性肾脏病,同时注意排除薄基底膜肾病、Alport综合征等遗传性肾脏病。青年患者常见继发性肾小球疾病为系统性红斑狼疮、HBV相关性肾炎、紫癜性肾炎、感染后急性肾小球肾炎等。过敏性紫癜的排除主要结合紫癜、腹痛、关节痛等临床症状;须完善自身免疫性抗体排除系统性红斑狼疮、ANCA相关性血管炎等自身免疫性疾病;完善传染病四项排查HBV、HCV、HIV感染;感染后急性肾小球肾炎常有上呼吸道感染的前驱史,急性起病,血尿、蛋白尿、水肿和高血压,可伴一过性氮质血症,低C3血症,血清抗链球菌溶血素"O"滴度可升高,具有自愈倾向。患者最终须排除禁忌证,行肾穿刺活检术,明确病理诊断。

(二)体格检查

1.重点检查内容及目的 根据患者院外检查,蛋白尿、镜下血尿,考虑患者肾炎综合征的可能性大,应注意颜面部及双下肢有无水肿。

体格检查结果

T 36.6 ℃,P 80 次/min,R 20 次/min,BP 120/74 mmHg,体重 49 kg,身高 163 cm

颜面部无水肿,无皮疹、紫癜、瘀斑。全身浅表淋巴结未触及。双侧甲状腺未触及肿大。呼吸运动正常,语颤正常,叩诊清音。双肺呼吸音清,未闻及干、湿啰音和胸膜摩擦音。心率 82 次/min,律齐,各瓣膜听诊区未闻及病理性杂音。腹部平坦,无腹壁静脉曲张。无明显压痛、反跳痛,肝、脾肋下未触及,墨菲征阴性,移动性浊音阴性。双肾区无叩击痛,输尿管点无压痛。脊柱、关节无红肿、畸形、压痛、活动受限。腰骶部及双下肢无水肿。病理征阴性。

2.思维引导 该患者测量血压正常,颜面部及双下肢均无水肿,考虑隐匿性肾炎,须进一步完善检查,明确诊断。

(三)实验室检查

1.主要内容及目的

(1)血常规:筛查是否存在血液系统疾病,是肾穿刺活检前必查项目。狼疮性肾炎等可以合并三系中一项或多项减低;多发性骨髓瘤、淀粉样变性患者可出现贫血。

(2)尿常规:明确尿蛋白、尿红细胞、尿白细胞情况。

(3)尿红细胞形态分析:肾小球来源的血尿以异常形态为主。

(4)24 h尿蛋白定量:明确尿蛋白的严重程度。

(5)肝功能、肾功能、电解质、血脂:有无肾功能异常、有无低蛋白血症、有无高脂血症。

(6)凝血功能:有无凝血异常,肾穿刺活检前必查项目。

(7)传染病四项:明确有无HBV、HCV、HIV感染。

(8)ANA、抗ds-DNA、ENA酶谱:有无系统性红斑狼疮等结缔组织病。

(9)ANCA、抗GBM抗体:有无ANCA相关性血管炎及抗基底膜病。

(10)血免疫固定电泳、尿本周蛋白:排除多发性骨髓瘤。

(11)CRP,ESR,补体C3、C4:有无CRP升高、血沉增快、低补体血症。

(12)胡桃夹综合征彩超:有无合并胡桃夹综合征。

(13)泌尿系及心脏彩超:评估肾结构、形态有无异常,判断肾穿刺活检风险,判断心脏情况。

(14)心电图:是否存在心律失常,肾穿刺活检前必查项目。

(15)肾病理检查:明确病变类型。

辅助检查结果

（1）血常规：无异常。

（2）尿常规：蛋白（++），RBC 96/μL。

（3）尿红细胞形态分析：异常红细胞76%，正常红细胞24%。

（4）24 h 尿蛋白定量：0.76 g。

（5）肝功能、肾功能、电解质、血脂：均无异常。

（6）凝血功能：未见异常。

（7）传染病四项：全阴。

（8）ANA、ds-DNA、ENA 酶谱：均阴性。

（9）ANCA 抗 GBM 抗体：阴性。

（10）血免疫固定电泳、尿本周蛋白：均阴性。

（11）CRP、ESR、补体 C3、C4：均正常。

（12）胡桃夹综合征超声：阴性。

（13）泌尿系及心脏超声：均无异常。

（14）心电图：无异常。

（15）肾病理检查：轻微病变肾小球病。

备注：电镜观察肾小球基底膜弥漫变薄（厚为144~230 nm），考虑薄基底膜肾病可能性大，建议加做基因检测进一步确诊。

1）光镜：见图47。

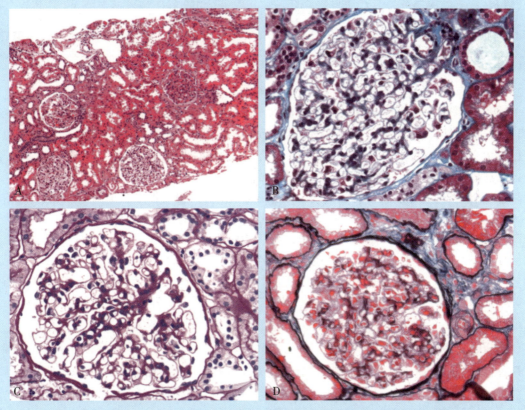

A. HE×100；B. MASSON×400；C. PAS×400；D. PASM+MASSON×400，光镜下未见明显病变

图47　薄基底膜病（光镜）

2）电镜：肾小球脏层上皮细胞足突节段融合，基底膜弥漫变薄（厚为 144～230 nm），节段皱缩，未见电子致密物沉积；肾小管上皮细胞空泡变性；肾间质无明显病变（图48）。

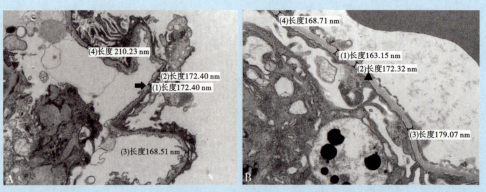

A. 电镜×8000；B. 电镜×15000

肾小球基底膜菲薄，厚度约为 170 nm

图48　薄基底膜病（电镜）

（16）基因检测：对申请人外显子测序数据进行分析后，发现申请人的临床表型相关的变异见表9。

表9　基因检测结果

基因	转录本	核苷酸变化	氨基酸变化	遗传方式	疾病
COL4A4	NM_000092.4	C.2055A>G	P. p685P	常染色体显性遗传	薄基底膜肾病

2. 思维引导1　该患者无水肿、高血压，肾功能正常，胡桃夹综合征超声阴性，排除了胡桃夹综合征，且24 h尿蛋白定量小于1 g，表现为单纯性肾小球源性血尿及蛋白尿，临床诊断为无症状性血尿/蛋白尿（隐匿性肾炎）。排除了狼疮性肾炎、紫癜性肾炎等继发性肾小球疾病后，由于该患者镜下血尿较为突出，需要考虑的原发性肾小球疾病有：IgA肾病、非IgA系膜增生性肾小球肾炎等，需要考虑的遗传性肾病有薄基底膜肾病、Alport综合征等。

3. 思维引导2　薄基底膜肾病主要为常染色显性遗传，因编码Ⅳ型胶原α3链和α4链的基因*COL4A3*和*COL4A4*突变导致肾小球基底膜中α3α4α5三聚体结构异常所致。也有部分为新发突变，即这部分患者没有血尿等肾脏病家族史，存在*COL4A3*和*COL4A4*的新发突变。薄基底膜肾病以持续性镜下血尿为主要表现，多无其他表现，多在体检时无意被发现。除了血尿外，通常无或仅有微量蛋白尿，一部分成年患者可见轻到中度蛋白尿。肾病理中电子显微镜对薄基底膜肾病的诊断至关重要，基底膜弥漫性变薄是薄基底膜肾病唯一和最重要的病理变化。并注意需与早期Alport综合征相鉴别。总体来说，单纯薄基底膜肾病预后良好，少数预后不佳。

（四）初步诊断

最终诊断分析上述病史、查体、实验室检查结果，支持以下诊断（临床诊断）：隐匿性肾炎薄基底膜肾病。

二、治疗经过

1. 治疗　缬沙坦 80 mg qd po，服用 1 周后若无低血压(血压低于 90/60 mmHg，或头晕、黑矇等低血压症状)，缬沙坦加量至 80 mg bid；百令胶囊 4 粒 tid po。

2. 治疗效果　2 个月后复查尿常规：蛋白(+)，RBC 77/μL，24 h 尿蛋白定量 0.53 g。嘱维持原治疗方案，定期复查。

3. 思维引导　大部分薄基底膜病患者仅有血尿，血压、肾功能均正常，无需特殊药物治疗；应避免感冒和过度劳累，定期监测血压和肾功能，避免不必要的治疗和肾毒性药物的应用。若患者合并蛋白尿或高血压应治疗和长期随访，可给予 ACEI/ARB 类药物应用降尿蛋白，并把血压控制在正常范围。极少部分薄基底膜病的患者会发展为肾功能衰竭，若发展为肾衰竭，则应按肾功能衰竭的治疗原则治疗。

三、思考与讨论

薄基底膜肾病，是以持续性镜下血尿为主要临床表现的一种遗传性肾脏疾病，少数患者可伴有少量蛋白尿，患者常血压正常、肾功能正常，其主要病理特点是电镜下可见肾小球基底膜弥漫性均一变薄(≤250 nm)。

薄基底膜肾病是最常见的遗传性肾脏疾病，发病率约为 1%，为肾穿刺活检中常见的引起儿童孤立性镜下血尿的原因之一。薄基底膜肾病在不同种族均有报道，可见于各年龄组，男女比例1 :(2~3)。

薄基底膜肾病光学显微镜下绝大多数具有正常的肾小球组织结构，部分患者仅有非特异性改变，如轻微的肾小球系膜细胞增生和基质扩大，入球小动脉的管壁的玻璃样变或增厚等。大多数薄基底膜肾病患者肾穿刺活检标本免疫荧光检查阴性，仅少数患者在系膜区有微量免疫球蛋白和补体 C3 沉积。免疫组化检测肾穿刺活检标本的 Ⅳ 型胶原蛋白各 α 链表达分布情况。电镜检查对薄基底膜肾病的确诊至关重要，电镜下基底膜弥漫性变薄是薄基底膜肾病唯一和最重要的病理特征。目前最广泛采用的标准是基底膜厚度<250 nm。在薄基底膜肾病个体中至少有 50% 的肾小球有均一性变薄基底膜，而很少区域观察到分层状或者局部变厚，而这些是 Alport 综合征的典型表现，因此需要注意与 Alport 综合征的鉴别。

薄基底膜肾病以持续性镜下血尿为主要表现，多不伴有其他表现，多在体检时被发现。少数患者可出现肉眼血尿，多在上呼吸道感染或剧烈运动后。镜下分析尿样本可发现在大多数病人中有肾小球来源的异形红细胞。除了血尿外，通常无或仅有微量蛋白尿，一部分成年患者可见轻到中度蛋白尿。绝大多数儿童的血压和肾功能正常。11%~31% 的成人患者合并高血压。病情一般稳定，呈良性过程。

临床表现为持续性肾小球源性血尿，伴或不伴少量蛋白尿，肾功能正常，有血尿家族史(无肾衰竭家族史)，电镜下发现肾小球基底膜均一弥漫性变薄(基底膜厚度<250 nm，无分层，累及至少50% 的基底膜，无电子致密物沉积)，并排除其他肾脏病，可诊断为薄基底膜肾病。肾小球基底膜Ⅳ 型胶原 α3、α4 及 α5 链染色正常支持诊断。*COL4A3* 或 *COL4A4* 基因突变的检测可对薄基底膜肾病进行基因诊断。

薄基底膜肾病需与 Alport 综合征和 IgA 肾病相鉴别。

薄基底膜肾病和 Alport 综合征同属于遗传性肾小球基底膜病。典型的 Alport 综合征可表现为高频性感音神经性耳聋、眼部圆锥形晶状体形成、视网膜病变，电镜下 GBM 厚薄不均、分层化、撕裂呈网状，不难与薄基底膜肾病相鉴别。但早期的 Alport 综合征临床表现不典型，肾组织或皮肤组织的 Ⅳ 型胶原免疫组化检查可加以鉴别，Alport 综合征患者 Ⅳ 型胶原 α3、α4 以及 α5 链染色表达都会显著减低或缺失，而薄基底膜肾病患者则提示正常。基因检测技术有助于二者的鉴别，X 连锁遗传型 Alport 综合征为 *COL4A5* 突变所致。

薄基底膜肾病和 IgA 肾病均可以血尿为主要临床表现，IgA 肾病多见于男性，常以发作性肉眼血尿为特征表现（多数于血尿发作前 1～2 d 时伴有呼吸道或消化道感染，肉眼血尿 3～7 d 消失，可一过性或反复出现），大量蛋白尿、进行性肾功能不全的发生率较薄基底膜肾病高，其特征性病理改变为免疫荧光检查可见 IgA 于系膜区弥漫性沉积。

本病例中患者无阳性临床症状，仅在体检时尿检异常，入院后完善实验室检查，仅有少量蛋白尿和肾小球来源的镜下血尿。该患者无水肿，血压正常，肾功能正常，胡桃夹综合征彩超结果阴性，且 24 h 尿蛋白定量小于 1 g，表现为单纯性肾小球源性血尿及蛋白尿，临床诊断为无症状性血尿/蛋白尿（隐匿性肾炎）。排除了狼疮性肾炎、紫癜性肾炎等继发性肾小球疾病后，由于该患者镜下血尿较为突出，需考虑的原发性肾小球疾病有 IgA 肾病、非 IgA 系膜增生性肾小球肾炎等，需要考虑的遗传性肾病有薄基底膜肾病、Alport 综合征等。经完善肾穿刺活检后，肾病理提示患者肾小球基底膜弥漫变薄（厚为 144～230 nm），考虑薄基底膜肾病可能性大，建议加做基因检测进一步确诊。对该患者进行外显子测序后发现 *COL4A4* 的杂合突变，证实为薄基底膜肾病。给予患者 ACEI/ARB 类药物应用后尿蛋白较前减少。

四、练习题

1. 薄基底膜病应与哪些疾病相鉴别？
2. 薄基底膜病应如何诊断？
3. 薄基底膜病的治疗原则是什么？

五、推荐阅读

[1] 王海燕，赵明辉. 肾脏病学[M]. 4 版. 北京：人民卫生出版社，2020.

[2] JUDY SAVIGE, MARTIN GREGORY, OLIVER GROSS, et al. 2013. Expert guidelines for the management of Alport syndrome and thin basement membrane nephropathy [J]. Journal of the American Society of Nephrology, 2013, 24(3): 364-375.

（黄　博　张军军）

案例 26 法布雷病

李某某,男,28 岁。

(一)门诊接诊

1. 主诉 少汗、四肢疼痛 21 年,头晕 11 年,发现蛋白尿 1 周。

2. 问诊重点 患者慢性起病,少汗、四肢疼痛、头晕提示患者可能有神经系统受损,问诊中应注意有无高血压、脑血管疾病史,有无肢体活动障碍。患者有蛋白尿,须注意有无发热、皮疹、肾功能异常。

3. 问诊内容

(1)诱发因素:有无体位改变、作息改变、重体力劳动、感染性疾病等诱发因素。

(2)主要症状:少汗、四肢疼痛、头晕的性质,在何种情况下加重或缓解。

(3)伴随症状:有无血压异常、肢体活动障碍,若有可能存在心脑血管病;有无听力减退,若有可能是耳源性疾病;有无多食、多饮、多尿,若有可能是甲亢、糖尿病等内分泌性疾病。

(4)诊治经过:是否进行药物治疗,药物的种类、剂量、效果如何,症状是否有加重或缓解。

(5)既往史:是否有心脑血管疾病史,是否有颈椎病病史,是否有内分泌疾病史,是否有精神病史。

(6)个人史:是否有有毒有害物质接触史,吸烟与饮酒史等。

(7)家族史:是否有高血压、糖尿病、良性位置性眩晕等家族遗传倾向的病史。

> **问诊结果**
>
> 患者自幼少汗,21 年前出现间断四肢疼痛,以肢端为著,为烧灼痛或刺痛,于体育锻炼、气温降低后加剧;11 年前出现间断头晕,头位变动时加重;11 个月前出现间断低热,夜间最高 38.3 ℃,日间 37.5～37.8 ℃,多次因低热住院,未查到感染性因素;1 周前再次因低热就诊时查尿蛋白(+),24 h 尿蛋白定量 0.36 g。患者神志清,精神可,食欲睡眠可,大小便无异常,体重无明显变化。既往史、个人史无特殊。婚育史:已婚,育有 1 女。家族史:父亲患良性位置性眩晕,母亲患肥厚型心肌病、心肌梗死、脑梗死,且幼年时出现过与患者类似的肢端疼痛,青春期后消失。否认肾病家族史。

4. 思维引导 该患者有少汗、肢端疼痛、头晕、蛋白尿。①少汗须与以下疾病相鉴别:使汗腺分泌减少的皮肤损伤(如创伤、放射、感染或炎症),结缔组织疾病(如系统性硬化病、系统性红斑狼疮等),药物所致少汗症(如抗胆碱能类药物),糖尿病所致神经损害(糖尿病性神经病)。②四肢疼痛须与以下疾病相鉴别:风湿免疫病、幼年特发性关节炎、原发性红斑肢痛症、雷诺综合征、糖尿病多发性神经病、带状疱疹后神经痛、自身免疫性神经病、纤维肌痛综合征、淀粉样变性、生长痛、神经根病、创伤、术后疼痛、复杂区域性疼痛综合征、阵发性极端疼痛障碍、特发性小纤维神经病。③头晕须与以下相鉴别:缺血性脑卒中、短暂性脑缺血发作、出血性脑卒中、其他病因导致的青少年期出现的脑部病变、早发性卒中等。④蛋白尿提示有肾小球损伤,须与各种原发、继发性肾小球疾病相鉴别。值得注意的是,患者父亲有间断头晕,曾诊断为良性位置性眩晕,母亲患肥厚型心肌病、心肌梗死、脑梗死,且幼年时曾存在与患者类似的肢端疼痛,须考虑有无家族遗传性疾病。

(二)体格检查

1. 重点检查内容与目的　患者有少汗、四肢疼痛、头晕、蛋白尿。重点查看患者有无汗液潴留所致皮疹、有无身体异味,四肢肌力、肌张力、各神经反射有无异常,Dix-hallpike 试验、Roll 试验是否阳性,是否有颜面部、双下肢水肿。

查体:发育正常,营养良好,神志清,精神可,心肺无异常,腹软,无压痛、反跳痛,四肢肌力 4 级,肌张力正常,Dix-hallpike 试验、Roll 试验阳性,颜面部、双下肢无水肿。

2. 思维引导　患者存在出汗障碍,可能存在汗液分泌减少或汗液潴留,医生可通过观察患者来诊断出汗减少。

疼痛可以是锐痛或钝痛,可以是间歇性的或持续性的,也可以是搏动性的或稳定性的。要注意有无外伤、皮损,并且尽量让患者描述疼痛的性质和具体部位,疼痛是较难被量化的,可以通过简明疼痛评估量表(BPI)进行评测。

患者有头晕,且可因头位改变而加重,可行 Dix-hallpike 试验、Roll 试验,初步进行周围型与中枢型位置性眩晕的鉴别。

有蛋白尿时患者常合并水肿,若大量蛋白尿合并低白蛋白血症,则水肿往往在身体低垂部位,若无低白蛋白血症,则眼睑等组织疏松部分水肿较多见。

(三)实验室检查

1. 主要内容与目的

(1)血常规:查看患者有无贫血。

(2)尿常规:查看患者有无蛋白尿、血尿。

(3)24 h 尿蛋白定量:查看患者蛋白尿定量情况。

(4)血液生化:查看患者肝功能、肾功能、有无电解质失衡。

(5)血免疫指标:ANCA 四项,ANA,抗 ds-DNA 抗体,ENA 谱,类风湿因子定量,血游离轻链(κ-LC,λ-LC),血 M 蛋白,查看患者是否存在继发性肾脏病。

(6)前庭功能检测:了解有无前庭功能受损。

(7)纯音听阈测定、稳态听觉诱发反应、畸变产物耳声发射(DPOAE):了解有无听力损伤、损伤程度和原因。

(8)泌尿系 B 超:是否存在肾结石。

(9)心电图、心脏超声:是否存在异常心律,是否存在心脏结构、功能异常。

(10)头颅 CT 或 MRI:患者是否存在脑白质或脑血管疾病。

(11)基因检测:了解有无遗传性疾病。

(12)肾病理检查:明确患者引起蛋白尿的病理类型。

辅助检查结果

(1)血常规:血红蛋白 121 g/L。

(2)尿常规:尿蛋白+,红细胞 0/HP。

(3)24 h 尿蛋白定量:1.06 g。

(4)血液生化:血肌酐 57 μmol/L,白蛋白 37.9 g/L。

(5)血免疫指标:未见异常。

（6）前庭双温试验：双侧水平半规管功能降低。

（7）纯音听阈测定、稳态听觉诱发反应、畸变产物耳声发射（DPOAE）：提示存在双侧前庭病、双侧感音神经性聋合并耳鸣。

（8）泌尿系 B 超：双肾体积增大。左肾 132 mm×61 mm×61 mm，实质厚 13 mm，右肾 128 mm×55 mm×51 mm，实质厚 10 mm。前列腺体积增大。

（9）心电图、心脏超声：未见异常。

（10）头颅 CT、MRI+MRA：未见异常。

（11）基因检测：X 染色体上 GLA 基因 1 个突变位点（表10）。

表10　基因检测结果

基因	参考序列	核苷酸变化	氨基酸变化	基因亚区	杂合性	染色体位置	变异类型
GLA	NM_000169	c.242G>A	p.Trp81Ter	EX2/CDS2	半合子	chrX:1000658926	无义突变

（12）肾病理检查

1）光镜：①肾小球。共 26 个肾小球，小球系膜细胞轻度增生，足细胞弥漫泡沫样变性；②肾小管。上皮细胞空泡、颗粒变性，可见蛋白管型，灶状管腔扩张、细胞低平、刷状缘脱落；③肾间质。可见小灶状分布的泡沫细胞；④小动脉。内皮细胞可见空泡变性，管壁增厚，可见玻璃样变性，管腔狭窄。见图49。

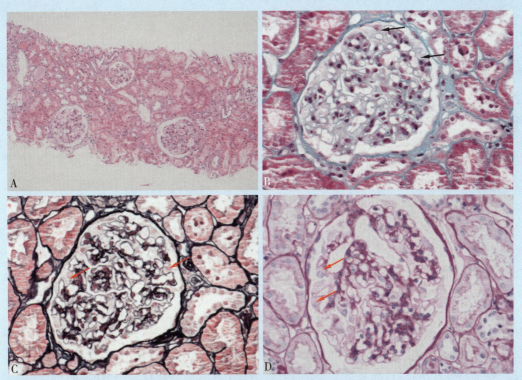

A. HE×100；B. MASSON×400；C. PASM+MASSON×400；D. PAS×400

足细胞泡沫样变（箭头）

图49　法布雷病肾病（光镜）

2)电镜:肾小球脏层上皮细胞足突大部分融合,基底膜节段皱缩,未见电子致密物沉积,脏层上皮细胞胞浆内可见髓磷脂样小体;肾小管上皮空泡变性,溶酶体增多,部分微绒毛脱落,上皮细胞胞浆内可见髓磷脂样小体结构;肾间质及部分血管内皮细胞胞浆内可见髓磷脂样小体结构(图50)。

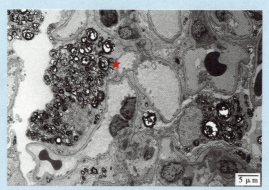

可见足细胞胞浆内髓磷脂样小体(★)

图50　法布雷病肾病(电镜)

肾脏病理诊断:法布雷病肾病。

(13)酶学:α-半乳糖苷酶 1.49 nmol/h/mgPr。

(14)生物标记物:Lyso-GL-3 126.25 ng/mL。

(15)眼科检查:晶状体混浊。

(16)肺功能检查:肺通气功能及弥散功能正常。

2. 思维引导　患者青年男性,自幼年起即存在少汗、四肢疼痛、头晕,近期出现蛋白尿。患者父亲有间断头晕,曾诊断为良性位置性眩晕,母亲患肥厚型心肌病、心肌梗死、脑梗死,且幼年时曾存在与患者类似的肢端疼痛,须考虑有无家族遗传性疾病,故行基因检测,明确为 X 连锁的遗传性疾病,病变基因来自母亲。肾病理检查同样支持法布雷病诊断。

(四)初步诊断

该患者诊断:法布雷病。

诊断依据:①青年男性,慢性起病。②母亲有幼年时肢端疼痛,且其患有肥厚型心肌病、心肌梗死、脑梗死,均为法布雷病所致。③少汗、前庭功能下降、感音神经性聋、四肢疼痛、间断腹泻、坐浴区皮肤血管胶质瘤。④肾脏病理符合法布雷病肾损伤表现。⑤基因检测明确诊断为法布雷病。

二、诊疗经过

1. 治疗方法

(1)对症治疗:止痛、营养神经;患者血压较低,无法耐受 ACEI/ARB 治疗。

(2)疾病特异性治疗:目前法布雷病的特异性治疗方法有酶替代疗法(ERT)、分子伴侣疗法/酶增强治疗、底物减少治疗、基因治疗和基于 mRNA 治疗,国内已上市的治疗药物仅有酶替代疗法的两种药物——阿加糖酶 α 和阿加糖酶 β,该患者应用阿加糖酶 α 0.2 mg/kg,每 2 周 1 次。

2. 治疗效果　初次应用酶替代疗法后,患者出现肢端疼痛较前加重,次日缓解,后疼痛持续较前减轻;第 3 次应用酶替代疗法后,患者出现头晕较前加重,3 d 后缓解。目前患者肢端疼痛消失,仍少汗,头晕较既往略减轻,尿蛋白降至 0.35 g/d,Lyso-GL-3 降至 10~20 ng/mL。

3. 思维引导 该男性患者入院后检查示蛋白尿,超声提示双肾体积增大,合并少汗、肢端末梢疼痛、前庭功能受损、听力受损,肾功能无异常、无血尿,既往无糖尿病、心血管疾病、肝炎、结核等病史,查抗核抗体、抗中性粒细胞胞浆抗体等继发性因素均未见异常。家族史中母亲幼年有肢端疼痛表现,且患肥厚性心肌病及脑梗死,考虑存在遗传性疾病可能。肾病理结果及基因检测报告进一步明确诊断为法布雷病。酶替代疗法是目前法布雷病治疗的主要方案,不论患者是否后续因脏器衰竭行相应脏器的移植,均须长期规律用药。

三、思考与讨论

法布雷病为一种罕见的 X 连锁遗传的溶酶体贮积症,是由于 GLA 基因突变导致 α 半乳糖苷酶 A(α-Gal A)活性降低或完全缺乏,造成代谢底物三己糖酰基鞘脂醇(GL-3)及其衍生物脱乙酰基 GL-3(Lyso-GL-3)在多脏器贮积,引起多脏器病变,甚至引发危及生命的并发症。法布雷病发病率约 1/10 万,由于缺乏特异性症状,误诊率极高,我国法布雷病患者平均需要 14 年以上才能得到确诊,因此需要结合临床表现、家族史、酶活性、生物标志物、基因检测、病理检查等结果协助临床诊断。法布雷病可累计全身多系统,受累部位的临床表现见表 11。

表 11 法布雷病受累部位的临床表现

部位	临床表现	常见发病年龄
周围神经	神经性疼痛(慢性或间断的肢端烧灼痛、疼痛危象);出汗障碍(多表现为少汗或无汗);头晕、眩晕;恶心、呕吐,间歇性腹泻和便秘,腹痛/腹胀	<10 岁
	听力减退(感音神经性耳聋)	<30 岁
面部	眶上嵴外凸、额部隆起和嘴唇增厚等	10～20 岁
皮肤	血管角质瘤(外生殖器、阴囊、臀部和大腿内侧有突出皮肤表面的红色斑点,多分布于"坐浴区")可随病程进展而增加	<10 岁
眼部	角膜涡状浑浊、结膜/视网膜血管迂曲、晶状体后囊浑浊、白内障等,严重者可导致视力下降甚至丧失	<10 岁
肾	血尿、蛋白尿,部分表现为肾病综合征;夜尿增多、肾小管酸中毒等肾小管病变;肾小球滤过率下降;慢性肾脏病	0～20 岁(约30%的患者在 30 岁左右进展至终末期肾病)
心脏	左心室肥厚,且易纤维化(常见左心室基底段后壁变薄);心律失常(室性心律失常、心房颤动、心动过缓);冠状动脉微血管功能失调(心肌缺血、心肌梗死);瓣膜浸润性病变(二尖瓣/主动脉瓣反流);心力衰竭	40～50 岁
脑	脑白质病变;卒中或短暂性脑缺血性发作(后循环受累多见)	40～50 岁
其他	呼吸系统:慢性支气管炎、呼吸困难、支气管哮喘等阻塞性肺功能障碍,睡眠呼吸障碍等	20～30 岁
	骨骼系统:骨质疏松较常见,多见于腰椎及股骨颈	10～30 岁
	精神心理和认知功能:焦虑、抑郁,认知功能下降或痴呆	30～40 岁

法布雷病的治疗,目前以酶替代治疗为主,即通过外源性补充基因重组的 α-Gal A,替代患者体内酶活性降低或完全缺乏的 α-Gla A。对于部分错义突变的法布雷病患者,可以应用分子伴侣疗法,即口服一种小分子药物(如米加司他),选择性地、可逆地与结构、功能有缺陷的 α-Gal A 结合,稳定蛋白构象,帮助蛋白正确折叠以发挥正常功能。此外,底物减少治疗、基因治疗及基于 mRNA治疗等一些新的药物或治疗手段正在临床试验或研发中。

法布雷病是一种进展性疾病,最终会导致多器官功能衰竭,甚至过早死亡,如未经特异性治疗,则男性、女性患者寿命预期减少分别为 15～20 年、6～10 年。

该患者为青年男性,幼年时起病,早期仅有少汗、肢端疼痛、头晕等不典型症状,后期出现的少量蛋白尿、坐浴区血管胶质瘤亦不易发觉,容易误诊。在问诊时对家族史的询问格外重要,其母亲有与患者类似的肢端疼痛,将母子二人症状总结在一起,少汗+头晕+肢端疼痛+心肌肥厚+脑梗+肾损伤+间断腹泻,这样会更容易考虑到法布雷病的诊断,加上基因检测及病理检查的结果,则可以明确诊断。

四、练习题

1. 法布雷病肾损害患者若已开始行肾脏替代治疗,是否仍需进行酶替代治疗?

五、推荐阅读

[1]中国法布雷病专家协作组.中国法布雷病诊疗专家共识(2021 年版)[J].中华内科杂志,2021,60(4):321-330.

[2]法布雷病全国专家协作组,法布雷病多学科联合全程管理路径[J].中华内科杂志,2023,62(8):949-955.

[3]EMANUELE MONDA, GIUSEPPE LIMONGELLIA. Roadmap to predict adverse outcome in Fabry Disease[J]. J Am Coll Cardiol,2022,80(10):995-997.

[4]MARISA SANTOSTEFANO, MARIA CAPPUCCILLI, DINO GIBERTONI, et al. Fabry Disease nephropathy:histological changes with nonclassical mutations and genetic variants of unknown significance[J]. Am J Kidney Dis,2023,82(5):581-596.

[5]SANNE J VAN DER VEEN, MOHAMED EL SAYED, CARLA E M HOLLAK, et al. Early risk stratification for natural disease course in Fabry Patients using plasma globotriaosylsphingosine levels[J]. Clin J Am Soc Nephrol,2023,18(10):1272-1282.

(王 筝 赵占正)

案例 27 多囊肾病

一、病历资料 ▶▶▶

洪某某,男,50 岁。

(一)门诊接诊

1. 主诉 间断腰痛 7 年,泡沫尿 2 d。

2. 问诊重点 应详细询问腰痛的起病时间、缓急、部位、程度、性质、频率、有无牵涉痛、诱发与缓解因素等。同时询问伴随症状:有无发热、尿频、尿急、尿痛,有无血尿、夜尿增多的表现;有无腰部活动受限,肌痛、关节活动障碍;有无皮疹、口腔溃疡、关节疼痛等。以及既往诊治经过、治疗效果、家族史等。

3. 问诊内容

(1)诱发因素:有无感染、高强度运动等诱发因素。

(2)主要症状:腰痛的特点,起病缓急、累及部位、疼痛性质、频率及程度、有无牵涉痛、加重与缓解因素等。

(3)伴随症状:有无发热、尿频、尿急、尿痛,有无血尿、夜尿增多的表现,鉴别泌尿系统疾病;有无腰部活动受限,肌痛、关节活动障碍,鉴别脊柱关节病变;有无皮疹、口腔溃疡、关节疼痛等,鉴别结缔组织病。

(4)诊治经过:有无接受过检验、检查,尤其是尿常规、肾功能、腹部超声或 CT,可判断是否是肾相关疾病;用药否,用何种药,具体剂量、效果如何。

(5)既往史:有无高血压、糖尿病、心脏病病史;有无肝炎、结核病史;有无肿瘤病史。

(6)个人史:职业史,有无重体力劳动史;抽烟与饮酒史等。

(7)家族史:有无多囊肾病、多囊肝家族史。

问诊结果

患者 7 年前无明显诱因出现腰痛,间歇性钝痛,劳累后加重,无尿急、尿频、尿痛、肉眼血尿、泡沫尿,无腰部活动障碍、肌痛、关节活动障碍,曾于门诊查腹部彩超示:多囊肾,多囊肝,肾功能、尿常规无明显异常,未行特殊治疗。至今腰痛间断发作。2 d 前患者发现尿中泡沫增多,再次至门诊查肾功能示:血尿素氮 13.9 mmol/L、血肌酐 234.4 μmol/L、尿酸 502 μmol/L;尿常规:尿蛋白(++)入院。双下肢无水肿。既往史:"高血压病"30 余年,血压最高达 210/140 mmHg,目前口服"厄贝沙坦片 80 mg/d,氨氯地平片 5 mg/d",平素未规律监测血压;否认心脏病、糖尿病等慢性疾病史。家族史:父亲因多囊肾病、尿毒症去世,母亲体健,兄弟姐妹 5 人,1 姐诊断为"多囊肾病"。

---

4. 思维引导 详细询问病史,患者病史分为 2 个阶段,主要特点为腰痛伴泡沫尿、肾功能损害。第 1 阶段以腰痛为首发症状,间歇发作,未予以特殊治疗;第 2 阶段患者出现泡沫尿、肾功能损害。合并高血压病史,有多囊肾病家族史。根据病史、家族史及既往辅助检查,诊断考虑多囊肾病慢性肾功能不全,须进一步完善基因检测,筛查致病基因,行肾超声或腹部 CT 评估肾影像学病变,查肾

小球滤过率、进行肾动态显像评估肾功能及肾受损情况,行脑血管磁共振成像排除脑血管瘤,心脏超声、血管超声明确相关并发症情况。

(二)体格检查

1. 重点检查内容与目的　患者以腰痛为主要症状,应关注腰痛相关的体征,有无脊柱叩击痛,有无脊柱关节活动障碍,有无直腿抬高试验阳性;患者有多囊肾病、多囊肝病史,应注意肝肾查体,如肝、肾大小,有无压痛,质地如何;患者泡沫尿,应注意有无眼睑水肿、双下肢水肿,有无皮疹、口腔溃疡等继发性肾损害的因素。

体格检查结果

T 36.0 ℃,P 66 次/min,R 20 次/min,BP 180/100 mmHg

神志清楚,精神可。全身皮肤黏膜无皮疹。双眼睑无水肿。颈软,颈静脉无怒张,气管位居中,双侧甲状腺未触及肿大。双肺呼吸音清,未闻及干、湿啰音及哮鸣音。心率 66 次/min,律齐,各瓣膜听诊区未闻及病理性杂音。腹膨隆,无压痛、反跳痛,触诊肝大、表面不平整,肾可触及,质较硬,无压痛。脊柱正常生理弯曲,无压痛及叩击痛,活动无障碍,四肢活动无障碍。双下肢无水肿。

---

2. 思维引导　患者血压高,查体肾体积明显增大,无心、肺病变指征,进一步行实验室检查和影像学检查明确诊断。

(三)实验室检查

1. 主要内容与目的

(1)血常规:查看患者有无贫血。

(2)尿常规:查看患者有无蛋白尿以及尿比重。

(3)24 h 尿蛋白定量:查看患者尿蛋白定量情况。

(4)24 h 尿电解质:查看患者尿电解质排泄情况。

(5)血液生化:查看患者血电解质以及肝功能、肾功能。

(6)动态血压监测:查看患者 24 h 血压变化。

(7)胸部 CT:查看肺部病变。

(8)腹部 CT:查看腹腔脏器一般情况。

(9)心脏及肾超声:查看心脏功能、心脏瓣膜结构及肾结构。

(10)血管超声:查看血管情况。

(11)心电图:查看是否存在心律失常。

(12)头颅 MRI 血管成像:查看是否存在脑血管瘤。

(13)肾动态显像:反映患者的肾功能,评价肾受损情况。

辅助检查结果

(1)血常规:RBC $4.07×10^{12}$/L,Hb 120 g/L,WBC $5.53×10^9$/L,PLT $154×10^9$/L。

(2)尿常规:尿比重 1.025,尿 pH 5.0,蛋白(++),尿红细胞计数 24/μL,微量白蛋白>0.15 g/L↑。

(3)24 h 尿蛋白定量:498 mg。

（4）24 h尿电解质：尿量1.7 L,24 h尿钾29 mmol,24 h尿钠230 mmol,24 h尿氯化物201 mmol。

（5）血液生化：钾5.11 mmol/L,钠142.6 mmol/L,氯102.9 mmol/L,离子钙1.32 mmol/L,总蛋白67.6 g/L,白蛋白41.4 g/L,谷丙转氨酶18 U/L,谷草转氨酶20 U/L,尿素9.37 mol/L↑,肌酐201 μmol/L↑,eGFR 42.88 mL/min/1.73 m²。

（6）动态血压监测：白天及夜间动脉收缩压及舒张压平均值均大于正常范围,收缩期及舒张期血压负荷均增大,趋势图呈近似"杓"形,双峰双谷隐约可见。提示高血压存在,靶器官受累可能存在。

（7）胸部CT：①考虑双侧少量胸腔积液或胸膜增厚；②冠脉钙化。

（8）腹部CT：双肾失去正常形态,体积明显增大,见多发低密度影（白色箭头所示）,肾实质、肾盂显示不清,考虑多囊肾（图51A）；肝内多发低密度影（黑色箭头所示）,考虑多囊肝（图51B）。

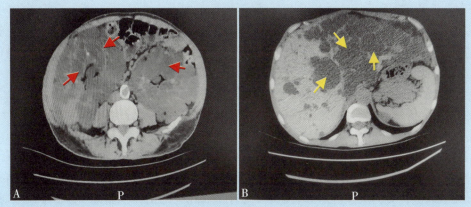

A.腹部CT肾脏区；B.腹部CT肝脏区
图51 腹部CT

（9）心脏及肾超声：①主动脉瓣关闭不全（轻度）。②左室舒张功能减低,LVEF 65%。③双肾体积增大,满布大小不等囊性回声。

（10）血管超声：①双下肢动脉粥样硬化并粥样斑块形成。②左侧足背动脉供血不足。③双下肢深静脉未见异常。

（11）心电图：正常心电图。

（12）头颅血管磁共振成像：未见明显异常。

（13）肾动态显像：肾形态完全失常,体积明显扩大,出现多个放射性稀缺区。

2.思维引导 患者中年男性,以腰痛为首发症状,合并高血压病史,有多囊肾病家族史,逐渐出现蛋白尿、肾功能减退,结合腹部CT示多囊肾,多囊肝,可明确诊断:多囊肾病、多囊肝。

（四）初步诊断

该患者诊断:①多囊肾病 慢性肾脏病3期；②多囊肝；③高血压3级 很高危。

诊断依据:①中年男性,慢性病程,高血压病史,多囊肾病家族史。②肾脏表现为腰痛、蛋白尿、高血压、肾功能损害,肾外表现为肝囊肿,肝功能正常。③腹部CT示肝内多发低密度影,考虑多囊肝；双肾失去正常形态,体积明显增大,可见多发低密度影,肾实质、肾盂显影不清,考虑多囊肾。肾脏超声示双肾体积增大,满布大小不等囊性回声,考虑多囊肾。肾动态显影示肾形态完全失常,体积明显扩大,出现多个放射性稀缺区。④基因学检测:*PKD1* 基因突变。

二、诊疗经过

1. 治疗方法 低盐饮食,大量饮水(尿量>3000 mL/d);给予"缬沙坦胶囊 160 mg/d,苯磺酸氨氯地平 10 mg/d,特拉唑嗪胶囊 2 mg/d,托伐普坦 60 mg/d",联合控制降压,降尿蛋白,抑制肾囊肿生长、减缓肾功能恶化等治疗。

2. 治疗效果 疾病慢性进展,肾脏体积逐渐增大,3 年后,出现慢性肾衰竭。

3. 思维引导 该患者以腰痛为首发症状,有多囊肾病家族史,入院后腹部 CT 示多囊肾、多囊肝,存在蛋白尿、高血压、肾功能损害,多囊肾病诊断明确。评估肾外表现,完善心脏超声,提示主动脉瓣关闭不全,血管超声未见动脉瘤样改变。予以缬沙坦胶囊,苯磺酸氨氯地平联合特拉唑嗪胶囊降压,降尿蛋白治疗。疾病缓慢进展,出现肾功能衰竭。

三、思考与讨论

多囊肾病,是指双侧肾存在多个囊肿,囊肿进行性增大,导致肾结构和功能损害的一类单基因遗传性疾病。根据遗传方式不同,分为常染色体显性遗传性多囊肾病和常染色体隐性遗传性多囊肾病两种。前者遗传特征是代代发病,子代发病概率为50%,男女患病率相等,患者为杂合子,外显率100%。后者为隔代发病,子代患病概率为25%,患者为纯合子,外显率25%。目前认为常染色体显性遗传性多囊肾病,是一种系统性疾病,可伴有肝囊肿、颅内动脉瘤、心脏瓣膜异常及结肠憩室等器官损害。

目前多囊肾病的诊断,有多囊肾家族史患者,可依据泌尿系超声或者 MRI 进行诊断。无多囊肾家族史的患者,推荐完善多囊肾基因测序进行诊断。基因检测对象包括:①影像学检查结果不能明确诊断;②无家族遗传史的散发性多囊肾患者;③有患病风险的活体供肾者;④非典型多囊肾患者。多囊肾的临床表现分为肾脏表现和肾外表现。肾脏表现主要是肾病变,包括疼痛、血尿、蛋白尿、肾功能损害,高血压;肾外表现为多囊肝、心脏瓣膜异常、动脉瘤等。

多囊肾病的治疗分为早期干预、并发症的治疗和肾脏替代治疗。早期治疗的目的是抑制囊肿形成或阻止囊肿进行性增大。迄今为止,尚无特效治疗药物。针对多囊肾病的发病机制及病理生理改变,研究发现,多囊肾细胞内环磷酸腺苷积聚,其通过刺激囊液分泌和内衬细胞增生促进囊肿生长。目前血管加压素 V2 受体拮抗药逐渐应用于临床。托伐普坦是血管加压素 V2 受体拮抗剂,可抑制环磷酸腺苷的生成和聚积,从而抑制多囊肾病的进展。然而,考虑到这种治疗的长期性质以及潜在的不良反应,目前托伐普坦主要用于快速进展的多囊肾病患者。多囊肾病患者,常出现出血、囊肿感染和血尿等并发症,须积极对症处理。此外,已有文献报道 microRNA-17 的一级短寡核苷酸抑制剂、神经酰胺酶抑制剂、哺乳动物雷帕霉素靶蛋白抑制剂可延缓病情进展,但仍有待进一步观察及验证。而随着疾病进展,当多囊肾病患者进展至终末期肾病时,则须进行肾脏替代治疗。

该患者以腰痛为首发症状,有多囊肾病家族史,结合腹部 CT 示多囊肾、多囊肝,多囊肾病诊断明确。绘制该患者的遗传学家系图谱(图52)发现,该病呈现代代遗传的倾向,且基因学检测示 *PKD1* 基因突变,符合常染色体显性遗传性多囊肾病。

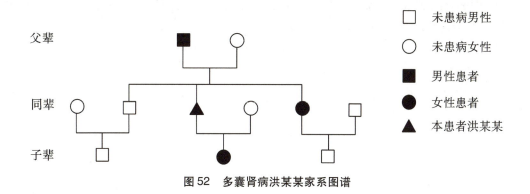

图 52　多囊肾病洪某某家系图谱

附：鉴别诊断

1. 单纯性肾囊肿　该病发病率随年龄增加而上升,无家族史,肾体积正常,典型的肾囊肿为单腔,位于皮质,囊肿周围通常无小囊肿分布,无肝囊肿等肾外表现。一般无症状,大多数呈良性,通常不需要治疗。

2. 结节性硬化综合征　除双肾和肝囊肿外,还可出现皮肤及中枢神经系统的损害,如血管平滑肌脂肪瘤、恶性上皮血管平滑肌脂肪瘤、面部血管纤维瘤和色素减退斑等。临床主要表现为惊厥、反应迟钝。

3. 多囊性肾发育不良　是婴儿最常见的肾囊肿性疾病。双侧肾病变婴儿常不能存活,存活者多为单侧肾病变。发育不良的一侧肾布满囊肿,无泌尿功能,对侧肾无囊肿,常代偿性肥大或因输尿管梗阻而出现肾盂积水。

四、练习题

1. 多囊肾病的诊断标准是什么？
2. 多囊肾病与单纯性肾囊肿的鉴别要点有哪些？

五、推荐阅读

[1] 王海燕,赵明辉. 肾脏病学[M]. 4 版. 北京:人民卫生出版社,2020.

[2] 宋莹莹,牛玲,闫成花,等. 常染色体显性多囊肾病的发病机制与相关治疗研究进展[J]. 江西中医药,2022,53(3):69-74.

[3] MEI CL,XUE C,YU SQ,et al. Executive summary:clinical practice guideline for autosomal dominant polycystic kidney disease in China[J]. Kidney Dis (Basel),2020,6(3):144-149.

[4] MÜLLER RU,MESSCHENDORP AL,BIRN H,et al. An update on the use of tolvaptan for autosomal dominant polycystic kidney disease:consensus statement on behalf of the ERA Working Group on Inherited Kidney Disorders,the European Rare Kidney Disease Reference Network and Polycystic Kidney Disease International[J]. Nephrol Dial Transplant,2022,37(5):825-839.

[5] LEE EC,VALENCIA T,ALLERSON C,et al. Discovery and preclinical evaluation of anti-miR-17 oligonucleotide RGLS4326 for the treatment of polycystic kidney disease[J]. Nat Commun,2019,10(1):4148.

［6］IBRAGHIMOV – BESKROVNAYA O, NATOLI TA. mTOR signaling in polycystic kidney disease ［J］. Trends Mol Med,2011,17(11):625–633.

［7］LIAN X, WU X, LI Z, et al. The combination of metformin and 2 – deoxyglucose significantly inhibits cyst formation in miniature pigs with polycystic kidney disease［J］. Br J Pharmacol,2019, 176(5):711–724.

（陈　凯）

一、病历资料

张某某,男,50 岁。

(一)门诊接诊

1. 主诉　水肿 8 年,血压升高 3 年,食欲减退、乏力 1 个月。

2. 问诊重点　水肿可由多种因素引起,常见于肾源性、心源性、肝源性,原因不同,水肿性质不同。高血压为临床常见病及多发病,分原发性及继发性。患者慢性发病、问诊时应注意主要症状及伴随症状特点、疾病演变过程、诊治经过、治疗效果等。

3. 问诊内容

(1)诱发因素:水肿前有无呼吸道感染、胃肠道感染、泌尿系感染等诱发因素。

(2)主要症状:水肿可由多种因素引起,询问时应注意水肿的首发部位和发展顺序,累及的范围,是否受体位影响,发展的速度,是否为指凹性。肾源性水肿多从组织疏松部位,如眼睑、足踝部起始,晨起时最明显,活动后逐渐减轻,而后可逐渐波及全身,多为指凹性水肿。患者血压升高 3 年,问诊时应注意询问高血压升高程度,利于高血压分级,既往服用降压药物种类及剂量,对降压药物反应情况,服药依从性,血压控制情况,尤其近阶段血压控制情况。若近期血压控制欠佳,常提示可能存在恶性高血压引起的慢性肾脏病急性加重的可能。水肿合并高血压者,应注重患者水肿与血压升高发生的先后顺序。食欲减退,问诊时应注意有无腹痛、腹泻、恶心、呕吐等其他消化道伴随症状。

(3)伴随症状:①水肿伴随症状问诊,是否伴有泡沫尿、血尿、腰痛、夜尿增多,以上伴随症状常提示肾源性水肿。②血压高时伴随症状问诊,注重询问发现血压升高时有无头痛、头晕、视物模糊等伴随症状,若存在上述情况常提示存在恶性高血压可能。若发现血压升高时无明显伴随症状,应重点询问患者是否平时经常测量血压,以明确首次发现血压升高时间。③食欲减退、乏力伴随症状问诊:有无心慌、胸闷、气喘、夜间不能平卧、血性泡沫痰,以上症状常提示慢性肾衰竭合并急性左心衰,可能需要行紧急血液净化治疗。

(4)诊治经过:外院就诊相关检查及结果,用药与否,使用何种药物,具体剂量、效果如何,以利于迅速选择药物。

(5)既往史:既往有无糖尿病、冠心病、肝炎、肾结石、前列腺增生病史。

(6)个人史:既往有无长期用药史,尤其是肾毒性药物。

(7)家族史:是否有遗传性肾病家族史(如多囊肾、Alport 综合征)。

问诊结果

8 年前无明显诱因出现晨起眼睑水肿,偶伴双踝部指陷性水肿,伴泡沫尿,无血尿、尿频、尿急、尿痛、腰痛,无皮疹、关节疼痛、发热、光过敏,血压正常,遂至当地医院查尿常规示:尿蛋白(++),尿隐血(++),建议行肾穿刺活检术,患者拒绝,按"慢性肾炎"给予"缬沙坦胶囊 80 mg 早 1 片口服+肾炎康复片 5 片每日 3 次,口服",后间断至当地医院复查,尿蛋白波动在(+)~(++),6 年前自行停用上述药物。3 年前因头痛、头晕,测血压 180/130 mmHg,后监测血压波动在

160～190/110～130 mmHg，至当地医院查肾功能提示：血肌酐 300 μmol/L。泌尿系彩超提示：双肾体积缩小并实质回声增强，皮髓质分界欠清晰。当地以"慢性肾炎肾功能不全，肾性高血压"给予"硝苯地平缓释片（Ⅱ）10 mg 早晚各 1 片 + 酒石酸美托洛尔缓释片 47.5 mg 早 1 片 + 海昆肾喜胶囊早中晚各 2 片"治疗，院外规律服用上述药物，未监测血压，定期当地门诊复查。半年前当地医院查肾功能提示：血肌酐 400 μmol/L，3 个月前自行加用中草药治疗（具体不详）。1 月前出现食欲减退、乏力，偶伴恶心，伴活动后胸闷，气喘，伴双下肢轻度指凹性水肿，今为求进一步诊治前来就诊，门诊以"慢性肾衰竭"收入院。自发病来，神志清，精神差，饮食、睡眠差，大便正常，小便夜间增多（3 次/晚），体重较前无明显变化。否认肾病家族史。

4. 思维引导　患者水肿，以眼睑水肿和踝部水肿为首发症状，为指凹性，考虑肾源性水肿可能性大，患者当地查蛋白尿阳性，进一步证实了此结论。患者既往无糖尿病、高血压、肝炎、紫癜病史，考虑原发性肾小球肾炎可能性大，此时应行肾穿刺活检术，进一步明确肾脏病理类型，及时指导治疗及预后判断。因患者拒绝行肾穿刺活检术，病理类型不明，临床医师给予 ARB 类药物进行基础治疗，患者经保守治疗后，蛋白尿波动在（++）～（+++）。24 h 尿蛋白定量 ≥1 g 是慢性肾病进展的独立危险因素，蛋白尿控制欠佳情况下，会逐渐出现肾小球滤过率下降，随着肾功能下降，血压会逐渐升高，到达慢性肾脏病 5 期，约 90% 的患者可出现高血压。此患者发现蛋白尿在前，后出现高血压，考虑肾性高血压。患者泌尿系彩超提示：双肾体积缩小，皮髓质分界不清，提示肾脏病变慢性化，此时肾穿刺活检出血风险较大，治疗上应以延缓肾病进展为主要目标。

患者半年前自行服用中草汤药（具体成分不详），须警惕药物性肾损害；贫血未及时纠正，血压控制欠佳等情况均可加重慢性肾脏病进展。终末期肾病（尿毒症）患者易出现电解质紊乱及酸中毒，以上情况常表现为食欲减退、乏力、恶心、呕吐等消化道症状。

（二）体格检查

1. 重点检查内容与目的　注意生命体征是否平稳，有无贫血面容，睑结膜及甲床是否苍白，口腔呼出气体是否有尿素味，双侧呼吸音是否增粗，有无湿性啰音，心率是否增快，心律是否规整，叩诊心界有无扩大，眼睑及双下肢是否水肿，全身骨骼有无畸形。慢性肾脏病患者，尤其尿毒症期，患者易合并贫血、顽固性高血压、尿毒症性心肌病、心力衰竭、肺水肿等并发症，患者入院时应注意生命体征是否平稳及心肺查体是否异常，及时识别并发症；慢性肾脏病合并肾性贫血，常表现为面色苍白，睑结膜及甲床苍白；尿毒症期患者口腔内呼出气体常有明显尿素味。肾源性水肿多从组织疏松部位开始，如眼睑、足踝部，晨起时最明显，活动后逐渐减轻，而后可逐渐波及全身，多为指凹性水肿；慢性肾脏病患者会合并钙磷代谢紊乱，引起肾性骨病，须检查全身骨骼有无畸形。

体格检查结果

T 36.5 ℃，P 95 次/min，R 18 次/min，BP 190/130 mmHg

发育正常，营养中等，体型适中，神志清，精神差，慢性病容，贫血貌，查体合作，自主体位。全身皮肤黏膜未见皮疹、黄染及出血点。全身浅表淋巴结未触及肿大。头颅无畸形，五官端正，面色苍白，颜面部无水肿，睑结膜及甲床苍白，巩膜无黄染，双侧瞳孔等圆等大，对光反应灵敏。耳鼻无畸形，无异常分泌物。咽部无充血，扁桃体无肿大。颈软，无抵抗，无颈静脉怒张，气管居中，甲状腺无肿大。胸廓无畸形，胸骨无压痛，呼吸运动对称，叩诊呈清音，听诊两肺呼吸音粗，未闻及湿啰音。心前区无隆起，未触及震颤，心界向左下扩大，心率 95 次/min，律齐，各瓣膜听诊区未闻及病理性杂音。腹部平软,无腹壁静脉曲张,无压痛和反跳痛,肝、胆、脾肋下未触及肿大,移动性浊音阴性,肝、肾区无明显叩痛,肠鸣音5次/min,未闻及血管杂音。脊柱无畸形,无关节活动障碍,双下肢轻度指凹性水肿。神经生理反射存在,病理反射未引出。

2. 思维引导　患者8年前出现眼睑及双下肢水肿,呈指凹性,伴有泡沫尿,当地查尿常规提示:尿蛋白(++),伴高血压,临床考虑慢性肾炎综合征。

患者发现血压升高3年,血压波动在160～190/110～130 mmHg,入院时测血压190/130 mmHg,目前"高血压3级 很高危"诊断明确。因患者肾炎病史在前,随后出现血压升高,考虑肾性高血压可能性大。

患者血肌酐升高,双肾体积缩小并实质回声增强,病史超过3个月,慢性肾衰竭诊断明确。

患者查体贫血貌、眼睑及甲床苍白,乏力,结合慢性肾脏病病史,初步考虑肾性贫血。

患者双肺呼吸音粗,活动后胸闷、气喘,叩诊心界扩大,初步考虑合并心功能不全。

患者食欲减退,既往无肝炎、慢性肾炎等病史,无腹痛、腹泻、黄疸,无烧心、返酸等伴随症状,腹部查体无明显体征,不考虑消化道疾病,考虑尿毒症导致的消化道症状。

(三)实验室检查

1. 主要内容与目的

(1)血常规:明确患者贫血程度。

(2)尿常规:了解有无尿蛋白、血尿,提示有无肾小球疾病。

(3)粪便常规:明确有无消化道出血引起贫血可能。

(4)Pro-BNP:了解是否合并心功能不全。

(5)贫血三项:叶酸、维生素B_{12}、铁蛋白,明确有无造血原料缺乏。

(6)血液生化:了解患者肝功能、肾功能,血脂及电解质情况。

(7)动脉血气指标:了解是否存在酸碱代谢紊乱。

(8)心电图:评估心脏供血情况及节律情况。

(9)传染病及血型:贫血较重时,便于输血治疗。

(10)甲状旁腺激素:了解是否合并继发性甲状旁腺功能亢进。

(11)ANCA指标、GBM、血M蛋白、血游离轻链(κ-LC,λ-LC)、抗核抗体谱:排除继发性肾脏病,如ANCA相关性血管炎、多发性骨髓瘤、狼疮性肾炎等。

(12)肾动脉及泌尿系B超:明确有无肾动脉狭窄所致高血压,明确肾脏大小及结构,血流灌注情况等,明确慢性肾衰竭诊断。

(13)心脏彩超:评估心脏功能,心脏结构等。

(14)眼底:是否合并高血压眼底病变。

(15)胸部CT:了解是否存在胸腔积液、肺部感染等病变。

辅助检查结果

(1)血常规:RBC 3.22×10^{12}/L,Hb 85.0 g/L,WBC 10.40×10^{9}/L,PLT 274×10^{9}/L。

(2)尿常规:尿蛋白(++),尿红细胞8/HP,比重1.006,24 h尿蛋白定量2.1 g。

(3)粪常规:隐血试验阴性。

(4)Pro-BNP:N端脑钠肽14943 pg/mL。

（5）贫血指标：铁蛋白 53.1 ng/mL，转铁蛋白饱和度 13%，叶酸 6.01 ng/mL，维生素 B_{12} 160.4 pg/mL。

（6）血液生化：ALT 14.7 U/L，AST 25.6 U/L，白蛋白 30 g/L，尿素氮 35.9 mmol/L，肌酐 1444 μmol/L，尿酸 523.2 μmol/L，钾 5.9 mmol/L，磷 2.82 mmol/L，二氧化碳 17.1 mmol/L，钙 1.56 mmol/L，血糖 4.5 mmol/L。

（7）动脉血气指标：pH 7.30，PCO_2 40 mmHg，PO_2 90 mmHg，钠 137.6 mmol/L，氯 94.70 mmol/L，钾 5.6 mmol/L，BE 值 -4，碳酸氢根 18 mmol/L。

（8）ESR、CRP、凝血功能、传染病检查均正常。

（9）心电图：正常心电图。

（10）甲状旁腺激素：701 pg/mL。

（11）ANCA 阴性，血 M 蛋白阴性，抗核抗体谱正常。

（12）泌尿系彩超：左肾大小为 70 mm×29 mm，右肾大小为 75 mm×26 mm，肾实质变薄，回声增强，皮髓质分界不清，双侧输尿管未见明显扩张。

（13）心脏彩超示：左心室稍增大。左心室收缩功能正常，舒张功能降低，EF 55%。

（14）16 排 CT 胸部平扫：双侧少量胸腔积液，心胸比约 0.53。

2. 思维引导　患者长期慢性肾炎病史，此次因食欲减退、乏力入院，入院查尿素氮 35.9 mmol/L，肌酐 1444 μmol/L，泌尿系彩超提示双肾体积缩小，合并贫血、低钙、高磷，"慢性肾脏病 5 期"诊断明确，患者入院查 ANCA 指标、GBM、血 M 蛋白、血游离轻链（κ-LC，λ-LC）、ANA15 项均阴性，既往无糖尿病病史，高血压病史发生于蛋白尿病史之后，基本排除继发性肾炎可能，考虑原发性肾炎，因患者未行肾穿刺活检术，无法明确肾脏病理类型，患者肾衰竭由慢性肾炎所致。

患者长期慢性肾脏病病史，入院查 Hb 85.0 g/L，查体贫血貌，睑结膜及甲床苍白，入院查白细胞及血小板未见明显异常，血 M 蛋白、血游离轻链（κ-LC，λ-LC）未见异常，排除再生障碍性贫血及多发性骨髓瘤。患者既往无痔疮病史，大便隐血阴性，排除消化道出血，故患者贫血考虑慢性肾脏病导致促红细胞生成素分泌不足所致，"肾性贫血"诊断明确。

患者慢性肾脏病 5 期，入院查磷 2.82 mmol/L，钙 1.56 mmol/L 甲状旁腺激素 701 pg/mL，故"继发性甲状旁腺功能亢进"诊断明确。

患者入院查动脉血气指标：pH 7.30，钾 5.6 mmol/L，BE 值 -4，碳酸氢根 18 mmol/L。血生化示：钾 5.9 mmol/L，二氧化碳 17.1 mmol/L。并发症"代谢性酸中毒、高钾血症"诊断明确。

患者近 1 个月出现乏力，伴活动后胸闷、气喘，入院查 Pro-BNP 14943 pg/mL，心脏彩超提示：左心室稍增大，舒张功能减低，EF 55%，"心功能不全"诊断明确，患者心电图正常，排除心律失常。患者心功能不全与长期血压控制欠佳，慢性肾衰竭体内毒素蓄积及容量负荷过重有关。慢性肾衰竭，尤其合并急性左心衰时须紧急行连续性肾脏替代治疗。

患者胸部 CT 提示：双侧少量胸腔积液，血浆白蛋白 30 g/L，目前考虑合并"双侧胸腔积液、低蛋白血症"。患者双侧胸腔积液考虑与心功能不全及低蛋白血症有关。患者低蛋白血症，既往无肝炎病史，考虑与患者长期尿蛋白丢失及营养不良有关。

（四）初步诊断

慢性肾炎，慢性肾脏病 5 期，伴肾性贫血、肾性高血压、继发甲状旁腺功能亢进、代谢性酸中毒、心功能不全、高钾血症、胸腔积液、低蛋白血症。

诊断依据：①患者以"水肿 8 年，血压升高 3 年，食欲减退、乏力 1 个月"为主诉入院。②查体：

血压 190/130 mmHg,精神差,慢性病容,贫血貌,面色苍白,睑结膜及甲床苍白,听诊两肺呼吸音粗,双下肢轻度指凹性水肿。③辅助检查:血常规及血生化,Hb 85.0 g/L,尿素氮 35.9 mmol/L,血肌酐 1444 μmol/L,血浆白蛋白 30 g/L,钾 5.9 mmol/L 磷 2.82 mmol/L,二氧化碳 17.1 mmol/L,钙 1.56 mmol/L,甲状旁腺激素 701 pg/mL,Pro-BNP N 端脑钠肽 14943 pg/mL。血气指标,pH 7.30,BE 值−4,碳酸氢根 18 mmol/L。泌尿系彩超示,左肾大小为 70 mm×29 mm,右肾大小为 75 mm×26 mm。心脏彩超示,左心室稍增大,舒张功能减低,EF 55%。16 排 CT 胸部平扫示,双侧少量胸腔积液。

二、诊疗经过

1. 治疗方法

(1)一般治疗:①吸氧、监护,抬高床头,注意休息,避免劳累;②限水,低钾、低钠、低磷饮食;③注意保护左上肢血管;④记 24 h 出入量。

(2)药物治疗:①降钾及纠正酸中毒。动态监测心电图变化,利尿,呋塞米 40 mg+0.9% 氯化钠 20 mL 静脉注射;纠正酸中毒,5% 碳酸氢钠注射液 150 mL 静脉输液;保护心肌,25% 葡萄糖酸钙 20 mL+葡萄糖酸钙 1 g 缓慢静脉注射;促进细胞外钾离子向细胞内转化,10% 葡萄糖 250 mL+胰岛素注射液 6 IU 静脉输液;肠道排钾,降钾树脂口服。注意用药后 2 h 复查电解质。②纠正贫血。促红细胞生成素 10000 IU/支 1 周 1 次皮下注射,口服铁剂、维生素 B₁₂。③调整血压。硝苯地平缓释片 30 mg 早晚各 1 片、美托洛乐缓释片 47.5 mg 早晚各半片口服,逐渐增加降压药物。④纠正低钙、高磷血症及继发甲状旁腺功能亢进。醋酸钙胶囊 0.6 g 早 1 粒,后续再予阿法骨化醇片降甲状旁腺激素治疗。⑤血液透析患者慢性肾功能衰竭,合并高钾血症,代谢性酸中毒,心功能不全,纳差,须行血液净化治疗,排除禁忌证后给予右侧颈内静脉临时管置入术,术后行诱导透析治疗。⑥建立长期透析通路。患者经血液净化治疗后,血肌酐较前明显下降,心衰症状改善,酸中毒纠正,血压控制平稳,再次复查心脏彩超 EF% 上升及 pro-BNP 较前明显下降,一般状态明显好转后,无手术禁忌证,与患者及家属沟通长期血液净化方式,选择血液透析、腹膜透析或肾移植。

患者中年男性,既往无腹部手术史,尿量可,可考虑行腹膜透析治疗,告知患者腹膜透析的优势及相关注意事项后,患者因自己居住及生活卫生条件欠佳,拒绝腹膜透析。经与患者沟通选择血液透析模式,行"左上肢动静脉人工内瘘成形术",术后注意内瘘保护,加强内瘘锻炼。

2. 治疗效果

患者经综合治疗后食欲减退、乏力明显改善,双下肢水肿明显减轻,水钠潴留及高血压均得到明显改善。

3. 思维引导

慢性肾功能衰竭患者可出现全身各脏器受累表现,但经降血压、纠正酸中毒、纠正电解质紊乱、纠正贫血、规律血液净化治疗后,患者一般状态明显好转。

三、思考与讨论

此病例为典型的慢性肾炎患者逐步发展为慢性肾功能衰竭。慢性肾脏病(chronic kidney disease,CKD)常常以不同速度进展。因此早期识别 CKD 的高危人群,积极进行 CKD 筛查,明确 CKD 病因,避免加重 CKD 的进展因素,延缓 CKD 进展显得至关重要。CKD 的管理是我国当前医疗改革的重要方向之一,新世纪以来,国际肾脏学界对慢性肾脏病的流行病学特点及早期防治给予了特殊关注。于 2002 年正式提出 CKD 的定义,经过改善全球肾脏病预后(KIDGO)国际组织的多次修改及确定,正式确立 CKD 定义,CKD 是指:肾脏损伤(肾脏结构或功能异常)≥3 个月,可以有或无肾小球滤过率(GFR)下降,可表现为下面任何一条:①肾脏病理学检查异常;②肾脏损伤的指标包括血、尿成分异常或影像学检查异常。GFR<60 mL/min/1.73 m² ≥3 个月,有或无肾脏损伤证据。只要符合上述定义标准中的 1 条就是慢性肾脏病。其中慢性肾脏病分期(表 12)如下。

表12 慢性肾脏病分期标准

分期	特征	GFR	防治目标-措施
1	已有肾损害,肾功能正常	≥90	CKD病因诊治;缓解症状;保护肾功能
2	肾功能轻度下降	60～89	评估、减慢CKD进展,降低心血管病患病危险
3	肾功能中度下降	30～59	减慢CKD进展,评估、治疗并发症
4	肾功能严重下降	15～29	综合治疗,透析前准备
5	终末期肾病	<15	如出现尿毒症,需及时替代治疗

CKD防治的重点应落实在高危人群及疾病患者人群的长期追踪、医疗管理和指导上。对每一个CKD患者的随访应包括:①3个月后复查尿微量白蛋白,确认是否可诊为CKD及其分期;进行病因学检查,判断原发的肾脏疾病及其干预措施。②CKD患者应至少每年监测1次血肌酐以评估GFR,GFR不同,诊疗计划不同,应根据GFR及时调整诊疗计划。CKD的防治是以其发生、发展的过程为依据,在普通人群中主要是对检出存在CKD高危因素的人群进行一级预防。对于控制血糖、控制血压、戒烟、减少酒精摄入、控制体重、降血脂、锻炼或体力活动,以上情况的确切疗效尚需大样本的询证医学证实。CKD的防治在二级预防阶段同样重要。CKD的一、二期通过治疗高血压、应用血管紧张素Ⅱ转化酶抑制剂降低蛋白尿;CKD三期通过纠正贫血、钙磷代谢紊乱等措施,可以延缓肾脏功能的损害,减少心血管合并症和CKD患者的总体死亡率;以上防治措施需要个体化,应根据每个患者的原发病、CKD的分期,合并症的情况制订具体防治措施,每1～6个月监测措施的效果及不良反应以调整方案。

附:鉴别诊断

慢性肾衰竭主要与急性肾衰竭综合征相鉴别:急性肾衰竭综合征起病较急,肾功能在短期内下降,血肌酐及尿素氮进行性上升,血肌酐平均每日增加≥44.2 μmol/L,一般有少尿表现。

四、练习题

1. 慢性肾脏病进展的潜在可变危险因素有哪些?
2. 我们在临床工作中如何根据病人实际情况做出个体化治疗?

五、推荐阅读

[1]中华医学会.临床诊疗规范肾病学分册[M].北京:人民卫生出版社,2011.
[2]王海燕,赵明辉.肾脏病学[M].4版.北京:人民卫生出版社,2020.

(魏燕芙 魏新平)

案例 29 肾性贫血

一、病历资料

赵某某,女,43岁。

(一)门诊接诊

1. 主诉 面黄、乏力、食欲减退1年,恶心、呕吐1个月。

2. 问诊重点 患者是否有血液系统疾病、肝胆疾病、消化道出血、痔疮、月经异常、慢性肾脏病相关疾病病史,是否有乏力、头晕、长期泡沫尿、水肿、高血压、长期夜尿增多等症状,饮食习惯是否良好,既往是否因面黄、乏力等贫血相关症状进行诊治及诊治经过、治疗效果等。

3. 问诊内容

(1)诱发因素:有无感染、过敏、药物、化学性毒素、射线、剧烈运动、劳累等。

(2)主要症状:出现面黄、乏力、食欲减退的时间,发生发展特点及顺序,恶心、呕吐的程度及特点。

(3)伴随症状:有无发热、鼻衄、皮肤瘀斑、骨痛、腹痛、腹泻、呕血、黑便、注意力不集中、肢体功能障碍、嗜睡、泡沫尿、夜尿增多等伴随症状。

(4)诊治经过:是否曾经用药,用药品种、剂量及治疗效果,就诊过程做了哪些检查及其相应的结果,以便选择更合适的药物。

(5)既往史:既往是否有慢性肾脏病病史、慢性胃炎特别是萎缩性胃炎病史、血液系统疾病史、肝胆疾病史、贫血病史、高血压病史、痔疮病史等。

(6)个人史:患者的工作性质,是否有抽烟与饮酒史等。

(7)家族史:是否有遗传性肾病或血液病家族史。

> **问诊结果**
>
> 1年前患者无明显诱因渐出现面黄、乏力、食欲减退,伴有泡沫尿,有夜尿增多(大于750 mL),无发热、关节痛、骨痛、红斑、胸痛、胸闷、盗汗、发热、头晕,无腹痛、腹泻、黑便、呕血症状,未曾诊治。近1个月无诱因出现恶心、呕吐症状,呕吐物为胃内容物,非喷射性,无呕血、黑便、腹痛、腹泻,无头晕、冷汗,无少尿,在当地查血尿素氮30 mmol/L,血肌酐1215 μmol/L,血红蛋白65 g/L。为进一步诊治今来诊,患病来,精神欠佳,食欲差,睡眠尚可,大便未见明显异常,小便同前述,体重较前有所减轻。既往有"慢性肾炎"病史8年,未规律复查。9年前曾行"剖宫产"。个人史、家族史无异常。

4. 思维引导 患者诉有"慢性肾炎"病史8年,未规律复查。近1个月在当地查血尿素氮30 mmol/L,血肌酐1215 μmol/L。根据病史及目前出现的症状,结合肾功能,临床初步诊断为慢性肾脏病5期。面黄、乏力、困倦是贫血的常见临床表现,结合Hb 65 g/L,慢性肾衰竭病史,考虑为"肾性贫血"。注意问诊排除患者有无其他类型贫血相关症状,如发热、骨痛、出血、舌炎、舌乳头萎缩、酱油色尿等,问诊时还须进一步排除肝胆疾病、血液系统疾病等。

（二）体格检查

1. 重点检查内容与目的　是否有皮肤、黏膜及甲床色泽改变等贫血相关症状，口腔呼出气体是否有尿素味，肺部叩诊排查是否有胸腔积液，是否有肝、脾大，是否有心尖区收缩期吹风样杂音，是否有双下肢水肿等慢性肾脏病 5 期相关体征。

体格检查结果

T 36.5 ℃，P 80 次/min，R 18 次/min，BP 150/80 mmHg，体重 60 kg，身高 165 cm

发育正常，营养中等，体型适中，神志清，精神差，慢性病容，中度贫血貌，查体合作，自主体位。全身皮肤黏膜未见皮疹、黄染及出血点。全身浅表淋巴结未触及肿大。头颅无畸形，五官端正，面色苍白，颜面部无水肿，睑结膜苍白，巩膜无黄染，双侧瞳孔等大等圆，对光反应灵敏。耳鼻无畸形，无异常分泌物。口唇无紫绀，咽部无充血，扁桃体无肿大。颈软，无抵抗，无颈静脉怒张，气管居中，甲状腺无肿大。胸廓无畸形，胸骨无压痛，呼吸运动对称，叩诊呈清音，听诊两肺呼吸音粗，未闻及明显干、湿啰音。心前区无隆起，未触及震颤，心率 80 次/min，律齐，各瓣膜听诊区未闻及病理性杂音。腹部平软，下腹正中可见一手术切口瘢痕，无腹壁静脉曲张，无压痛和反跳痛，肝、胆、脾肋下未触及肿大，移动性浊音阴性，肝、肾区无明显叩痛，肠鸣音 5 次/min，未闻及血管杂音。肛门及外生殖器未见明显异常。脊柱无畸形，无关节活动障碍，双下肢轻度指凹性水肿。神经生理反射存在，病理反射未引出。

---

2. 思维引导　慢性肾衰竭早期常无特异症状，可有肾性高血压、不同程度贫血、下肢水肿，晚期可有心力衰竭、胸腔积液、代谢性酸中毒相关表现。该患者检查发现血肌酐升高且有中度贫血，贫血患者可出现颜面、睑结膜及甲床苍白、皮肤粗糙，严重者可有食欲减退、乏力、头晕、心率增快、心脏杂音等，注意排除以上原因所致贫血的体征。进行全面体格检查，结合钙、磷、血沉、血尿免疫固定电泳、ANCA 检查、甲状旁腺功能检查及腹部和泌尿系彩超检查，进一步全面评估患者病情，排除其他病因。

（三）实验室检查

1. 主要内容与目的

（1）尿常规：了解尿蛋白及尿比重情况。

（2）BNP：了解是否合并心功能不全。

（3）贫血指标：检查红细胞计数、血红蛋白浓度，了解是否存在贫血及贫血程度。

（4）骨髓象检查：排除是否有血液系统恶性肿瘤、骨髓再生障碍性贫血。

（5）Coombs 试验：排除是否有溶血性贫血。

（6）血液生化：了解患者肝功能、肾功能、血脂、血糖、电解质紊乱情况，是否有慢性肾衰竭所致钙、磷代谢紊乱。

（7）血气分析：了解是否存在慢性肾衰竭相关酸碱代谢紊乱。

（8）ESR、CRP、凝血功能、传染病检查：排除炎症所致贫血及肾脏替代治疗前常规检查。

（9）甲状旁腺激素：了解是否存在慢性肾衰竭合并继发甲状旁腺功能亢进。

（10）ANCA 指标、血 M 蛋白、抗核抗体谱：排除继发性肾病所致贫血可能。

（11）彩超：了解是否有双肾体积缩小及肾血流减少，是否有心脏功能降低。

（12）胸部 CT：是否有肺部炎症病变。

辅助检查结果

(1)尿常规:尿蛋白(++),尿红细胞8/HP,尿白细胞2/HP,比重1.006,24 h尿蛋白定量2.1 g。

(2)BNP:905 pg/mL。

(3)贫血指标:红细胞3.2×10^{12}/L,血红蛋白62 g/L,红细胞压积32%,铁蛋白53.1 ng/mL,转铁蛋白饱和度13%,叶酸6.01 ng/mL,维生素B_{12} 201.4 pg/mL。

(4)骨髓象:髓象增生减低,余无明显异常。

(5)血液生化:尿素氮35.9 mmol/L,肌酐1444 μmol/L,尿酸523.2 μmol/L,磷1.42 mmol/L,二氧化碳17.1 mmol/L,钙1.95 mmol/L,血糖4.5 mmol/L,肾小球滤过率2.4 mL/(min·1.73 m²)。

(6)血气指标:pH 7.30,$PaCO_2$ 40 mmHg,SB 16 mmol/L,钠135.6 mmol/L,氯97.70 mmol/L,钙1.05 mmol/L,钾4.3 mmol/L,葡萄糖5.34 mmol/L,实际碱剩余-5。

(7)ESR、CRP、凝血功能、传染病检查:均正常。

(8)甲状旁腺激素:401 pg/mL。

(9)抗GBM抗体、抗MPO抗体、抗PR3抗体、P-ANCA、C-ANCA指标均为阴性,血清蛋白电泳正常,抗核抗体谱未见异常,Coombs试验阴性。

(10)泌尿系彩超:左肾大小为85 mm×45 mm×29 mm,右肾大小为89 mm×45 mm×26 mm,双肾切面形态尚正常,轮廓尚规则,边界清欠清晰,肾实质变薄,回声增强,皮髓质分界不清,肾窦回声消失,内可见点状血流信号。双侧输尿管未见明显扩张。

(11)心脏彩超示:左心功能测定超声检查左心室稍增大。左心室收缩功能正常,舒张功能减低,EF 60%。

(12)16排CT胸部平扫:两肺纹理清晰,未见明显异常。心胸比约0.53。

2. 思维引导　①患者有贫血貌,辅助检查结果证实患者有中度贫血。②依据病史、症状及辅助检查结果排除了营养不良性贫血、溶血性贫血、出血性贫血及其他血液系统疾病。③患者有长期慢性肾脏病史,辅助检查发现尿蛋白阳性、血肌酐明显增高及双肾体积缩小,证实有慢性肾功能衰竭。

(四)初步诊断

该患者诊断:①慢性肾脏病5期、慢性肾炎;②肾性贫血;③肾性高血压;④继发性甲状旁腺功能亢进;⑤代谢性酸中毒。

诊断依据:①患者中年女性,慢性起病,合并有恶心、呕吐等症状。②病程较长,有面黄、乏力、食欲减退,伴泡沫尿、夜尿增多症状。③血压150/80 mmHg,慢性病容,贫血貌,面色苍白,双下肢轻度指陷性水肿。④辅助检查有血肌酐增高、双肾体积缩小、红细胞计数及血红蛋白浓度下降、铁蛋白降低、转铁蛋白饱和度降低、骨髓象常规提示髓像增生减低、甲状旁腺激素增高、血pH下降,$PaCO_2$正常,血管炎抗体阴性。

二、诊疗经过

1. 治疗方法

(1)低盐、低脂、低磷、低钾、优质低蛋白饮食,给予复方a酮酸营养支持等。

(2)纠正贫血:重组人促红细胞生成素(rHuEPO)、蔗糖铁针等。

(3)调整血压:非洛地平、美托洛乐缓释片等。

(4)纠正继发甲状旁腺功能亢进:低磷饮食,予醋酸钙片2片 tid po,骨化三醇1 μg biw po控制甲状旁腺功能亢进。

（5）血液透析：患者有消化道症状且估算肾小球滤过率为 2.4 mL/（min·1.73 m²），须行肾脏替代治疗，因患者曾行剖腹产，存在腹膜粘连可能，不易行腹膜透析，建议行血液透析治疗。

（6）患者前臂桡动脉及头静脉血管条件良好，予行左前臂桡动脉–头静脉内瘘。

2. 治疗效果　经综合治疗 2 个月后患者乏力、面黄、睑结膜苍白等贫血症状及消化道症状明显改善。双下肢水肿、水钠潴留及高血压均得以明显改善。贫血指标改善情况：血清铁15.73 μmol/L，血清铁蛋白 135 ng/mL，总铁结合力 57 μmol/L，转铁蛋白饱和度 26%，红细胞 3.2×10^{12}/L，血红蛋白 82 g/L，红细胞压积 43%。

3. 思维引导　慢性肾脏病患者出现面黄、乏力、头晕、恶心、呕吐、心率增快等贫血相关症状，排除了肿瘤、慢性胃炎、消化道出血、慢性炎症、血液系统疾病等可能导致贫血的其他病因，成年男性 Hb<130 g/L，成年非妊娠女性 Hb<120 g/L，需考虑肾性贫血。肾性贫血是慢性肾功能衰竭常见症状，肾性贫血程度常与慢性肾功能衰竭程度平行，尤其存在贫血的相关症状同时合并高血压等慢性肾脏病的临床表现，应首先考虑到肾性贫血。对于拟行肾移植手术的患者，改善肾性贫血等相关症状能大大提高患者存活率及生存质量。

三、思考与讨论

肾性贫血的主要发病机制为：①内源性红细胞生成素生成减少。②红细胞寿命缩短。③红细胞生成抑制因子的作用，如甲状旁腺激素、铝中毒等。④造血原料缺乏，如维生素 B_{12}、叶酸及铁缺乏，或铁的利用障碍等。⑤尿毒症毒素的影响，尿毒症毒素对骨髓细胞及红细胞发育具有抑制作用，并且加强透析可明显改善贫血，减少促红细胞生成素剂量。肾性贫血的临床特点多为正细胞正色素性贫血，合并铁缺乏时可出现小细胞低色素性贫血，而白细胞生成和巨核细胞生成并无变化。网织红细胞计数可降低或正常，合并失血或溶血时则可明显升高。肾性贫血的治疗最常用药物主要为促红细胞生成素，促红细胞生成素治疗肾性贫血的治疗时机应遵守个体化原则：推荐 CKD 非透析患者 Hb<100 g/L 时，根据 Hb 下降程度、前期铁剂的治疗反应，输血风险，促红细胞生成素治疗相关风险以及是否存在贫血的相关症状，个体化决定是否开始使用促红胞生成素治疗。由于成人透析患者 Hb 下降速度比非透析患者快，建议 Hb<100 g/L 时即开始应用促红细胞生成素治疗，避免 Hb 降至 90 g/L 以下，推荐无论是否透析，接受促红细胞生成素的患者，选择 Hb 靶目标应用 110 ~ 120 g/L 范围内，不应超过 130 g/L，目标在 4 个月内达到。对于 CKD 患者，促红细胞生成素的初始剂量建议为每周 100 ~ 150 U/kg，初始应用促红细胞生成素治疗的目标是 Hb 每月增加 10 ~ 20 g/L，但应避免 4 周内 Hb 增加幅度超过 20 g/L，需要根据 Hb 升高程度及时调整促红细胞生成素剂量。除促红细胞生成素外，铁剂、低氧诱导因子稳定剂（罗沙司他胶囊等）、输血等治疗也是肾性贫血治疗的重要手段。坚持病因治疗、减轻肾小球高滤过、纠正低蛋白、降低血磷、补充必需氨基酸、改善肾灌注不足等延缓肾功能进展的措施，亦能延缓肾性贫血的发生发展。

附：鉴别诊断

肾性贫血程度常与慢性肾功能衰竭程度平行，若贫血程度与慢性肾功能衰竭不平行或有其他贫血异常相关症状，应与以下导致贫血的疾病相鉴别。①再生障碍性贫血：可出现贫血、感染及出血，骨髓穿刺可明确诊断。②消化道出血：常有呕血或黑便症状，出血量大时可出现血容量不足症状，行胃肠镜检查可明确诊断。③血管炎：患者以中老年居多，可有发热、食欲减退、乏力、体重下降等症状，完善血管炎特异抗体及影像学检查明确诊断。

四、练习题

1. 简述肾性贫血的诊断标准。
2. 肾性贫血的发病机制有哪些?
3. 肾性贫血的治疗时机及常用药物有哪些?

五、推荐阅读

[1]潘明明,刘必成.低氧诱导因子稳定剂在肾性贫血治疗中的新进展[J].中华内科杂志,2017,56(3):225-228.

[2]谌贻璞.用促红细胞生成素治疗肾性贫血必须合理补铁[J].肾脏病与透析肾移植杂志,2006,15(4):345-346.

（户庆峰　魏新平）

一、病历资料

李某某,男性,61 岁。

(一)门诊接诊

1. 主诉 慢性肾衰竭 12 年,关节疼痛半年余。

2. 问诊重点 主要症状的起病时间、急缓、病程、部位、性质、程度、频率(间歇性/持续性)、激发或缓解因素。既往慢性疾病史和检查、检验结果,注意结缔组织病、肿瘤、代谢性疾病等病史,特别是慢性肾脏病患者易合并钙磷代谢紊乱、继发性甲状旁腺功能亢进、骨矿物质代谢紊乱病史。

3. 问诊内容

(1)诱发因素:主要症状关节疼痛的诱因,有无发病诱因,病程长短,是初发还是复发,关节症状与其他症状出现的先后关系。风湿性关节炎常因气候变冷、潮湿而发病,痛风常因饮酒或高嘌呤饮食后诱发,增生性关节炎常在过度负重或活动过多时诱发。

(2)疼痛的部位:是大关节还是小关节疼痛,单关节还是多关节疼痛,是否呈对称性疼痛。化脓性关节炎多为大关节和单关节发病,结核性关节炎多见于髋关节和脊椎,指趾关节痛多见于类风湿关节炎,增生性关节炎常以膝关节多见,第一跖趾关节红、肿、热、痛多为痛风。

(3)疼痛出现的急缓程度及性质:急性外伤、化脓性关节炎及痛风起病急,疼痛剧烈,呈烧灼样疼痛或跳痛;骨折或韧带拉伤则呈锐痛;骨关节肿瘤则呈钝痛;系统性红斑狼疮、类风湿关节炎等起病缓慢,疼痛程度较轻,呈酸痛、胀痛;风湿性关节炎为游走性疼痛。

(4)伴随症状:关节疼痛伴有皮肤紫癜、腹痛、腹泻见于关节受累的过敏性紫癜;关节疼痛伴有晨僵现象见于类风湿关节炎;关节痛伴有皮肤红斑、光过敏、低热和多脏器损害见于系统性红斑狼疮。

(5)诊治经过:是否曾就诊,就诊医院名称,有无检查、检验结果,是否按医嘱规律用药,药物名称、剂量和使用频率、效果如何,特别是有无长期服用镇痛药和糖皮质激素。

(6)既往史:既往有无透析替代治疗史、有无高磷低钙血症、继发性甲状旁腺功能亢进病史、心脏病、肝脏疾病、结缔组织病、糖尿病、慢性肺病、神经系统和脑血管疾病,有无过敏史。

(7)个人史:注意吸烟和饮酒史,用药史,疫苗接种史,是否疼痛与职业和居住环境的关系。

(8)家族史:家族成员有无类似病史,遗传病史。

问诊结果

12 年前在外院住院诊断为"慢性肾衰",给予护肾、降低尿蛋白、控制血压等处理。9 年前开始规律行腹膜透析维持治疗。半年余前无明显诱因出现背部疼痛,后逐渐出现身高降低(约 8 cm),并颈部、四肢关节疼痛,呈间断性,非游走性,伴皮肤瘙痒,无发热、紫癜、腹痛、晨僵,无口腔溃疡、脱发、光敏和雷诺现象,予对症处理(具体不详),上述症状持续存在无缓解,今为求进一步诊治来我院就诊,门诊以"①继发性甲状旁腺功能亢进;②慢性肾衰竭尿毒症期腹膜透析,肾性高血压"收入科,患者自发病以来,神志清,精神可,饮食睡眠可,大便正常,无尿,体重未见明显变化。既往史:有高血压(肾性)15 年,口服"苯磺酸氨氯地平片"治疗,血压控制在

130/90 mmHg,有"慢性肾脏疾病5期、腹膜透析、高磷血症、低钙血症、继发性甲状旁腺功能亢进"病史,口服"骨化三醇、碳酸钙"治疗,效果欠佳。否认糖尿病、冠心病、脑血管疾病、肝脏疾病等慢性疾病史。个人史无特殊,否认肾病家族史。手术外伤史,于2015年行"腹膜透析管置入术"。

4.思维引导　该患者有慢性肾脏疾病(CKD)5期,腹膜透析维持病史,伴关节疼痛、瘙痒,结合既往有高磷血症、继发性甲状旁腺功能亢进病史,首先考虑慢性肾脏病-矿物质与骨代谢异常(chronic kidney disease-mineral bone disorder,CKD-MBD),须考虑排除类风湿性关节炎,可完善类风湿因子(RF)、抗环瓜氨酸肽抗体(抗CCP抗体);排除过敏性紫癜(关节型),注意关注有无皮肤紫癜、腹痛临床表现和体征;排除系统性红斑狼疮,可完善ANA抗体谱、补体等检查;排除强直性脊柱炎,可完善骶髂关节片、HLA-B27检查。

（二）体格检查

1.重点检查内容与目的

(1)全身检查:注意营养、发育状况、体温、热型、患者的体位、姿态及全身其他系统的体征,尤其应注意有无脱发、皮疹、红斑(如蝶形红斑、盘状红斑等)、痛风结、风湿小结,有无肌痛、雷诺现象和肝、脾及淋巴结肿大等。

(2)局部检查:注意病变是单关节还是多关节,肢体的位置,双侧关节外形是否对称,有无畸形,病变局部有无红肿、波动感,有无运动受限,脊椎有无叩击痛,骶髂关节有无压痛以及周围肌肉有无紧张或萎缩等。

体格检查结果

T 36.2 ℃,P 84 次/min,R 21 次/min,BP 130/90 mmHg,身高158 cm(原身高166 cm),体重69 kg

神志清,精神可,营养中等,对答切题,查体合作。全身皮肤黏膜无明显黄染,慢性病容,颜面部水肿,颈软,颈静脉无怒张,气管位居中,双侧甲状腺未触及肿大。胸廓无畸形,呼吸运动正常,语颤正常,无胸膜摩擦感,叩诊清音,双肺呼吸音粗,未闻及干、湿啰音及哮鸣音。叩诊心界向左下扩大,心率84 次/min,律齐,各瓣膜听诊区未闻及病理性杂音。腹部稍膨隆,未见胃肠型、蠕动波。无腹壁静脉曲张。脐右下有一纵向约3.5 cm手术斑痕,右下腹可见腹膜透析管留置,无明显压痛、反跳痛,肝、脾肋下未触及,胆囊未触及,墨菲征阴性,移动性浊音阴性,四肢肌力4级,肌张力正常,胸腰椎有叩痛,无红肿、波动感,脊柱稍后凸,双下肢中度指凹性水肿。

2.思维引导　患者老年男性,慢性肾脏疾病,腹膜透析治疗,高磷血症,继发性甲状旁腺功能亢进,首先考虑CKD-MBD可能,进一步行实验室检查和影像学检查明确诊断。同时注意排除其他关节疾病:如关节疼痛伴有皮肤紫癜、腹痛腹泻须排除关节受累的过敏性紫癜;指趾关节疼痛伴有晨僵现象须排除类风湿关节炎;关节痛伴有皮肤红斑、光过敏、低热和多脏器损害见于系统性红斑狼疮;高尿酸血症合并第一跖趾等关节红、肿、热、痛注意排除痛风性关节炎;骶髂关节压痛伴有腰背部晨僵,下腰痛在休息后或夜间加重,并"4"字征阳性需排除强直性脊柱炎。

（三）实验室检查

1.主要内容与目的

(1)血常规:查看患者有无贫血、血小板减低、白细胞异常等。

（2）血电解质：查看患者血电解质，重点关注血磷、血钙结果。

（3）血液生化：查看患者肝功能、肾功能、空腹血糖、血脂、糖化血红蛋白、二氧化碳结合力。

（4）血免疫指标：抗中性粒细胞胞浆抗体（ANCA）、抗肾小球基底膜抗体、ANA 抗体谱、类风湿因子、补体、ASO、抗 CCP 抗体、血沉、血尿蛋白电泳和免疫固定电泳、血游离轻链（κ-LC，λ-LC），查看患者是否存在继发性肾脏病。

（5）甲状旁腺激素：查看是否存在甲状旁腺功能亢进。

（6）头颅胸腹部和骨骼 CT：排除肿瘤性疾病，明确骨骼和血管有无异常改变。

（7）甲状旁腺彩超：排除甲状旁腺增生。

（8）心电图：是否存在心肌缺血、心室肥大。

（9）超声心动图：查看患者心室壁厚度、心腔大小、心脏瓣膜结构以及心脏收缩、舒张功能。

（10）骶髂关节 X 线、HLA-B27 检查：排除强直性脊柱炎。

（11）骨密度检查：诊断骨软化和预测骨折风险的重要标志。

（12）25（OH）D：反映体内日光和膳食来源维生素 D 储备的指标。

（13）碱性磷酸酶：反映骨代谢的重要标志，可作为鉴别高转运性骨病与低转运性骨病的生物学标志。

辅助检查结果

（1）血常规：Hb 100 g/L，RBC 6.22×10^{12}/L，WBC 6.4×10^9/L，PLT 236×10^9/L。

（2）血电解质：血磷 1.79 mmol/L，血钙 2.09 mmol/L，血钾等其他电解质正常。

（3）血液生化：尿素 17.67 mmol/L，肌酐 872 μmol/L，肝功能、血糖、糖化血红蛋白、二氧化碳结合力。

（4）免疫指标：ANCA、抗 GBM、ANA 抗体谱、血沉、血尿蛋白电泳和免疫固定电泳、血游离轻链（κ-LC，λ-LC）正常。RF、抗 CCP 抗体均正常。

（5）全段甲状旁腺激素：2571 pg/mL。

（6）头颅胸腹部和骨骼 CT：①脑 CT 平扫未见明显异常；②颅骨及颌面部、胸腰椎椎体骨质密度不均匀减低，考虑代谢性骨病可能，请结合临床（图53、图54）；③双肺慢性炎症，双肺多发炎性结节可能；④双肾萎缩；双肾多发囊肿，部分高密度囊肿可能；双肾多发钙化灶或结石可能；⑤胆囊结石，腹腔积液；⑥主动脉壁及冠脉钙化。

（7）甲状旁腺彩超：甲状腺左叶近上极背侧低回声结节，甲状腺右叶近下极背侧面低回声结节，最大的为 2.0 cm×1.0 cm，边界清晰，内部回声均匀，有薄膜。其内可探及较丰富的血流信号，符合甲状旁腺增生。

（8）心电图：①窦性心律；②左心室高电压（RV5>2.5 mV）。

（9）超声心动图：左室舒张功能减低，二尖瓣钙化，主动脉瓣退行性变并少量反流。

（10）骶髂关节 X 线、HLA-B27 均正常。

（11）骨密度检查：骨质疏松。

（12）25（OH）D：52.68 nmol/L。

（13）碱性磷酸酶：200 U/L。

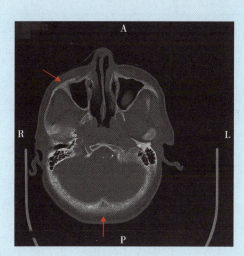

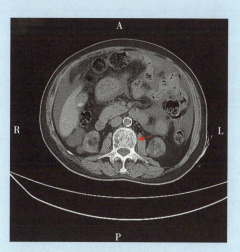

图53　头颅CT　　　　　　　　　　　图54　腹部CT

2. 思维引导　患者处于慢性肾脏病5期,目前腹膜透析替代治疗。化验检查提示高磷血症,血钙正常,继发性甲状旁腺功能亢进,颅骨及颌面部、胸腰椎椎体骨质密度不均匀减低,考虑代谢性骨病可能。甲状旁腺彩超可见甲状旁腺增生表现,骨密度检查提示骨质疏松,可以确定 CKD-MBD 的存在。病程和随访期间,无双下肢紫癜、腹痛出血,可以排除过敏性紫癜(关节型);无晨僵,类风湿因子、抗 CCP 抗体正常,可以排除类风湿关节炎;无红斑、光敏、雷诺现象,ANA 抗体谱、补体结果正常,可以排除系统性红斑狼疮;骶髂关节 X 线、血 HLA-B27 正常,可以排除强直性脊柱炎。

(四)初步诊断

①慢性肾脏疾病5期;②腹膜透析;③肾性高血压;④继发性甲状旁腺功能亢进;⑤矿物质与骨代谢异常。

诊断依据:①老年男性,慢性病程,有慢性肾衰,长期维持性腹膜透析病史,关节疼痛,身高降低,已排除其他继发性关节性疾病。②高磷血症,甲状旁腺激素升高,彩超提示甲状旁腺增生。③CT:颅骨及颌面部、胸腰椎椎体骨质密度不均匀减低,主动脉壁及冠脉钙化。④骨密度降低。

二、诊疗经过

1. 治疗方法　静吸复合全麻下行"甲状旁腺切除术+自体左前臂移植术",术中见甲状腺双叶上下极后被膜处见增大甲状旁腺组织,最大约2.0 cm×1.0 cm,给予完整切除甲状旁腺4枚,并在左前臂切开1.5 cm 切口,显露肌肉组织并打开肌纤维,放入部分切除的甲状旁腺组织。术后据血钙等电解质情况,给予补钙治疗。

2. 治疗效果　术后复查血清甲状旁腺激素2.90 pg/mL,血磷1.1 mmol/L,血钙1.63 mmol/L,术后继续正常钙浓度的腹膜透析液腹膜透析,监测血清甲状旁腺激素、血电解质和血碱性磷酸酶水平,据血钙情况,给予微量输液泵补钙、结合口服钙剂、同时鼓励病人高钙磷饮食。血钙持续>1.8 mmol/L,且无明显麻木、抽搐等临床症状后,过渡到口服补钙(表13)。1个月后血钙1.96 mmol/L,血磷0.91 mmol/L,甲状旁腺激素0 pg/mL,关节疼痛好转。

表13　甲状旁腺切除术围术期血磷、血钙和PTH变化表

	7月16日（术前）	7月22日（术后第1天）	7月26日	8月1日
血钙（mmol/L）	2.09	1.63	1.7	2.14
血磷（mmol/L）	1.23	1.1	0.83	0.65
甲状旁腺激素（pg/mL）	2571	2.9	0.01	4.25

3. 思维引导　患者以关节疼痛为主要症状入院，伴有身高降低，入院后完善检查提示：高磷血症，甲状旁腺激素升高，彩超提示甲状旁腺增生，CT示颅骨及颌面部、胸腰椎椎体骨质密度不均匀降低，主动脉壁及冠脉钙化，骨密度降低，支持继发性甲状旁腺功能亢进，慢性肾脏病-矿物质与骨代谢异常综合征诊断。病程和随访期间，无双下肢紫癜、腹痛出血，可以排除过敏性紫癜（关节型）；无晨僵，类风湿因子、抗CCP抗体正常，可以排除类风湿关节炎；无红斑、光过敏、雷诺现象，ANA抗体谱、补体结果正常，可以排除系统性红斑狼疮；骶髂关节X线、血HLA-B27正常，可以排除强直性脊柱炎。

我国血液透析患者中低钙血症发生率为35.9%，高磷血症为58.6%，高甲状旁腺激素为45.4%。CKD-MBD的一般治疗是在摄入适量蛋白质前提下，选择磷/蛋白比值低、磷吸收率低的食物，限制磷的摄入（800~1000 mg/d），并保证充分透析（延长透析时间或增加透析频率以更有效地清除血磷），同时当血磷水平进行性升高时，建议开始降磷治疗；根据血钙、血磷及甲状旁腺激素水平综合考虑使用磷结合剂。高甲状旁腺激素病人，可据血磷、血钙情况，个体化给予活性维生素D_3（骨化三醇）、活性维生素D类似物（如帕立骨化醇）或钙离子敏感受体激动剂（西那卡塞）纠正继发性甲状旁腺功能亢进，使透析期患者甲状旁腺激素水平维持在正常值上限的2~9倍（150~300 pg/mL）。而对于下列情况，建议行甲状旁腺切除术（PTX）：①全段甲状旁腺激素持续>800 pg/mL；②药物治疗无效的持续性高钙和/或高磷血症；③具备至少一项甲状旁腺增大的影像学证据，如高频彩色超声显示甲状旁腺增大，直径>1 cm并且有丰富的血流；④既往对活性维生素D及其类似物药物治疗抵抗。因此该患者有行甲状旁腺切除术的指征。

三、思考与讨论

CKD-MBD是指由于CKD所致的矿物质与骨代谢异常综合征，可出现以下一项或多项临床表现：①钙、磷、甲状旁腺激素或维生素D代谢异常；②骨转化、骨矿化、骨量、骨线性生长或骨强度异常；③血管或其他软组织钙化。对于成人CKD患者，推荐从CKD-G3a期开始监测血清钙、磷、全段甲状旁腺激素及碱性磷酸酶水平，并建议检测血清25（OH）D水平。CKD-MBD是CKD患者的严重并发症，致残及致死率高。

关节疼痛经常出现在CKD-MBD患者。起病隐匿，症状逐渐进展数月或数年。疼痛性质弥漫、非特异，常随承重和姿势改变而加剧。疼痛局限时，下背部、髋部和下肢最常受累，足跟和踝关节处疼痛最突出。

血管钙化，特别是动脉钙化在CKD患者中较为常见，也是透析患者心血管疾病发病率和死亡率的危险因素。这些患者的血管钙化部分与矿物质代谢紊乱相关，比如磷贮留和高磷血症，同时应用大剂量含钙的磷结合剂和维生素D引起的高钙血症和钙贮留也是血管钙化的原因之一。

1. CKD-MBD的治疗目标

（1）非透析CKD G3a-G5期患者最佳甲状旁腺激素水平目前尚不清楚。甲状旁腺激素水平进行性升高或持续高于正常上限的患者，建议评估是否存在以下可干预因素（高磷血症、低钙血症、高磷摄入、维生素D缺乏）。

（2）建议 CKD G5D 期患者的甲状旁腺激素水平应维持在正常值上限的 2～9 倍,维持在 150～300 pg/mL 更佳。

（3）成年 CKD G3a-G5D 期,建议尽可能将升高的血清磷降至接近正常范围,并避免高钙血症,同时建议血清 25（OH）D>75 nmol/L。

2. 饮食控制　对于严重肾衰竭患者,充分地控制血磷水平对于阻止软组织钙化和有效治疗继发性甲状旁腺功能亢进是非常重要的。血磷超过目标值,建议应限制饮食磷摄入（800～1000 mg/d）,或联合其他降磷治疗措施。建议限制摄入蛋白质的总量,选择磷/蛋白比值低、磷吸收率低的食物,限制摄入含有大量磷酸盐添加剂的食物。

3. 透析替代治疗　建议透析液钙离子浓度为 1.25～1.50 mmol/L（血液透析）或 1.25 mmol/L（腹膜透析）;应充分透析,并考虑延长透析时间、增加透析频率或透析剂量,以便有效地清除血磷。

4. 药物治疗　健康人每日饮食中磷的正常摄入量为 1.0～1.3 g,但对于透析患者,为防止高磷血症,每日饮食中的磷必须降至 800～1000 mg。这种食谱一般不合口,所以很难获得长期的依从性。因此,当 GFR 降至正常的 15%～20% 时,磷结合剂常与饮食控制共同用于控制血清磷的水平。

（1）磷结合剂:血磷水平进行性升高时,建议开始降磷治疗;根据血钙、血磷及甲状旁腺激素水平综合考虑使用磷结合剂。正常成人血清磷在 0.87～1.45 mmol/L,建议围透析期 CKD 患者尽可能将升高的血磷降至接近正常范围。含钙磷结合剂（醋酸钙和碳酸钙）显著增加高钙血症、血管钙化和心血管事件的发生风险,应限制含钙磷结合剂的使用,仅在低钙血症、高磷血症、高甲状旁腺激素血症的情况下使用。推荐不含钙磷结合剂作为一线磷结合剂,目前常用的不含钙磷结合剂主要有司维拉姆和碳酸镧。

（2）纠正继发性甲状旁腺功能亢进:①活性维生素 D_3（骨化三醇）,0.25～0.50 μg/次,每日 1 次,或根据病情需要,2 μg/次,每周 3 次口服。②活性维生素 D 类似物（如帕立骨化醇）:5～10 μg/d,每周 3 次,根据甲状旁腺激素水平调整用量。③拟钙剂（西那卡塞）:推荐西那卡塞起始剂量 25 mg/次,每日 1 次;每 3 周或更长时间调整 1 次剂量,每次调整剂量为 25 mg,单日最大用量为 100 mg。④建议控制血钙和血磷水平正常或接近正常范围后再用活性维生素 D 类似物治疗;CKD5 期未接受透析的成年患者,不建议常规使用活性维生素 D 及其类似物;但伴有严重、进行性甲状旁腺功能亢进的患者,可使用活性维生素 D 及其类似物。⑤建议使用活性维生素 D 及其类似物与拟钙剂联合治疗严重继发性甲状旁腺功能亢进。

5. 手术治疗　甲状旁腺切除术不仅可以迅速降低血清甲状旁腺激素水平,而且可以快速缓解骨骼、关节疼痛及皮肤瘙痒等症状。患者术后长期随访证实甲状旁腺切除术有助于改善营养不良、失眠、抑郁、贫血等,是目前国内公认的治疗方式。手术治疗在疗效和费用上要优于药物治疗,对于我国广大经济欠发达地区患者尤其适用甲状旁腺切除术治疗。但需注意,甲状旁腺切除术后甲状旁腺激素处于极低水平,骨骼成骨和矿化作用加强,大量钙、磷向骨骼沉积,一过性低钙血症是最常见的术后并发症。

为纠正低钙血症,建议术后当天及 1 周内至少每日 1 次检测血钙和血磷,血钙<1.8 mmol/L,予静脉补充葡萄糖酸钙;血钙水平 1.8～2.1 mmol/L,每天补充元素钙 1～2 g,并用骨化三醇,最大剂量可达 4 μg/d;血钙≥2.1 mmol/L,可逐渐减量骨化三醇和钙剂;当血钙>2.6 mmol/L,钙剂/骨化三醇减半量或停用。当术后甲状旁腺激素<60 pg/mL 时,为防止进一步抑制甲状旁腺激素分泌,选择先减骨化三醇,再减钙剂。血液透析患者可在术后使用钙离子浓度为 1.75～2.25 mmol/L 透析液;腹膜透析患者使用正常钙离子浓度（1.75 mmol/L）腹膜透析液。

四、练习题

1. CKD-MBD 的病理生理学机制有哪些?

2. CKD-MBD 的治疗原则有哪些?

五、推荐阅读

[1]张凌.继发性甲状旁腺功能亢进的治疗策略[J].中华肾病研究电子杂志,2015,4(3):118-122.

[2]《中国围透析期慢性肾脏病管理规范》专家组.中国围透析期慢性肾脏病管理规范[J].中华肾脏病杂志,2021,37(8):690-704.

[3]余学清,陈江华,赵明辉,等.拟钙剂在慢性肾脏病患者中应用的专家共识[J].中华肾脏病杂志,2018,34(9):703-708.

[4]中国医师协会肾脏内科医师分会维生素 D 实践方案专家协作组.维生素 D 及其类似物在慢性肾脏病患者中应用的中国实践方案(2019 版)[J].中华内科杂志,2020,59(2):104-116.

[5]国家肾脏疾病临床医学研究中心.中国慢性肾脏病矿物质和骨异常诊治指南概要[J].肾脏病与透析肾移植杂志,2019,28(1):52-57.

（丁　琪　张　博）

一、病历资料

臧某某,男,54 岁。

(一)接诊

1. 主诉　发现血肌酐升高 2 年余,胸闷 1 d。

2. 问诊重点　胸闷为心肺疾病常见症状,可见于慢性阻塞性肺疾病、哮喘、肺栓塞、气胸、胸腔积液、心绞痛、心力衰竭、心包积液、心血管神经症等疾病,慢性肾衰竭患者常合并冠状动脉粥样硬化性心脏病、心力衰竭、胸腔积液等并发症,问诊时应注意主要症状及伴随症状特点,有无发热、咳嗽、咳痰、咯血、呼吸困难,有无胸痛、心悸、后背痛、咽部紧缩感、上肢麻木,有无夜间阵发性呼吸困难,与活动、体位有无相关性,既往有无类似症状,胸闷持续时间,以及诊治经过、治疗效果等。

3. 问诊内容

1)诱发因素:近期有无劳累、感染、血压控制欠佳等诱发因素。

2)症状:胸闷持续时间,与活动、体位有无相关性,有无夜间阵发性呼吸困难,有无发热、咳嗽、咳痰、咯血、呼吸困难,有无胸痛、心悸、后背痛、咽部紧缩感、上肢麻木。

3)诊治经过:是否用药,用何种药,具体剂量、效果如何。

4)既往史:是否有冠状动脉粥样硬化性心脏病、心力衰竭、慢性阻塞性肺疾病、哮喘、高血压、糖尿病、脑血管疾病等病史。

5)个人史:患者抽烟饮酒史等。

6)家族史:家族有无类似疾病及遗传倾向疾病。

问诊结果

2 年余前因"糖尿病双侧眼底病变及白内障"在医院行"剥切手术"时发现血肌酐升高达 180 μmol/L,尿蛋白++,遂在该院肾内科住院治疗,诊断为"糖尿病肾病",给予"百令胶囊""海昆肾喜胶囊"等药物,具体剂量不详,病情好转出院。门诊间断复查,1 年余前因"重度水肿"就诊,查肾功能示:肌酐 732 μmol/L,诊断为"CKD 5 期",行"左前臂动静脉内瘘吻合术",规律血液透析(每周两次)治疗至今,上述症状逐渐缓解。1 d 前无明显诱因出现胸闷,伴阵发性呼吸困难,持续时间约 30 s 至 1 min,无端坐呼吸,无发热、咳嗽、咳痰、咯血,无胸背痛、心悸,无恶心、呕吐。自起病以来,精神不佳,食欲一般,睡眠差,大便正常,尿量减少,24 h 约 200 mL,尿色深黄,体重无明显改变。

既往情况:"2 型糖尿病"病史 20 余年,规律服用"阿卡波糖片 50 mg,每日 3 次",未规律监测血糖。"高血压"5 年余,最高血压 180/120 mmHg,降压药物治疗,硝苯地平控释片 30 mg,口服,早晚各 1 次,特拉唑嗪片 2 mg,口服,早晚各 1 次,酒石酸美托洛尔片 25 mg,口服,每日 1 次,阿利沙坦 240 mg,口服,早晚各 1 次,血压控制不佳,波动在 160～180/90～110 mmHg;"冠状动脉粥样硬化性心脏病"及"高脂血症"1 年余,目前未服用药物治疗。

传染病史:否认乙肝、结核等传染病史。

预防接种史:随社会规定。

手术外伤史:否认重大外伤手术史。

> 输血史：否认。
> 药物过敏史：否认。
> 食物过敏史：否认。
> 个人史、婚育史、家族史无异常。

4.思维引导　患者中年男性，维持性血液透析治疗，合并有冠状动脉粥样硬化性心脏病、糖尿病，此次以胸闷为主要不适症状，应着重考虑心力衰竭、心绞痛、心包积液、胸腔积液、肺水肿等并发症可能，关注肝功能、肾功能、血常规、BNP、肌钙蛋白、心肌酶、凝血功能、电解质、胸部 CT、心脏超声、心电图等检查结果，了解患者平素血液透析情况。

（二）体格检查

1.重点检查内容与目的　该患者有慢性肾衰竭、冠状动脉粥样硬化性心脏病、糖尿病基础疾病，现有胸闷不适，应重点查看患者的生命体征、指脉氧情况，完善心、肺、腹查体，了解肢体有无水肿，口唇、黏膜有无苍白，甲状腺有无肿大，肺部听诊有无干湿啰音等。

体格检查结果

T 36.3 ℃，P 78 次/min，R 19 次/min，BP 130/64 mmHg
发育正常，营养中等，体型匀称，慢性面容，神志清楚，精神可，自行步入病房，对答切题，查体合作。颈软无抵抗，颈静脉无怒张，颈动脉搏动正常，肝颈静脉回流征阴性，气管居中，甲状腺未触及肿大，未闻及血管杂音。胸廓对称无畸形，双侧胸廓未见肋间隙增宽，变窄。双肺呼吸音清，未闻及干湿性啰音，无胸膜摩擦音。心尖搏动位于第 5 肋间，左锁中线内 0.5 cm。未及震颤，未及心包摩擦感。心率78 次/min，律齐，各瓣膜听诊区心音正常，未闻及杂音，未闻及心包摩擦音。腹软，无反跳痛及肌紧张，肝、脾肋下未触及，未触及包块，墨菲氏征阴性。四肢无畸形，关节无红肿，活动正常，肢体运动正常。左前臂近腕处有一动静脉内瘘，可触及震颤，听诊血管杂音响亮清晰。双下肢轻度指凹性水肿，双侧足背动脉搏动存在。

2.思维引导　患者胸闷，查体双下肢轻度指凹性水肿、右上腹压痛，结合患者基础疾病，可进一步完善血常规、肝功能、肾功能、肌钙蛋白、心肌酶、电解质、凝血功能、心脏超声、心电图、胸腹影像学等检查明确诊断。患者糖尿病病史多年，入院后出现心前区疼痛，诉头晕、踩棉花感、四肢麻木，完善颅脑磁共振及周围神经检查，糖尿病病史较长患者动脉粥样硬化的发病率高，完善颈动脉彩超检查，终末期肾病患者，考虑继发性甲状旁腺功能亢进发生率高，完善甲状腺彩超。

（三）实验室检查

1.主要内容与目的

(1)血尿常规：查看患者有无贫血、感染，尿常规有无尿蛋白。

(2)血气分析：查看患者是否存在呼吸衰竭、电解质酸碱平衡紊乱。

(3)血液生化：查看患者肝功能、肾功能、电解质、血糖、血脂情况。

(4)心脏标志物：查看超敏肌钙蛋白、心肌酶谱、脑钠肽，了解有无心肌损伤、心力衰竭。

(5)凝血功能：了解血液是否为高凝状态。

(6)心脏超声：评估心脏结构及功能。

(7)胸部 CT：了解有无肺部感染、胸腔积液、肺水肿等情况。

(8)心电图：了解有无心律失常、心肌缺血。

（9）肝胆胰脾及甲状腺超声：了解有无肝、胆、胰、脾等腹部疾病，及继发性甲状旁腺功能亢进。

（10）颅脑 MRI 及颅脑动脉 MRA：了解有无脑血管疾病。

（11）四肢肌电图：了解有无四肢运动神经、感觉神经损害。

辅助检查结果

（1）血常规：RBC 2.26×10^{12}/L，Hb 70 g/L，WBC 7.16×10^9/L（图 55），PLT 177×10^9/L。

（2）动脉血气：pH 7.39，吸氧量 61%，血氧饱和度 92.3%，氧分压 65 mmHg，二氧化碳分压 38.3 mmHg，钾 6.0 mmol/L，钙 0.93 mmol/L，标准碱剩余 -1.4，碳酸氢根 22.8 mmol/L，乳酸 1.0 mmol/L，血红蛋白 8.1 g/dL。

（3）血生化及心肌酶谱：白蛋白 43.8 g/L，碱性磷酸酶 129 mmol/L，葡萄糖 2.79 mmol/L，肌酐 424 μmol/L，尿素 17.86 mmol/L，胱抑素 C 4.41 mg/L，钙离子 1.95 mmol/L，碳酸氢根 16.5 mmol/L，血浆渗透压 276 mmol/L，糖化血红蛋白 7.17%，总胆固醇 5.61 mmol/L，低密度脂蛋白胆固醇 3.62 mmol/L↑，同型半胱氨酸 26.4 μmol/L，降钙素 0.231 ng/mL，超敏肌钙蛋白 0.095 ng/mL，LDH 222 U/L，CK 122 U/L，CK-MB 8 U/L，BNP 815 pg/mL，C 反应蛋白 0.8 mg/L（图 56 ~ 图 61）。

（4）凝血功能：凝血功能指标及 D-二聚体正常。

（5）心脏超声：左室壁心肌运动欠协调，左室壁增厚，三尖瓣少量返流，左室舒张功能减退、收缩功能正常低值，左室射血分数 54%。

（6）肝胆胰脾及甲状腺超声：胆囊壁稍毛糙，脾内多发条状强回声（钙化灶?），甲状腺超声示甲状腺右叶囊实性结节（TI-RADS 分级 3 级），双侧颈部淋巴结偏大。

（7）胸部 CT：与 1 年前对比：双肺下叶炎性改变，病变较前减少，密度减低，建议治疗后复查；心脏稍大，心包积液，积液较前对比稍显减少；冠状动脉钙化；肝及脾内多发钙化灶。

（8）心电图：窦性心律，R 波 V_1 ~ V_3 递增不良。（有后续动态改变）（图 62、图 63）。

（9）颅脑 MRI 及颈部、颅脑动脉 MRA（图 64）：①胼胝体膝部、透明隔、左侧基底节区、双侧额叶、侧脑室旁新近脑梗死。②双侧侧脑室旁，半卵圆中心区，额、顶叶皮层下缺血灶。③左侧额、顶叶软化灶伴胶质增生。④右侧大脑中动脉 M2 段硬化并轻度狭窄。⑤左侧颈内动脉近段轻度狭窄。⑥左侧椎动脉较右侧略细。

（10）余检验检查指标：粪常规示大便潜血弱阳性；甲状旁腺激素 461.7 pg/mL。

四肢肌电图：①上下肢多发性周围神经损害，运动及感觉均累及，脱髓鞘并轴索损害；②双胫神经 F 波潜伏期延长，双正中神经 F 波未见异常；③四肢 SSR（皮肤交感反应）异常。泌尿系超声：双肾实质回声稍增强，前列腺体积增大。颈部动脉超声：双侧颈动脉内中膜增厚并斑块（多发）。

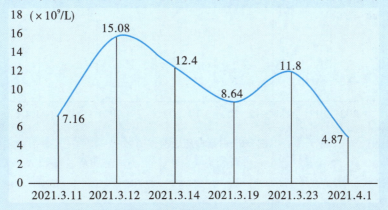

图 55　白细胞历次检查结果

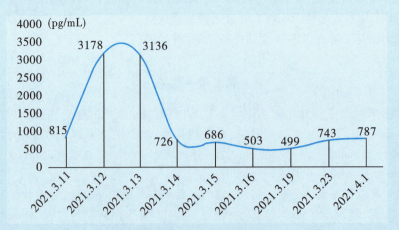

图 56 脑钠肽（BNP）历次检查结果

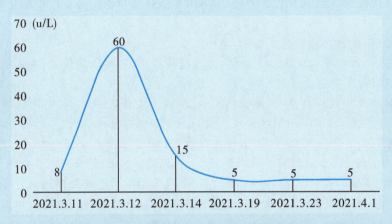

图 57 肌酸激酶同工酶（CK-MB）历次检查结果

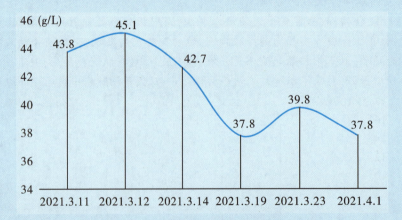

图 58 白蛋白历次检查结果

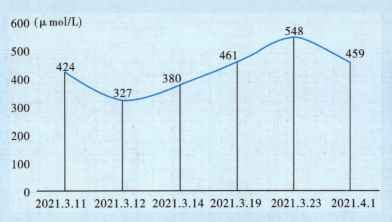

图59　血肌酐历次检查结果

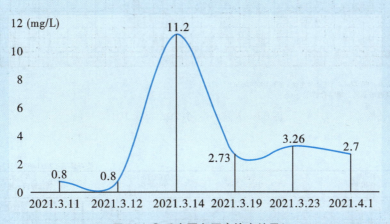

图60　C反应蛋白历次检查结果

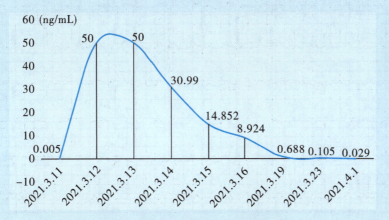

图61　超敏肌钙蛋白历次检查结果

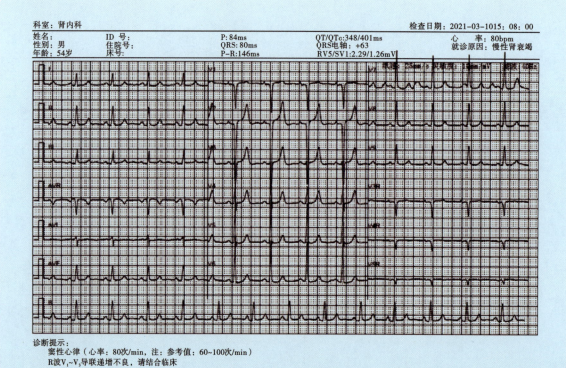

科室：肾内科　　　　　　　　　　　　　　　　　　　　　　检查日期：2021-03-10 15：08：00

姓名：	ID 号：	P：84ms	QT/QTc：348/401ms	心　率：80bpm
性别：男	住院号：	QRS：80ms	QRS电轴：+63	就诊原因：慢性肾衰竭
年龄：54岁	床　号：	P-R：146ms	RV5/SV1：2.29/1.26mV	

诊断提示：
　　窦性心律（心率：80次/min，注：参考值：60~100次/min）
　　R波V₁~V₃导联递增不良，请结合临床

图62　入院心电图（2021.03.10）

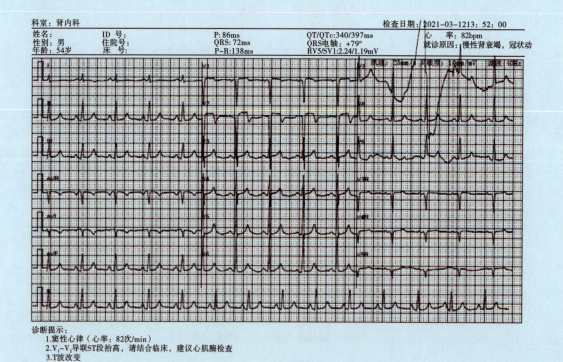

科室：肾内科　　　　　　　　　　　　　　　　　　　　　　检查日期：2021-03-12 13：52：00

姓名：	ID 号：	P：86ms	QT/QTc：340/397ms	心　率：82bpm
性别：男	住院号：	QRS：72ms	QRS电轴：+79°	就诊原因：慢性肾衰竭，冠状动
年龄：54岁	床　号：	P-R：138ms	RV5/SV1：2.24/1.19mV	

诊断提示：
　　1.窦性心律（心率：82次/min）
　　2.V₁~V₂导联ST段抬高，请结合临床，建议心肌酶检查
　　3.T波改变

图63　胸闷气短时心电图（2021.03.12）

注释：V₇导联为干扰。

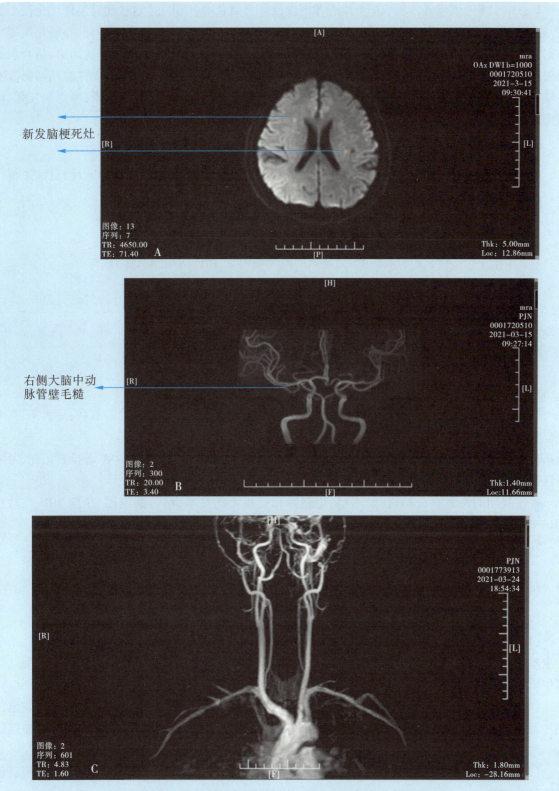

新发脑梗死灶

右侧大脑中动
脉管壁毛糙

A. 新发脑梗死灶；B. 右侧大脑中动脉管壁毛糙；C. 颈内动脉未见明显异常

图 64　颅脑 MRI 及颈部、颅脑动脉 MRA

2. 思维引导 该患者入院后初步检查考虑慢性肾功能衰竭(CRF)伴冠状动脉粥样硬化性心脏病、急性冠状动脉综合征、心力衰竭合并症,心电图提示 $V_1 \sim V_3$ 导联 R 波递增不良、心脏超声提示左室壁心肌运动欠协调,提示心肌缺血。患者隔日透析后胸闷气短、呼吸困难较前加重,结合肌钙蛋白、CK-MB、BNP、心电图等检查考虑急性心肌梗死 心功能Ⅲ级(Killip 分级)。住院期间患者有头晕、行走不稳、走路踩棉花感不适症状,结合肌电图、颅脑 MRI 及动脉 MRA 检查,考虑脑梗死、糖尿病周围神经病。

(四)初步诊断

1. **CKD 5 期** 糖尿病肾病Ⅴ期,肾性贫血,继发性甲状旁腺功能亢进,电解质紊乱,血液透析状态,左前臂动静脉造瘘术后。

2. **冠状动脉粥样硬化性心脏病** 急性心肌梗死,心功能Ⅲ级(Killip 分级)。

3. **急性脑梗死**。

4. **2 型糖尿病** 糖尿病眼底病变,糖尿病周围神经病变,糖尿病周围血管病变。

5. **高血压 3 级 极高危**。

6. **高脂血症**。

7. **肺部感染**。

8. **甲状腺结节**。

诊断依据如下。

1. 患者中年男性,慢性病程,急性加重。

2. 有 CRF 病史,接受血液透析治疗,有 2 型糖尿病、冠状动脉粥样硬化性心脏病、高血压、高脂血症等基础疾病。

3. 此次住院有胸闷气短、呼吸困难症状,结合心电图、肌钙蛋白、心肌酶、BNP 等检查指标,考虑急性冠脉综合征,ST 段抬高型心肌梗死,慢性心衰急性加重。

4. 住院期间患者有头晕、行走不稳、走路踩棉花感不适症状,结合肌电图、颅脑 MRI 及动脉 MRA 检查,考虑新发脑梗死、糖尿病周围神经病。

5. 余检查检验提示贫血、高脂血症、肺部感染、甲状腺结节。

二、诊疗经过

1. 治疗方法

(1)患者慢性肾衰竭(尿毒症),心力衰竭,呼吸衰竭,与患者及其家属沟通,告知病情危重,给予心电监护、面罩吸氧,连续性肾脏替代治疗,纠正电解质酸碱平衡紊乱、调节钙磷代谢,给予促红细胞生成素纠正贫血治疗。

(2)患者急性心肌梗死、新发脑梗死,给予阿司匹林、氯吡格雷双联抗血小板聚集,阿托伐他汀钙片调脂稳定斑块,培哚普利降压改善心室重构,患者水负荷过多,控制液体入量,透析时加强脱水,考虑心衰急性加重,暂不给予 β 受体阻滞剂。

(3)左卡尼丁营养心肌,银杏二萜内脂葡胺注射液活血通络,甲钴胺营养神经,并给予脑梗后遗症康复治疗。

(4)患者肺部感染、糖尿病,给予哌拉西林他唑巴坦抗感染,甘精胰岛素控制血糖。

(5)患者病情危重,动态复查血常规、肌钙蛋白、BNP 等检查,加强护理及对症支持治疗。

2.治疗效果　患者胸闷、呼吸困难缓解,无明显胸痛,头晕、行走不稳症状改善。复查心电图情况 ST 段抬高缓解、肌钙蛋白、心肌酶逐渐降至正常,BNP 明显降低,感染指标降至正常。

3.思维引导　该患者 CRF 合并急性心肌梗死、心力衰竭、新发脑梗死,治疗上给予连续性肾脏替代治疗、纠正肾性贫血、纠正电解质紊乱、抗血小板聚集、调脂稳定斑块、改善心室重构、活血通络、抗感染、控制血压、血糖、营养神经等治疗,注意维持生命体征平稳,积极对症处理。

三、思考与讨论

CRF 是各种 CKD 持续进展至后期的共同结局。它是以代谢产物潴留,水、电解质及酸碱代谢失衡和全身各系统症状为表现的一种临床综合征。

CKD 起病隐匿,早期可无明显的临床症状,或仅表现为乏力、腰酸、夜尿增多等轻度不适;当疾病进展至终末期肾病,会出现多个系统功能失调和并发症,可累及消化系统、血液系统、呼吸系统、循环系统、内分泌系统、神经系统、骨骼系统等。循环系统:早期可出现高血压,后期出现心脏扩大、心功能不全、心包积液,少数患者出现心包炎,血管病变可表现为动脉粥样硬化和血管钙化。神经系统:周围神经病变,对温度痛觉反应迟钝,不安腿综合征。中枢神经系统:嗜睡、反应迟钝、注意力不集中、记忆力减退、癫痫等尿毒症脑病症状。该患者出现了典型的循环系统和神经系统并发症。

心血管病变是 CRF 病人的常见并发症和最主要死因,尤其进入终末期肾病阶段,心血管事件及动脉粥样硬化性心血管病的发生比普通人群高 15 ~ 20 倍,死亡率进一步升高,占尿毒症死因的 45%~60%。近年发现,由于高磷血症、钙分布异常和"血管保护性蛋白"(如胎球蛋白 A)缺乏而引起的血管钙化,在心血管病变中亦起着重要作用。动脉粥样硬化往往进展迅速,血液透析患者的病变程度比透析前患者重。除冠状动脉外,脑动脉和全身周围动脉亦同样发生动脉粥样硬化和钙化。

CKD 患者脑血管疾病发病率较高。卒中是导致 CKD 患者死亡的第三大常见心脑血管因素,而终末期肾病患者缺血性和出血性卒中住院风险比非终末期肾病患者增加 4 ~ 10 倍。据文献报道,非终末期 CKD 与高危患者(指具有心血管疾病或心血管疾病危险因素的患者)卒中明显相关。低 eGFR(< 60 mL/min/1.73 m^2)和/或尿微量白蛋白肌酐比值>30 mg/g 与缺血性和出血性卒中风险增加相关。eGFR 每降低 10 mL/min/1.73 m^2,卒中风险即增加 7%;尿微量白蛋白肌酐比值每增加 25 mg/mmol,卒中风险即增加 10%。低 eGFR 是年龄<65 岁的缺血性卒中患者死亡的独立预测因素。总之,终末期肾病阶段脑血管并发症往往表现非常明显,然而,CKD 早期阶段的检测和管理能显著降低晚期阶段的风险和危害。

该患者住院后完善相关检查,肌钙蛋白、心肌酶有升高及动态演变过程,结合心电图检查提示有急性心肌梗死发生,BNP 骤升提示慢性心衰急性加重,颅脑磁共振提示有新发脑梗死。给予安排间断连续性肾脏替代治疗,双抗(阿司匹林肠溶片 100 mg/d,氯吡格雷片,首次负荷剂量 600 mg,第 2 日及以后 75 mg/d)及强化他汀(阿托伐他汀钙片 40 mg 每晚 1 次)治疗,后病情逐渐好转。该患者诊断明确,考虑慢性肾衰竭合并心脑血管病等并发症,应给予积极对症治疗,注意监测可能的药物不良反应。

附：鉴别诊断

1. 左心衰竭引起的呼吸困难　患者多有高血压、冠状动脉粥样硬化性心脏病、风湿性心脏病和二尖瓣狭窄等病史和体征。阵发性咳嗽，常咳出粉红色泡沫痰，两肺可闻及广泛的湿啰音和哮鸣音，左心界扩大，心率增快，心尖部可闻及奔马律。胸部 X 线检查时，可见心脏增大，肺淤血征，有助于鉴别。

2. 心绞痛　常发生于胸骨中上段或心前区，为阵发性的压榨性疼痛或憋闷感觉，持续时间 1～5 min 或 15 min 以内，体力活动、劳累、情绪激动、寒冷、饱餐可诱发，休息或含服硝酸甘油后症状可缓解。

3. 慢性阻塞性肺疾病（COPD）　多见于中老年人，有慢性咳嗽史，喘息长年存在，有加重期。患者多有长期吸烟或接触有害气体的病史。有肺气肿体征，两肺或可闻及湿啰音。但临床上严格将 COPD 和哮喘区分有时十分困难，用支气管舒张剂和口服或吸入激素做治疗性试验可能有所帮助。COPD 也可与哮喘合并同时存在。

4. 支气管性哮喘　多见于年轻时起病患者，以发作性气短、喘息为表现，症状可自行缓解或经药物治疗后缓解，咳嗽、咳痰少见。患者多有过敏性鼻炎、湿疹等病史。发作时，双肺可闻及较广泛的呼气相哮鸣音，一般无湿啰音。部分支气管哮喘患者可单纯以咳嗽或者胸闷为表现，而无典型喘息症状，称为"咳嗽变异性哮喘"或"胸闷变异性哮喘"，可完善肺通气功能、支气管舒张试验、支气管激发试验等予以鉴别。病史较长的哮喘患者，可出现固定的气流受限。测定血浆 BNP 水平对鉴别支气管哮喘及心源性哮喘有较重要的参考价值，支气管哮喘 BNP 一般不高。

5. 肺栓塞　可见于各个年龄段，患者多有手术、外伤导致制动史，或合并肿瘤病史，也可见于高血压、冠状动脉粥样硬化性心脏病等患者，部分患者可无明确诱因。表现为突发胸痛、咯血、晕厥的"三联征"，部分患者表现可不典型，表现为胸闷、咳嗽等症状。可完善 D-二聚体初步筛查，增高者肺栓塞可能性大，高度怀疑肺栓塞患者，即使 D-二聚体阴性，仍不能排除，可行肺动脉血管成像（CTPA）进一步确诊。

6. 成人呼吸窘迫综合征（acute respiratory distress syndrome，ARDS）　指原心肺功能正常，因肺外或肺内严重疾病过程中继发急性渗出性肺水肿和进行性缺氧性呼吸困难。本病特点是呼吸窘迫与体位关系不大，血痰为非泡沫样稀血水样，常规吸氧情况下，PaO_2 仍进行性下降，啰音广泛，常有高音调"爆裂音"，肺毛细血管楔压不增高或反降低，这与心源性肺水肿截然不同。

四、练习题

1. CRF 透析患者合并心血管并发症的治疗？
2. CRF 透析患者合并脑血管并发症的治疗？

五、推荐阅读

[1] 葛均波,徐永健,王辰.内科学[M].9 版.北京:人民卫生出版社,2018.

[2] RIA ARNOLD,TUSHAR ISSAR,ARUN V KRISHNAN,et al. Neurological complications in chronic kidney disease patients[J]. Nephrol Dial Transplant,2016,31(10):1606-1614.

[3] 中华医学会心血管病学分会心力衰竭学组,中国医师协会心力衰竭专业委员会,中华心血管病杂志编辑委员会.中国心力衰竭诊断和治疗指南 2018[J].中华心血管病杂志,2018,46(10):760-789.

［4］柴坷,王华. 中国、美国、欧洲心力衰竭指南差异比较［J］. 中国心血管杂志,2020,25（3）：210-213.

［5］中华医学会肾脏病学分会,中关村肾病血液净化创新联盟. 中国透析患者慢性心力衰竭管理指南［J］. 中华肾脏病杂志,2022,38（5）:465-496.

（樊景阳　谷东风）

一、目的和意义 ▶▶▶

1. 明确诊断　临床与病理相结合的诊断才是完善的肾脏病诊断。

仅有临床诊断是初步的、不全面的；相同的临床诊断可能有不同的病理改变；肾病理可以提示新的临床诊断思路；不同的病理改变其预后完全不同。

举例如下：临床表现为持续血尿（或蛋白尿、肾病综合征），肾穿刺活检病理示，以系膜基质增生和系膜细胞增生（图 65）为主，免疫病理为 IgA 在系膜基质沉积（图 66），余阴性。故诊断为 IgA 肾病。

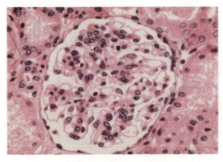
图65　系膜基质和系膜细胞增生

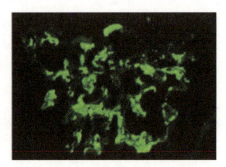
图66　IgA 在系膜区沉积

2. 指导治疗　是否激素冲击？原发病治疗？是否需要特殊治疗？避免过度治疗，保护残余肾功能、肾脏替代治疗。

举例如下：IgA 肾病患者可有不同的临床和病理表现，如图 67 所示，有大量新月体形成时，临床表现明显，甚至表现为肾病综合征，此时应大剂量激素冲击治疗，后续以激素+免疫抑制剂治疗，挽救肾功能；而图 68 仅表现为轻度系膜增生，临床表现为单纯性血尿，不需特殊治疗，预后良好。

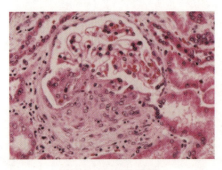
图67　新月体形成

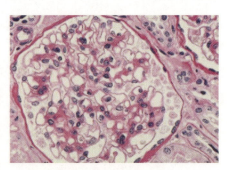
图68　轻度系膜增生

3. 判断预后　预后良好，解除心理负担，避免不必要的治疗增加经济负担；预后不良，心理准备，及时处理，尽量延缓进入终末期肾病。

二、适应证

1.急性肾炎综合征 肾功能不全、怀疑急进性肾炎、急性肾炎治疗 2～3 个月病情无好转。

2.原发性肾病综合征 原则上均应先行肾穿刺活检,以明确病理类型和制订治疗方案。如小儿可先激素治疗,无效或激素依赖可再行肾穿刺活检。

3.继发性肾脏病 多数继发性肾脏病需行肾穿刺活检,如狼疮性肾炎、过敏性紫癜性肾炎、乙肝病毒感染相关性肾炎等。部分代谢性疾病如高血压肾病、糖尿病肾病、尿酸性肾病,须视情况而定。

4.遗传性肾脏病 临床怀疑而无法确诊时或临床已确诊,但肾病理资料对指导治疗或判断预后有重要意义时,均须行肾穿刺活检。

5.无症状血尿 畸形红细胞尿,临床诊断不明时。

6.无症状蛋白尿 持续>1 g/d,临床诊断不明时。

7.隐匿性肾炎 视情况而定。

8.急性肾衰竭 无法确定其病因、CKD 患者肾功能急剧恶化者。

9.慢性肾衰竭 不明原因肾功能不全、已经明确诊断为 CRF,需要寻找病理改变为肾移植做准备者。

10.移植肾 肾功能进行性减退而原因不明时、严重排异反应决定是否切除移植肾、怀疑原有肾脏病在移植肾中复发者。

三、禁忌证

1.绝对禁忌证 明显的出血性患者不能纠正时。

2.相对禁忌证 精神异常或不能合作者、孤立肾、萎缩肾或一侧肾功能已丧失者、活动性肾盂肾炎、肾结核、肾积水或积脓、肾脓肿或肾周围脓肿、肾动脉瘤或肾肿瘤、多囊肾、妊娠晚期、重度肥胖或严重腹腔积液者、尚未控制的心力衰竭、严重高血压、严重贫血、血容量不足等。

四、手术过程

1.术前

(1)签署知情同意书。

(2)练习憋气(肾穿刺活检时需短暂憋气)及卧床排尿(术后需卧床 24 h)。

(3)停用活血药物。

(4)凝血功能、血常规、输血八项、肾功能。

(5)控制血压。

(6)肾脏超声:了解肾脏大小、结构,尤其是皮质厚度。

(7)术前排空膀胱。

2.术中

(1)患者排尿后俯卧于检查台上,腹部垫一硬枕,将肾推向背侧固定,双臂前伸,头偏向一侧。一般选右肾下极为穿刺点。

(2)术者戴口罩、帽子。

(3)消毒、铺巾:打开穿刺包,戴无菌手套,以穿刺点为中心,消毒背部皮肤,铺无菌巾。用2%利多卡因逐层浸润麻醉。

（4）穿刺：将穿刺针在超声探头引导下缓慢刺入达肾囊，当肾脏下极移到穿刺最佳的位置时，令患者摒气，快速切取肾组织一条，迅速拔出穿刺针，嘱患者正常呼吸。重复操作 1～2 次（图 69～图 71）。

（5）检查：是否取到肾组织，并目测其长度，分送光镜、电镜、免疫荧光。

（6）局部包扎。

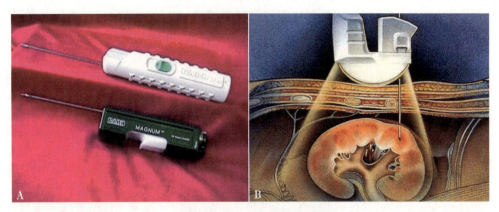

A.常用穿刺针；B.穿刺部位模式图

图 69　常用穿刺针及穿刺部位模式图

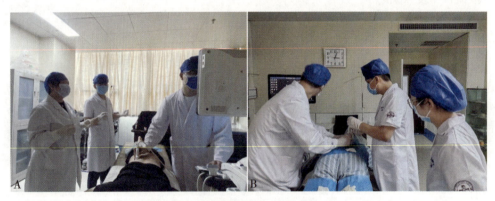

A.超声定位；B.穿刺

图 70　超声定位超声引导下穿刺

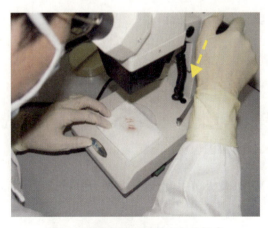

图 71　穿刺部位和进针方向分标本

3.术后

(1)卧床24 h。

(2)避免剧烈咳嗽、打喷嚏、大笑等。

(3)观察血压、脉搏、呼吸、心率以及尿液颜色。

(4)观察有无腹痛、腰痛。

(5)术后连续送检尿常规2~3次,动态监测尿红细胞。

(6)动态监测血红蛋白。

(7)嘱患者多饮水多排尿,以免血块堵塞尿路。

(8)适当应用止血药物。

五、肾穿刺后出血处理措施

(1)一般肾穿刺活检病人出血的高峰期是在肾穿刺活检后6 h,如果是下午进行的肾穿刺活检,很有可能就会在晚上10点左右达到高峰,

(2)观察肾周血肿是否持续增大(动态监测肾脏超声)。

(3)病人是否出现如腹部症状(腹痛),腰痛,血尿持续加重,以及出血的表现(乏力,怕冷,血压下降,心率变快等)。

(4)血红蛋白的变化(动态监测血常规)。

(5)小血肿:加强局部制动及使用止血药物(凝血酶针、酚磺乙胺等)

(6)大血肿:动态监测血常规,加强使用止血药的同时,须做好备血(输血)的准备,以及使用血管加压素药物,如垂体后叶素注射液,可考虑以5~6 U/h,持续静脉泵入,使用12~24 h,如果病人存在严重高血压等,可考虑同时泵入硝酸甘油,两者互相调节。

(7)以上方法均无效的话,下一步势必要考虑行介入造影肾血管栓塞治疗。

六、练习题

1.继发性肾病综合征的常见原因有哪些?

2.肾穿刺活检术的适应证有哪些?

七、推荐阅读

[1]王海燕,赵明辉.肾脏病学[M].4版.北京:人民卫生出版社,2020.

[2]WHITTIER WL,KORBET SM. Renal biopsy:update[J]. CurrOpin Nephrol Hypertens,2004,13(6):661-665.

[3]GARSTKA N,SHARIAT SF,REMZI M. The evolving role of percutaneous biopsy in renal masses[J]. CurrOpin Urol,2018,28(4):364-368.

[4]LEFAUCHEUR C,NOCHY D,BARIETY J. Renal biopsy:procedures,contraindications,complications[J].Nephrol Ther,2009,5(4):331-339.

[5]COUSER WG. Primary Membranous Nephropathy[J]. Clin J Am Soc Nephrol,2017,12(6):983-997.

(张宏涛　马东红　郭明好)

技术 2　中心静脉置管术

一、适应证

1. **急性肾损伤**　各种原因导致的急性肾损伤预期透析 4 周以内者。

2. **慢性肾脏病符合以下情况**　①慢性肾脏病急诊透析:尚未建立血液透析长期血管通路(如自体动静脉内瘘、移植物/人工动静脉内瘘(AVG)或带涤纶套带隧道中心静脉导管)的患者,出现心力衰竭、肺水肿、严重电解质紊乱、尿毒症脑病或消化道出血等需要急诊透析时;②维持性血液透析患者通路失功:当维持性血液透析患者的血液透析长期血管通路(如自体动静脉内瘘、人工血管移植物或带涤纶套带隧道血液透析导管)不能提供满足透析处方需求的血流量或因感染等原因无法继续使用时,采用无隧道和涤纶套的透析导管(non-tunneled cuffed catheter,NTCC)建立临时血管通路;③腹膜透析临时转为血液透析:患者由于多种原因必须暂停腹膜透析,采用血液透析过渡时,可以留置 NTCC 导管。

3. **自身免疫性疾病的短期血液净化治疗**　常见有血栓性微血管病、风湿性疾病、神经系统疾病进行血浆置换、免疫吸附治疗等。

4. **中毒抢救等**　药物或毒物的中毒者,需要血液透析和/或血液灌流时,常留置 NTCC。

5. **其他**　如顽固性心力衰竭需要单纯超滤、人工肝支持等。

该患者诊断毒蕈中毒,需行血液灌流治疗,符合中心静脉 NTCC 置管术适应证。

二、禁忌证

无绝对禁忌证,相对禁忌证为:①广泛腔静脉系统血栓形成。②穿刺局部有感染。③凝血功能障碍。④患者不配合。

该患者存在严重凝血功能障碍,为相对禁忌证,易出现置管部位出血或血肿,应在谈话时重点沟通此问题及操作期间密切关注。

三、术前评估与准备

当患者需要中心静脉置管时,术者需要认真查看患者,了解患者是否存在心力衰竭、严重心律失常、休克、呼吸困难等危重情况,患者能否平卧或 Trendelenburg 体位配合中心静脉穿刺,既往是否有中心静脉留置导管史及其穿刺部位、置管次数、有无感染史、操作过程是否顺利等。了解患者有无严重出血倾向,防止置管时或置管后严重出血,有高危出血风险者慎重采用颈部静脉穿刺置管术。对于不能配合置管操作的儿童患者施行颈内静脉或锁骨下静脉置管时建议采用基础麻醉或镇静方法;术前注意准备与儿童身高相匹配的导管型号。

1. **签署知情同意书**　股静脉穿刺为有创性的治疗措施,术前应向患者及家属说明手术的必要性及可能出现的并发症等,征得同意并签字后方可进行。

2. **确定是否有可以供置管用的中心静脉**　颈内静脉、股静脉及锁骨下静脉等。

导管包括单腔、双腔和三腔导管。单腔导管为血流从单一管腔出入,可行单针透析,目前已很少用。双(三)腔导管"死腔"减少,再循环减少,导管相对较粗,穿刺难度增加,目前主要使用的是双腔导管。三腔导管由于感染,不推荐常规使用。

导管长度的选择：颈内静脉和锁骨下静脉透析导管尖端应位于上腔静脉内，股静脉透析导管尖端应位于下腔静脉开口。因此，右颈内静脉通常选择 12～15 cm，左颈内静脉选择 15～19 cm，股静脉需要选择 19 cm 以上长度的导管（长度均为导管体内长度）。

3. 根据条件选择患者的体位和穿刺部位　导管置入的部位主要包括颈内静脉、股静脉和锁骨下静脉，但因锁骨下静脉穿刺发生血栓、狭窄、甚至损伤锁骨下动脉发生率高，不作为常规选择。颈部静脉 NTCC 原则上使用不得超过 4 周，如果预计需要留置 4 周以上，则应当采用带涤纶套带隧道中心静脉导管。股静脉 NTCC 原则上不超过 1 周，长期卧床患者可以视情况酌情延长至 2～4 周。

若患者为中毒急救患者，出血风险较高，颈内静脉已置入中心静脉导管作为静脉输液通路，且右侧股静脉较左侧股静脉走形直，血栓形成风险较低，故计划选择右侧股静脉行中心静脉导管置入术，导管为长度 23 cm，直径 12Fr 的双腔透析导管。

根据解剖位置（图 72），股静脉是下肢的主要静脉干，其上段位于股三角内。股三角位于股前部上 1/3，为底在上、尖朝下的三角形凹陷。在股三角内股动脉居中，外侧为股神经，内侧为股静脉。股静脉位置较恒定，与股动脉并行在腹股沟韧带下方。

穿刺体位为平卧位，膝关节微屈，臀部稍垫高，髋关节伸直并稍外展外旋。合并心力衰竭、不能平卧患者可采用半坐位，完全坐位或前倾位则不宜行股静脉置管。

穿刺点选在髂前上棘与耻骨结节连线的中、内段交界点下方 2～3 cm 处，股动脉搏动处的内侧 0.5～1.0 cm。

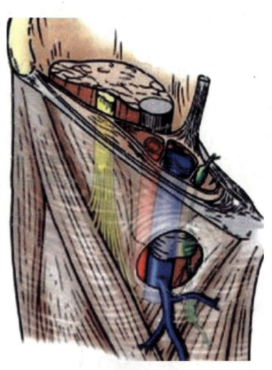

图 72　右髋股静脉解剖位置

4. 建议采用超声引导穿刺　在超声实时引导下实施中心静脉置管术，可清晰显示穿刺针的走行情况，操作直观、准确且快速，可显著降低置管所引起的误入动脉、出血、气胸、气道压迫和神经损伤等并发症的发生。特别是在颈部、下腹部及盆腔手术后，因局部解剖关系发生变化，静脉定位不准确，容易误伤血管、神经和胸膜顶，不宜行非超声引导的经验性颈内静脉穿刺置管术。

5. 建议在手术室或治疗室内进行操作　虽然 NTCC 置入术通常可在床边施行，但如果病情和条件允许，仍建议所有中心静脉穿刺在相对独立的手术间施行，推荐配置心电监护仪、除颤仪、肾上腺素等抢救设备和药物。

6. 中心静脉置管　操作应由经过培训的专业医师完成。

四、器材及药物

（1）穿刺针。
（2）导丝。
（3）扩张器。
（4）导管。

（5）肝素帽。

（6）注射器、缝皮针、缝线、小尖刀片、无菌纱布、透气敷料等。

（7）药品：2%利多卡因 5 mL、肝素钠注射液 1.25 万单位。

五、操作方法

以 Seldinger 方法为例。

（1）腹股沟穿刺处常规备皮，消毒

（2）戴无菌手套，铺无菌洞巾。器材准备：选择合适的探头，超声探头涂抹耦合剂，戴无菌保护套；20～40 mg/dL 肝素生理盐水冲洗穿刺针、扩皮器及导管。

（3）给予 0.5%～1.0%利多卡因局部浸润麻醉。

（4）左手持超声探头，右手持穿刺针静脉穿刺，穿刺针与皮肤冠状面成 30°～45°，进针深度一般 1.5～3.0 cm，肥胖者 2～4 cm。

超声下识别动静脉：动脉和压力升高的静脉的特征有搏动、圆形、不容易压闭。动脉有内膜线，静脉无内膜线（图73）。

须全面超声评估待穿刺血管段后决定穿刺点（如避开神经、动脉），穿刺时超声探头可采用平面外血管短轴法和平面内血管长轴法放置，前者容易识别区分动静脉，后者可使针尖出现在血管正上方。

控制好针与探头的夹角（垂直利于观察针的强反射亮点），将探头放置在血管进针点正上方，使血管位于超声图像的正中间，根据距皮深度决定皮肤进针点和进针角度，针头对准探头中心推进皮肤，进针过程中边进边回抽，图像中血管壁出现凹陷，表明针尖到达静脉前壁，此时继续进针，针尖进入血管腔，可看到白点在黑色的管腔内，此时如见暗红色回血，说明针尖已进入静脉内（图74）。

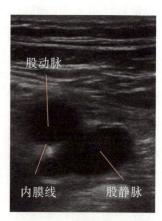

图73 超声下股静脉及股动脉

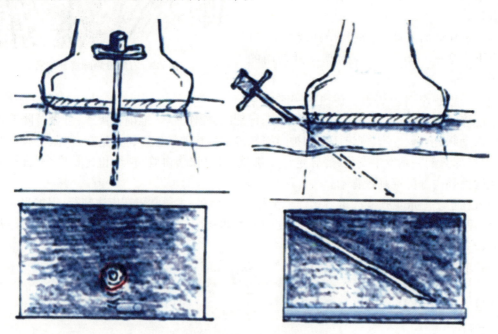

图74 超声引导下中心静脉穿刺

（5）固定穿刺针并插入导丝,注意插入导丝困难时,不可强行插入。导丝进入15～20 cm后拔出穿刺针,将导丝留在血管内。此时,再次使用超声查看导丝位置,确认导丝位置在目标血管内。

（6）应用扩张器沿导丝扩张皮肤及皮下组织。如皮肤或皮下组织较紧,可以小尖刀侧切小口。

（7）拔出扩皮器,将已预冲肝素生理盐水的导管沿导丝插入股静脉,导管进入后立即拔出导丝,关闭静脉夹。

（8）分别检查导管各腔血流是否通畅。

（9）对于没有枸橼酸盐使用禁忌证的患者,无论是否合并活动性出血或存在高危出血风险,均可采用4%枸橼酸钠溶液封管。对于没有肝素使用禁忌证、且无严重出血的患者,可采用8 mg/mL（1000 U/mL）浓度的肝素溶液封管,封管液容量与导管壁标注的导管各腔的容量相一致,并盖好肝素帽。

（10）用皮针与缝线将导管颈部的硅胶翼与皮肤缝合,固定导管,再以敷料覆盖包扎。

六、注意事项

（1）预冲导管时应注意避免混入气泡。

（2）如定位欠清晰或术者不熟练或无超声设备,穿刺前可予5 mL注射器探查血管。

（3）如无超声设备,不能确定穿刺针内是否为静脉,可拔出注射器,保留针头,观察血液流出速度。如血液喷射状,或呈鲜红色,可能误穿动脉。另外,还可连接输液器判断压力,或将所抽血液进行血气分析来判断动静脉。仍难以确定是否为静脉,则应拔出穿刺针充分压迫。

（4）导丝进入过程中如遇阻力切勿强行推进,转动方向后再进。如仍有阻力,则须退出穿刺针和导丝,重新选择穿刺部位。

（5）扩皮器扩皮时动作应轻柔,避免将导丝压折。

（6）插导管前注意留在体外的导丝长度应长于导管,沿导丝插管时应及时打开静脉夹使导丝露出。

（7）由于股静脉影响患者活动,且易感染,不宜长时间使用,留置后应密切监测导管感染相关症状（管周皮肤是否有红肿、透析中或透析后是否有发热及寒战、导管口是否有脓性分泌物渗出等）。

（8）探头接触人体的部位总是位于图像的最上方,定位坐标,依照解剖、超声知识分析。探头尽量与地板垂直,而不是与皮肤垂直。

（9）尽量排空无菌套与探头之间的空气,也要在无菌套上涂抹声学耦合剂（生理盐水也可替代）,避免成像模糊。

（10）股静脉穿刺置管时可能通过股静脉穿透腹膜,造成化脓性腹膜炎的风险。这块区域的穿刺置管,探头应该控制在腹股沟韧带远侧。

七、并发症

1. 穿刺部位出血或血肿（包括腹膜后）　局部出血或血肿压迫处理即可,腹膜后大血肿需要外科处理。

2. 误穿动脉　常见于颈动脉及锁骨下动脉。处理:立即拔出穿刺针,指压至少10 min,否则易发生血肿。充分压迫止血后观察局部有无逐渐增大的皮下包块,可使用超声观察血管破损处有无愈合。

3. 血栓的预防与处理　选择合适材质和长度的导管、合理使用封管液、避免长时间留置NTCC

可以减少血栓的形成。需要强调的是,导管回血后采用生理盐水"弹丸式注射"快速冲洗对减少导管内血栓形成十分重要。导管周围的附壁血栓通常不需要全身抗凝治疗,但拔除导管时应警惕血栓脱落造成肺栓塞。

4. 感染的预防与处理　股静脉导管长期留置可增加感染的机会。

(1)临床表现:①透析过程中或透析后1~2 h内出现不能解释的寒战、发热。②导管周围皮肤局部压痛和炎症反应,经导管皮肤口可见脓性分泌物渗出。③白细胞数增高。④确诊需在合并上述临床表现的同时,经外周血培养及经导管血培养出相一致的致病菌。

(2)处理:严格无菌操作技术,每次透析时更换局部伤口敷料。非隧道式导管出口感染原则上应拔管并更换置管部位,并给予全身经验性广谱抗感染治疗。如出现导管相关血流感染,应拔除感染导管并进行导管尖端细菌培养,患者血管条件许可时建议更换部位重新置管,并进行全身抗感染治疗。

5. 心律失常

(1)原因:导丝插入过深或导管过长。

(2)临床表现:多为窦性心动过速、室上性早搏或心动过速,且为一过性;存在严重心脏疾病的患者,有时可引起致命的室性心律失常。

(3)预防:对于有严重心脏疾病的患者,应避免颈内静脉或锁骨下静脉插管;操作建议在心电监护下进行。

6. 导丝断裂或导丝留在血管内

(1)原因:操作不当,或患者配合不当。

(2)处理:请血管介入科或血管外科协助解决。

八、治疗效果

患者治疗2周后尿量逐渐恢复,拔除透析导管,2个月后转当地医院康复,半年后复查身体各项指标,未见明显异常,恢复正常生活状态。

九、思考与讨论

传统的静脉穿刺置管主要依靠体表的解剖标志进行盲穿,但因股静脉及颈内静脉血管存在较大的解剖变异,且与重要的大动脉(股动脉及颈动脉)伴行,此外常因为容量负荷、既往穿刺损伤等多种因素影响导致血管管径粗细不一,即使操作熟练的医师也会失误,极有可能引起诸如损伤动脉形成局部血肿(误伤颈动脉还可引起纵隔血肿、血气胸)及损伤周围神经等严重并发症。由于超声引导下介入性操作具有实时、安全、准确、创伤小以及费用低等优点,因而近年来在临床上的应用日趋普及。超声探头探查有助于清晰观察静脉走向、管壁弹性、内径有无狭窄、血流充盈情况以及与周围组织器官的位置关系;能正确引导穿刺针的方向,判断留置导管深度,有利于将留置导管置入恰当的位置;术毕可观察导管情况,探查血流量不足的原因,诊断并及时处理可能发生的并发症。误入动脉、损伤周围组织脏器等置管的主要并发症在超声引导下可得到显著降低。

十、练习题

1. 无隧道无涤纶套中心静脉置管的适应证有哪些?
2. 无隧道无涤纶套中心静脉置管感染的处理原则是什么?

十一、推荐阅读

[1]中国医院协会血液净化中心分会血管通路工作组.中国血液透析用血管通路专家共识(第2版)[J].中国血液净化,2019,18(6):365-381.

（周春宇　王　沛）

一、选择血管通路并确定建立时机 ▶▶▶

血液透析是一种体外治疗,需要一条方便快捷的通道将血液引出和回输体内。这条通道就是血管通路。长期透析患者的血管通路包括三种类型:自体动静脉内瘘(autogenous arteriovenous fistula,AVF)、移植物内瘘(arteriovenous graft,AVG)和中心静脉导管(central venous catheter,CVC)。目前没有一种类型适用于所有患者,三者各有优缺点,需要根据患者特点个体化选择。

AVF 是将静脉与动脉连通,血流量增大,静脉管壁发生适应性改变,管腔增大,管壁增厚,适合穿刺,并为透析提供足够的血流量。AVF 并发症较少,后期维护成本较低,是适合多数血液透析患者的最佳血管通路。但 AVF 需要成熟才能使用,一般建立后 1~3 个月才能使用。部分患者,如老年、肥胖、女性、合并外周动脉病等,内瘘成熟不良的发生率较高,容易导致手术失败。AVF 还有增加心脏负担、增加肢体远端缺血等风险。在选择 AVF 时应详细评估患者病情及血管情况。

AVG 是用人工合成的或自体异位血管连接动脉和静脉而构建的内瘘,目前技术较成熟的是使用膨体聚四氟乙烯(ePTFE)材料的人工血管。AVG 不像 AVF,受制于动脉和静脉的距离和深度,可以选择较远距离的较合适血管连接,可以在预定深度植入人体,大大增加手术成功率。部分 AVG 不需要成熟或成熟时间较短,也是一大优势。AVG 较长,有足够的穿刺部位。但相较于 AVF,AVG 有较高的感染风险、穿刺并发症风险,有长期通畅较差,医疗花费较大,手术难度较大等弊端,通常被选择用于不适合建立 AVF,或使用 AVF 并发症较多的患者。

CVC 是将双腔导管置入中心静脉的一种血管通路。最大的优势是可以即插即用,无需成熟。但 CVC 感染、功能不良、血栓形成等风险较高,特别是会造成中心静脉狭窄和闭塞这样严重的并发症,一般仅适用于预期寿命小于 1 年的患者,或短期紧急使用、无法构建 AVF 或 AVG 的患者。指南推荐在预计开始血液透析前 6 个月建立 AVF。

二、术前评估 ▶▶▶

1. 血管物理检查　检查肘部和腕部桡侧及尺侧动脉搏动;Allen 试验检查手部的血液供应情况,嘱患者紧握拳,两手拇指分别压住桡动脉和尺动脉;嘱患者伸开五指,可以发现鱼际肌及指腹缺血苍白;松开按压桡动脉的手指,观察供血恢复情况;重复同样方法,松开按压尺动脉的手指。异常情况下,松开桡动脉仅有桡侧的大鱼际肌及指腹血供恢复,而尺侧的血供恢复较慢,或反之。

2. 血管描迹　使用彩超对双上肢浅静脉和动脉进行描迹,主要包括静脉走行、内径、深度、弹性,有无损伤、小血栓等,以及动脉内径、有无变异、钙化等。

3. 数字减影血管造影　使用数字减影血管造影术对头静脉弓、中心静脉进行检查,重点观察有无压迫、狭窄或闭塞、侧支形成情况等。

4. 经皮氧分压检查　对拟建立内瘘的肢体进行经皮氧分压检查,重点检查有无压力下降及组织供血异常。

5. 其他必要的检查　如 CT 血管造影等重点观察血管与周围组织的关系。

三、确定手术方案

例如该患者,左前臂头静脉主干走行平直且无多发小分支,内径约 3.0 mm,无管腔局部狭窄或血栓;上臂头静脉内径约 4.5 mm;腕部桡动脉搏动明显,内径约 2.3 mm;腕部尺动脉内径约 2.5 mm;肘窝处肱动脉内径约 4.0 mm,动脉内膜光滑,无明显硬化钙化表现。右上肢血管条件与左侧无明显差别。双上肢无肿胀,双侧颈内静脉、锁骨下静脉无导管置入史,无起搏器导线置入史,推测中心静脉是通畅的。考虑患者右侧为惯用手,左前臂血管条件好,有较高成功率,有充足的穿刺部位,最终选择建立左前臂腕部头静脉–桡动脉 AVF(图 75)。

四、手术过程

(1)术前谈话签字,标记手术部位。

(2)术前宣教,告知手术过程,以免患者过于紧张。

(3)患者取仰卧位或坐位,手术侧上肢外旋外展,平放于手术操作台上。用手术画线笔或龙胆紫棉签标记动静脉血管走行。常规消毒、铺巾。

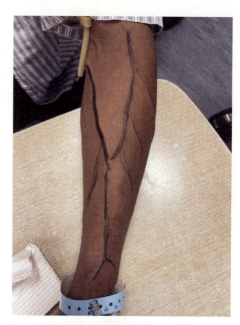

图 75 左前臂血管条件评估

(4)选择 1% 利多卡因局部浸润麻醉;预计手术时间较长者,也可选择臂丛神经阻滞麻醉。

(5)在预定部位切开皮肤,钝性分离并充分暴露头静脉和桡动脉,避免损伤神经。观察血管形态,动脉搏动良好,无僵硬感。生理盐水预充静脉,发现静脉血管弹性良好。

(6)剪断头静脉并修剪。

(7)在预定部位纵行切开桡动脉前壁约 6.0 mm。

(8)用 7-0 Prolene 线将头静脉断端与动脉进行连续外翻缝合(图 76),收线时注意松紧适度(图 77)。

(9)缝合完成后检查有无渗血,微小渗血点经轻轻压迫可以止血,较大渗血点需要补针。

(10)观察血管搏动情况,触摸震颤情况。

(11)探查动脉和静脉有无受到筋膜压迫,如果有,松解。

(12)确认血管搏动震颤良好,无渗血,组织亦无渗血,分两层关闭手术切口。

(13)无菌敷贴覆盖切口。再次感受血管震颤。

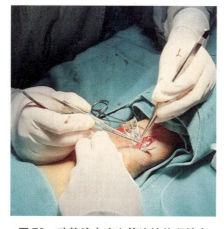

图 76 动静脉内瘘血管连续外翻缝合

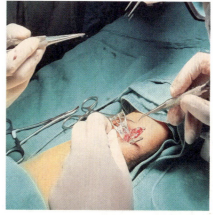

图 77 动静脉内瘘血管缝合收线

五、术后宣教

术后对患者进行宣教,避免引起内瘘侧血流淤滞导致急性血栓的行为(如内瘘侧肢体频繁测量血压、穿袖子过紧的衣服、长时间压迫内瘘等),帮助患者学会内瘘术后居家锻炼(如屈臂握拳运动等)。告知患者每日听内瘘杂音,隔日换药,3 d内患肢避免剧烈活动,两周左右拆线,1个月后透析通路专科门诊复查内瘘成熟情况。

六、术后复诊

该患者术后1个月患者诊室复诊,手术切口愈合良好,前臂可触及血管震颤,前臂隐隐可见血管扩张,无明显侧支,震颤无局部增强。复查超声提示内瘘头静脉内径约5.5 mm,距皮深度3.0 mm,肱动脉血流量约800 mL/min,内瘘成熟。门诊再次复查肾功能与1个月前并无明显恶化,患者症状无加重,因此暂不开始透析。嘱患者继续药物治疗,每月复查血常规、肾功能、电解质,择期可穿刺进行血液透析治疗。嘱患者开始透析时及透析治疗过程中每3个月来诊室复查内瘘情况。

七、注意事项

(1)术前要详细评估患者整体状况,营养状况,以及血管物理检查和超声描述,选择最合适的血管来建立AVF。

(2)AVF建立的一般原则,非惯用手优先,先远端后近端,但以有利于成熟为第一原则。

(3)血管分离和吻合技术需要精细操作,避免暴力操作带来的血管痉挛、损伤,增加急性血栓形成风险。

(4)术前术后宣教及定期复诊对AVF保持长期功能良好十分重要。

八、并发症处理

1.感染　AVF感染不常见,但一旦发生十分严重。术中操作及术后换药应遵循无菌原则。

2.血肿　常由于吻合口或皮下组织渗血引起,可压迫瘘管导致早期急性血栓形成。术中应充分止血,确认无活动性出血再关闭手术切口。较小血肿可观察,较大血肿需要二次手术止血。

3.急性血栓形成　常由血管受压所致,包括筋膜压迫、血肿压迫、腕部受压等,应做好预防工作。也有部分是血管吻合技术所致,需要二次手术。

4.穿刺困难　常是内瘘成熟不良所致,需要在开始穿刺使用前进行成熟情况评估。

九、思考与讨论

AVF适用于慢性肾衰竭需要长时间血液透析治疗的患者。其适应证包括:①诊断慢性肾衰竭且eGFR<25 mL/(min·1.73 m²),预期3~6个月内需要实施血液透析治疗的患者。②若患者存在老年、糖尿病、系统性红斑狼疮以及合并其他脏器功能不全等情况,更应尽早实施自体动静脉内瘘成形术。其绝对禁忌证包括:①患者左心室射血分数小于30%。②四肢近端大静脉或中心静脉存在严重狭窄、明显血栓或因邻近病变影响静脉回流,且不能纠正。③患者前臂Allen试验阳性,禁止行前臂动静脉内瘘端端吻合。相对禁忌证包括:①预期患者存活时间短于3个月。②心血管状态不稳,心力衰竭未控制或低血压患者。③手术部位存在感染。④同侧锁骨下静脉安装心脏起搏器电极导线。⑤未纠正的严重凝血功能障碍。

AVF是适合大多数血液透析患者的首选透析通路,优势在于其远期并发症少、感染率低等,劣势在于自体动静脉内瘘大多需要至少1个月的成熟期,在此期间若患者需要急诊透析治疗,则仍需要建立透析导管作为透析通路过渡;且内瘘建立后能否顺利使用对血管条件要求较高,并不是所有患者都有条件建立 AVF。在建立 AVF 前应综合评估患者状况,预估 AVF 成熟概率。AVF 建立的部位、血管选择等有多种,腕部头静脉-桡动脉内瘘是最常用的。但术前仍需要充分评估患者动静脉血管条件,发现潜在的血管问题,避免术后内瘘成熟不良,提高内瘘建立后顺利使用的成功率。

在 AVF 建立方面,术前要注意保护造瘘的血管,严禁做动静脉穿刺。术前 1 d 要清洁术侧皮肤,修剪指甲预防感染,如手术部位毛发旺盛需要术前充分备皮。

手术后术侧肢体抬高 20°~30°,减轻因静脉压力升高淋巴回流受阻导致的水肿。观察患者心功能等全身情况,监测内瘘杂音及震颤。观察无菌敷料有无渗血、渗液及造瘘处有无剧烈疼痛,避免包扎过紧和敷料过厚。手术后禁止在内瘘侧进行测血压、输液、抽血等一切护理操作。如术后出现术侧肢体发凉、麻木,则应采取一定保暖措施。术后 3 d 开始做推拿运动以促进血流速度加快,术后 2 周拆线后开始功能锻炼。内瘘成熟一般需要 4~8 周,应在术后 2 个月时行超声检查评估内瘘扩张情况,评估内容包括动脉、吻合口及流出道静脉的血流速度及血流量,管腔是否存在狭窄,肱动脉血流量,内瘘静脉血管距皮深度等。根据评估情况判断内瘘成熟情况,是否可穿刺使用。若 AVF 达到成熟标准则予以规划穿刺点,行穿刺使用。若 AVF 存在问题则予以相应处理。

十、练习题

1. 血液透析通路的类型及各自优缺点有哪些?
2. 自体动静脉内瘘建立前的准备有哪些?
3. 简述自体动静脉内瘘建立的术前评估内容。

十一、推荐阅读

[1] 中国医院协会血液净化中心管理分会血液净化通路学组. 中国血液透析用血管通路专家共识(第 1 版)[J]. 中国血液净化,2014,13(8):549-558.
[2] LOK CE,HUBER TS,LEE T,et al. KDOQI clinical practice guideline for vascular access:2019 update [J]. Am J Kidney Dis,2020,75(4 Suppl 2):S1-S164.

(周春宇 王 沛)

技术 4 腹膜透析管置入术

一、置管术前准备

（1）与患者及家属谈话沟通，交代手术的过程及可能出现的并发症，争取患者及家属的理解和配合，签署手术知情同意书。

（2）完善术前检查：血常规、出血时间、凝血时间、血型、传染病筛查等

（3）术前按下腹部手术常规备皮，注意腹部皮肤（特别是脐部）的清洁。

（4）准备腹膜透析导管：置管前根据患者情况选择适宜的腹膜透析导管。儿童因腹部及腹腔容积均较成人小，需要选择儿童腹膜透析导管。目前国内常用的腹膜透析导管为 Tenckhoff 直管、Tenckhoff 卷曲管、鹅颈置管，鹅颈卷曲管，其中 Tenckhoff 直管最为常用，本案例采取 Tenckhoff 直管进行置管手术。

（5）置管前根据患者左、右利手，身高，肥胖程度，腹围，裤带位置，既往手术切口，确定置管位置和出口位置，并做好标记（建议结合患者坐位或立位标记出口位置）。

（6）置管前嘱患者排空膀胱和肠道。便秘者给予灌肠等通便处理。如采用全麻或硬膜外麻醉，术前需禁食 8 h。

（7）术前用药：术前 0.5 ~ 1 h 预防性使用抗生素，可选择第一代或第二代头孢菌素 1 ~ 2 g；高血压者应常规降压治疗；精神过度紧张者可酌情使用镇静药物。

二、置管方式的选择

维持性腹透置管方式有 3 种：直视手术切开法置管、腹腔镜法置管和经皮穿刺置管法。目前我国多采用直视手术切开法置管，本案例也采用此法。

三、直视手术切开法置管操作

（1）切口选择多在旁正中线上，耻骨联合上 9 ~ 13 cm 处，切口长 3 ~ 5 cm（图 78A）。如患者以前做过腹部外科手术，应避开原切口，以避免瘢痕下肠粘连。在局麻下切开皮肤，钝性分离皮下组织至腹直肌前鞘。提起腹直肌前鞘，并在前鞘做纵行小切口，沿切口纵行剪开腹直肌前鞘，钝性分开腹直肌至腹直肌后鞘。提起并切开腹直肌后鞘，暴露腹膜。用止血钳提起腹膜，在辨明无误钳肠管或大网膜后，在腹膜做一小切口（图 78B），以仅能通过腹透管为度，沿腹膜切口周围做一圈荷包缝合（图 78C）。

（2）将金属导丝插入腹透管内，以协助透析管从手术口向膀胱直肠窝（女性为子宫直肠窝）徐徐放入（图 78D）。在放入导管时，要问病人的自我感觉，如病人感觉会阴部有坠胀感或便意，则表示放入的透析管位置是对的。如病人感觉会阴部疼痛明显，表示导管插入过深，可缓慢退出 0.5 ~ 1.0 cm，以会阴部无明显不适感为宜。如果放入透析管中遇到阻力，可能是网膜缠绕或透析管触到肠襻，此时应退出，改换不同角度再插。

（3）导管到位后拔出导丝，经导管注入盐水 50 ~ 100 mL。如果导管位置恰当，则患者仅感觉有便意而无痛苦，且生理盐水引流顺畅成线状（图 78E）。

（4）收紧荷包线（图 78F），将涤纶袖套置于腹直肌后鞘前，缝合腹直肌前鞘。顺着透析管的自然走向，在腹壁脂肪层构建皮下隧道（通常用隧道针完成）（图 78G），从隧道出口处拉出透析管，浅

层涤纶袖套距皮肤出口处 2 cm 左右为宜。

　　（5）检查导管无扭曲和移位后,缝合皮下脂肪和皮肤切口,然后用纱布盖好切口和出口。接好钛接头和短管,用纱布和/或胶布固定好导管,避免导管牵拉而损伤出口。

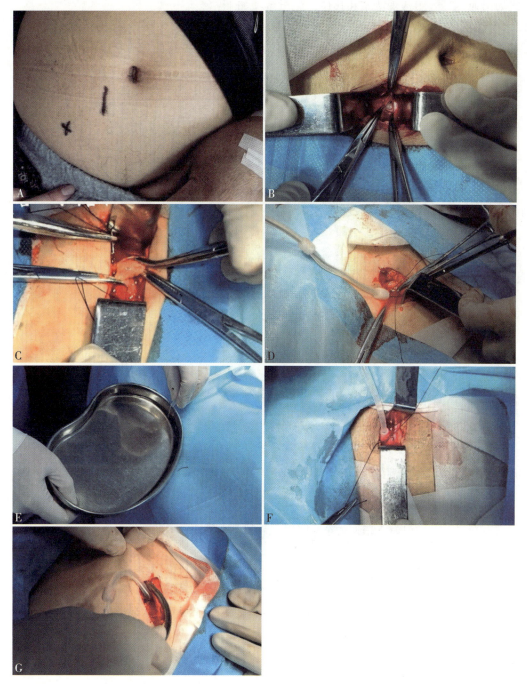

　　A. 手术切口标记;B. 在腹膜做切口;C. 腹膜切口做荷包缝合;D. 置入腹膜透析管;E. 液体通畅试验;F. 收紧腹膜荷包;G. 使用隧道针建立皮下隧道

图78　腹膜透析置管术步骤

四、思考与讨论

腹膜透析导管是透析病人的生命线,其成功置入和术后维护同等重要,要注意防范术后早期并发症,比如出血、渗漏、腹透管堵塞和移位。注意事项如下:

1. 术中注意

(1)以透析管上的钡线作指导,遵从透析管的自然弯曲,不可扭曲透析管(图79、图80)。

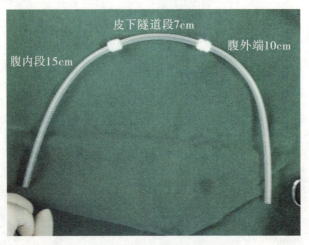

图79　Tenckhoff 直管

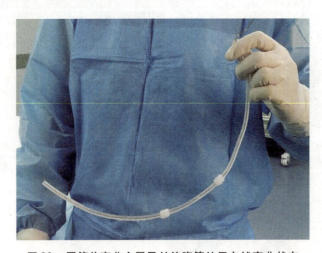

图80　置管前弯曲金属导丝使腹管处于自然弯曲状态

(2)导管置入前,应将涤纶套充分地用无菌盐水浸泡,挤压出其内的气体,并以少量肝素溶液(2000 U/L)冲洗管腔(图81)。

(3)引导腹透管的金属导丝末端应隐藏在距透析管末端3 cm以上,以免导丝露出透析管刺破腹腔脏器。

(4)注意在手术过程中检查导管通畅性和引流情况。

(5)注意涤纶套位置、皮下隧道和出口点的构建。

1)内涤纶套置于腹直肌鞘内,组织会内生入涤纶套,可避免导管旁疝、渗漏等并发症

2)外涤纶套应置于距皮肤出口2~3 cm处,可避免导管浅涤纶套外露和出口处糜烂等并发症

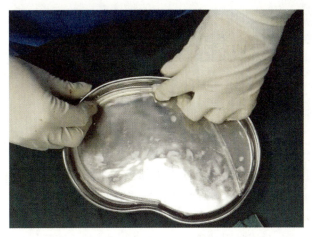

图81　挤压涤纶套中的气体,使其充分浸泡

3)隧道出口位置应低于手术切口位置,方向向下、向外,利于引流通畅,降低感染发生概率。

4)隧道针的直径不应超过导管的直径,隧道出口点恰当,以透析导管刚能穿过最佳。避免使用不合理的器械来建造隧道,以此减少隧道出口处并发症。

2.术后注意

(1)术后注意保持患者大便通畅,避免床上屈膝、深蹲、久坐等动作,鼓励年轻及体质较好患者在术后早期下床活动,有利于减少腹膜透析液引流不畅的发生。

(2)术后导管应注意固定良好,避免牵拉,以利于导管出口处的愈合,减少渗漏及导管相关感染的发生。

(3)避免术后频繁换药,但遇渗液、感染或卫生条件不良时,应严格按照无菌要求操作,加强换药。

(4)开始透析的时机建议:患者病情许可时,在腹膜透析置管2周后开始腹膜透析治疗,以利手术伤口的愈合。若患者病情紧急,需要手术后立即开始透析治疗者,建议透析从小剂量、卧位治疗开始,根据患者情况再逐渐增加剂量。

五、练习题

1.简述腹膜透析的适应证和禁忌证。

2.简述腹膜透析导管的置入过程和护理事项。

六、推荐阅读

[1]陈崴,余学清.中国腹膜透析置管指南[J].中华肾脏病杂志,2016,32(11):867-871.

[2]陈香美.实用腹膜透析操作教程[M].北京:人民军医出版社,2013.

[3]CRABTREE JH,SHRESTHA BM,CHOW KM,et al. Creating and maintaining optimal peritoneal dialysis access in the adult patient:2019 update[J]. Perit Dial Int,2019,39(5):414-36.

(丁　琪　张　博)

技术 5　血液透析

一、原理

血液透析时,需要一种特制的管路,将患者血液从动脉(或静脉)引出体外,流经透析器进行净化,净化后的血液再通过透析管路由静脉返回患者体内。透析器含有上万根半透膜构成的空心纤维毛细管,血液流经管内,透析液流在管外,两者在半透膜两侧成反向流动。根据半透膜原理,借助膜两侧的渗透梯度和压力梯度(透析液侧的溶质浓度和压力均低于血液侧,形成一种血液与透析液之间的差别梯度),通过弥散、对流吸附清除毒素,通过超滤、渗透清除体内过多水分,同时补充身体需要的溶质,纠正水、电解质和酸碱平衡紊乱。

弥散:半透膜两侧溶液中的溶质(如尿素氮、肌酐等)从浓度高的一侧跨过半透膜向浓度低的一侧移动,这种现象称为弥散。

渗透:溶液中水分子由溶质浓度低(渗透浓度低)的一侧跨过半透膜向溶质浓度高的一侧移动,这种现象称为渗透。

对流:通过半透膜两侧跨膜压力差(压力梯度),使溶质和水一同从压力高的一侧跨过半透膜向压力低的一侧移动,这种现象称为对流。

超滤:扩大半透膜两侧跨膜压力差,从而增加水和溶质向压力低的一侧移动,这种现象称为超滤。血液透析的脱水过程主要依靠超滤来完成。

二、适应证

1. 急性肾衰竭透析指征

(1)高分解型急性肾衰竭应立即透析

(2)非高分解急性肾衰竭达到以下任何一项也应透析:①无尿或少尿2 d;②血清肌酐>442 μmol/L(5 mg/dL);③血尿素氮>21 mmol/L(60 mg/dL);④二氧化碳结合力<13 mmol/L;⑤血清钾>6.5 mmol/L或出现严重心律失常;⑥经积极治疗无效的严重肺水肿;⑦尿毒症症状严重,如心包炎、癫痫发作等。

2. 慢性肾脏病开始透析指征

(1)血清肌酐>707 μmol/L(8 mg/dL),肌酐清除率<15 mL/min,尿素氮>28.6 mmol/L(80 mg/dL)。

(2)血清钾>6.5 mmol/L。

(3)二氧化碳结合力<13 mmol/L。

(4)尿毒症症状显著,如恶心、呕吐、食欲减退、水肿、胸闷、气喘等。

(5)明显水潴留,容易诱发急性左心衰。

(6)出现尿毒症心包炎、尿毒症脑病或消化道出血等严重并发症。

3. 其他疾病开始透析指征

(1)糖尿病肾病、儿童、老年、妊娠等慢性肾衰竭患者,根据病情可以提前进行血液透析。

(2)急性中毒,可经透析清除的药物或毒物的中毒。

(3)严重电解质紊乱,高血钾、严重高血钠或低血钠、高血钙、高血镁等。

三、禁忌证

随着血液透析技术的进步,血液透析的适应证逐渐扩大,目前已没有绝对禁忌证,但是,以下情况仍暂时不宜做血液透析。

(1)严重活动性出血。

(2)颅内出血伴血压增高。

(3)升压药不能纠正的严重休克。

(4)心肌病变引起的严重心力衰竭。

(5)不能合作的婴幼儿及精神病患者。

四、透析操作方法及程序

1.患者准备

(1)了解患者透析期间的情况。

(2)测量体重,记录尿量。

(3)量血压、测心率,测体温。

(4)依据个体情况下达透析医嘱。

2.透析机器的准备

(1)检查透析机的供水、供电状况,打开机器相应开关。

(2)检查透析机是否完成消毒冲洗程序。

(3)查对 AB 液浓度及有效期后连接 AB 浓缩透析液,透析机进行自检,如未通过自检应通知技术人员对该机进行检修。

(4)透析机自检通过后,检查透析机屏幕的显示是否正常,发现问题及时进行调整(图 82)。

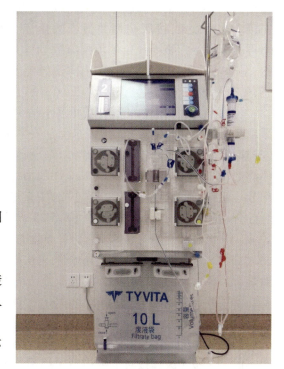

图82　血液透析机

3.透析管路安装

(1)护士按卫生学要求着装,然后洗手、戴帽子和口罩。

(2)查看机器检查完成情况,核对机器参数显示,准备就绪,可进行以下操作:①取透析器和管路,查看品名,规格和有效日期,以及外包装是否完整。②打开包装,取出透析器和管路,检查是否有破损、残缺。③将透析器安装在机器固定架上。④安装动静脉血液管路,并与透析器连接,管路末端挂好避免下垂。

4.透析器、管路冲洗操作程序

(1)检查生理盐水有效期,有无沉淀及异物,包装有无破损,轻度按压有无液体外漏。

(2)输液器与生理盐水容器连接后挂好,输液器与血液管路动脉端给液口连接。

(3)夹闭管路肝素管注入口及动、静脉侧管等开口。

(4)开血泵,将机器血泵流速调至 100 mL/min,依次用生理盐水从血液透析管路动脉端至静脉端冲洗,每个开口使用 50~80 mL 生理盐水,透析器预冲量,严格按照说明书要求。

(5)用生理盐水排净透析管路和透析器血室内气体,并注满体外循环。

(6)将血泵速度调至 200 mL/min,将机器透析液接头与透析器旁路连接,排净透析器膜外气体(血室外)。

(7)调节动静脉空气陷阱内液面至 2/3,避免静脉空气陷阱液面内有小气泡,关血泵。

（8）连接并打开透析液通路，使透析液室充满透析液。

（9）根据医嘱，输入治疗参数。

5. 操作规程

（1）内瘘穿刺：①物品准备。治疗消毒盘、胶布、棉签、止血带、消毒液、注射器、一次性治疗巾及穿刺针。②检查动静脉。③铺治疗巾。④常规消毒穿刺点。⑤扎止血带。⑥穿刺见回血后用布固定穿刺针尾部机翼，再环绕固定穿针管。⑦穿动静脉内瘘时两针距离宜大于 10 cm，要有计划地选择穿刺点。⑧按照医嘱给首剂肝素（或低分子肝素等抗凝剂）。⑨管路动脉端与内动脉针连接。⑩开动血泵，血流量 50 mL/min，排除预冲液，特殊情况可给预冲液。关泵，管路与静脉端连接。⑪开血泵，按医嘱调整适当的血流量。⑫将肝素注射器放入肝素泵内，调整肝素用量。⑬再次核对治疗板面设定的治疗参数和体外循环管路。⑭用治疗巾盖手臂，告知病人透析已开始，手臂活动范围不要过大，如有不适感觉及时告知护士等。⑮查看机器各监测系统处于监测状态，整理用物。

（2）中心静脉导管：①操作前更换清洁手套，铺第 1 块治疗巾，打开包裹留置导管的纱布。②左手拿起留置导管的尾端并向上，右手拿安尔碘喷雾剂由上至下、螺旋、均匀、全面消毒留置导管。③铺第 2 块治疗巾，用 2 块安尔碘纱布分别包绕消毒后的留置导管，将留置导管尾端向下，用安尔碘喷雾剂，以螺旋式向留置导管尾端全面喷消，留置导管尾端保持向下，避免消毒液倒流，污染已消毒部分。④拧开留置导管动脉端的小帽，用安尔碘棉签双消毒管口，从内至外，用 5 mL 注射器抽出留置导管动脉端管腔内残留的肝素水约 0.5 mL（根据留置导管腔内容积），同样方法处理留置导管静脉端。⑤将血液管路的动脉端与留置导管的动脉端连接，开泵引血（血流量 100 mL/min），从肝素口注入首剂肝素。连接留置导管静脉端，再次核对治疗参数。⑥调整泵速至血流量 200 mL/min 后开始透析，透析器动脉端朝向上，再次拧紧透析器与管路连接处。⑦用止血锥固定好管路，治疗巾遮盖好留置导管连接处，调整血流量 250～300 mL/min，查看机器各监测系统处于监测状态，整理用物。

（3）透析过程中的监护：①检查穿刺针及管路固定是否牢固。②检查体外循环各连接点连接是否牢固。③按照医嘱核对是否正确使用透析液。④管路各开口关/开到位。⑤检查机器运行状态显示是否正常。⑥核对病人治疗参数设置是否正确。⑦密切巡视透析治疗过程，并观察患者精神状态，有无不适症状等，每小时测量血压心率 1 次并做好记录。⑧认真填写透析记录单，项目齐全，护士签字。

（4）透析结束操作常规：①透析机鸣音提示透析治疗结束，先消音，检查除水量及透析时间是否按医嘱完成，告知患者透析结束、准备回血等。②将流量降至 100 mL/min。③用生理盐水依次从动脉端到透析器、静脉回血。④回血过程中应注意观察管路与透析器连接处，以避免脱开。观察动脉穿刺处有无血肿，患者病情有无异常。⑤关掉血泵，拔动、静脉针，压迫止血。⑥撤下废弃的管路及透析器。⑦对机器进行清洗和消毒。⑧密切观察患者情况，避免透析后反应。⑨使用中心静脉导管透析结束时应按如下步骤操作。更换清洁手套后，将血液管路的动脉端与留置导管动脉端分离，用安尔碘棉签双消毒管口，从内至外，用 5 mL 注射器向留置导管动脉端注入抗凝药（根据医嘱选用抗凝药的种类、剂量），容量根据管腔的容积而定；同样方法处理血液管路静脉端与留置导管静脉端；将留置导管的无菌小帽盖好，用无菌纱布包导管远端，使管口不暴露，再用胶布将导管固定；以下步骤同前。

五、血液透析急性并发症

（一）血液透析中技术故障及处理

1.空气栓塞

（1）透析过程中产生空气栓塞的原因有以下几方面：首先，任何连接部位的松动或脱落都可能导致空气进入透析管路。例如，动脉穿刺针的脱落、血透管路接头的松开或脱落等情况。此外，透析管路或透析器的损坏和开裂也可能引发空气栓塞。因此，确保各连接部位的牢固和透析设备的完整性是预防空气栓塞的重要措施。

（2）临床表现：空气进入体内的危害取决于空气进入量、速度、空气阻塞部位以及当时患者的体位，轻者呼吸困难、咳嗽、胸痛，重者气喘、昏迷，乃至死亡。

（3）处理：发现空气进入体内，立即夹住静脉管道，患者取头低左侧卧位，抬高下端，马上吸氧，静脉注射地塞米松，切忌心脏按压，有条件的医院可将患者送进高压氧舱，如果判断右心室有较多气体，立刻请专科医师处理。

2.透析器破膜漏血

（1）原因：透析器在运输和储存时破损未被发现，复用透析器有些净化剂（如氢氧化钠，次酸钠等）对透析膜有腐蚀作用，跨膜压过高等。

（2）表现：机器提示漏血报警（注意有时误报或漏报），或发现透析液变色。

（3）处理：严重漏血必须更换透析器，重新开始透析，而且血液不能回输给患者。

3.凝血

（1）原因：患者高凝状态、肝素用量不足、血流量不足或流动不畅，空心纤维内有气泡、低血压等。

（2）表现：机器静脉压报警或者血液在管路内分层，捕气室（静脉壶）外壳变硬、液面上有气泡。

（3）处理：如肝素量不足要增加肝素量，或寻找其他原因有针对性处理。

4.透析液异常

（1）透析液浓度异常：主要指离子浓度异常，可能导致低血钠、高血钠、高血钾、低血钾、高血钙和高镁血症等。

（2）透析液温度异常：有时由于热敏电阻和加热器异常而使液温失常，患者可有发冷或发热感觉。立刻请工程技术人员检查并处理。

5.电源中断　在透析中电源突然中断，消除报警音，手摇血泵，以免凝血。同时找断电原因并加以排除。

6.水源中断　常见原因有驱水泵故障、输水管道断裂或水源不足等，此时机器产生电导度报警，立即寻找断水原因并加以排除。

（二）血液透析中临床急性并发症及处理

1.首次使用综合征（FUS）　FUS 分为 A、B 两型，原因不清楚，多与消毒剂环氧乙烷（EOG）有关。A 型 FUS 严重，常在透析后几分钟内发生，轻者表现为瘙痒、荨麻疹、咳嗽、流泪和流涕，也可有腹肌痉挛和腹泻，重者可出现呼吸困难、心跳骤停。严重反应者应立即停止透析，丢弃透析器和管道内的血液，必要时用肾上腺素、抗组胺药或糖皮质激素，心跳骤停按心肺复苏处理。B 型较轻，多发生在透析 1 h 后，主要表现胸、背痛，对症处理后可以继续透析。

预防措施包括尽量不用 EOG 消毒的透析器，使用前用生理盐水冲洗，不服用 ACEI，同时使用 AN69 膜。透析器复用可能减少 FUS 发生率。

2.透析引起症状性低血压　发生率为 20% ~ 40%。

（1）原因：有效血容量不足（除水低于干体重，或血浆渗透压大幅度下降，或超滤率大于毛细血管再充盈率），自主神经功能紊乱，升压调节机制障碍/膜生物相容性差，导致补体活化，产生过敏毒素；心脏因素（心力衰竭、心包积液或心包填塞、心律失常等）；透析中进食；口服降压药物；透析液因素（内毒素、低钠、低钙、低渗、高温、醋酸盐等）。

（2）临床表现：早期反应，如打哈欠、便意、背后发酸等，继之表现恶心、呕吐、出汗，重者可出现面色苍白、呼吸困难、血压下降等。

（3）低血压的处理：轻者输入100～200 mL生理盐水后症状很快缓解，一旦发现严重低血压或出现明显低血压症状，如面色苍白、出汗等，可不必先测血压，立刻输入生理盐水，然后降低TMP改为旁路。如经积极处理血压仍不上升，立刻停止透析，进一步检查是否有其他原因（如心包填塞等）或采取其他相应的急救措施。

（4）症状性低血压的预防：①考虑患者血容量不足时，体外循环要预冲生理盐水，严重贫血者要在透析开始输血，严重低蛋白血症者，在透析中输入血浆、白蛋白或其他胶体溶液，停用降压药物，尽量不在透析中进食。②提高透析液钠浓度。③低温透析。④使用生物相容性好的透析膜。⑤改变血液净化方法，用序贯透析或血液滤过。⑤对心源性低血压和感染性休克，可用强心药和升压药。

3. 高血压

（1）原因：交感神经兴奋，输入高张溶液过多或过快；透析液钠或钙过高；可伴随某些透析反应而出现，如热原反应、失衡综合征等；透析本身刺激肾素分泌增多。

（2）临床表现：特点为透析中发生高血压或血压进一步升高，轻者没有症状，重者可有头痛或恶心、呕吐，高血压多在透析结束2～3 h后自然缓解。

（3）处理：消除患者精神紧张状态，控制输液速度，正确选择和实时监控透析液成分，透析中高血压很少自行缓解，对降压药反应较差。可试用舌下交替或反复含服ACEI类药物，如果血压下降不理想，可口服或静脉选用α受体阻滞药，如血压仍不能下降，应终止透析，继续降压处理并寻找原因。

4. 失衡综合征

发生率为0.46%～18.50%，发生机制一般认为与"尿素逆渗透效应"有关。由于透析中血浆尿素氮浓度快速下降，导致血液与脑、肺及全身组织之间产生渗透梯度，引起水的逆向移动，导致脑水肿、肺水肿等。

（1）失衡综合征（disequilibrium syndrome，DS）可分为脑型和肺型两种。①脑型失衡综合征：多发生在首次透析2～3 h，表现为恶心、呕吐、头痛、血压增高、焦躁、嗜睡等，严重者伴有抽搐、扑翼样震颤、昏迷乃至死亡。②肺型失衡综合征：多发生在首次透析后期或结束4～6 h后，发生呼吸困难逐渐加重，不能平卧，甚至出现发汗、大汗淋漓，出现急性肺水肿的临床症状与X线表现。

（2）DS的预防和处理：充分合理的诱导透析是减少DS的主要措施，提高透析液钠浓度，在透析中静脉滴注甘露醇、高渗糖溶液等都是防止发生DS的有效方法。已经发生DS，轻者要缩短透析时间，重者要即刻终止透析，同时静脉给予高渗葡萄糖或高张钠溶液（血压高者慎用），DS一般在2 h内症状自行缓解，如不恢复应考虑有否有其他合并症。

5. 恶心、呕吐

在透析中恶心、呕吐比较多见，为7.7%～12.9%，有很多因素所致，但有时找不到原因。恶心、呕吐常是低血压的早期症状，DS也先出现恶心、呕吐。此外，还常由热原反应、高血压、心力衰竭、硬水综合征、酸碱度的急剧变化、对醋酸盐不耐受、透析水质不纯、胃肠疾病及某些药物等引起。恶心、呕吐往往也是脑出血、蛛网膜下腔出血的先兆症状。有时患者不明原因的恶心、呕吐，但呕吐后症状完全消失。如持续存在，应寻找病因采取治疗措施或对症处理。

6. 头痛

在透析中头痛发生率为5%，常见原因可能为高血压神经性头痛，也可能由脑出血、蛛网膜下腔出血所致。头痛如能排除脑血管病变后可以对症处理。

7. 发热　在透析当中或结束后发热,原因有导管感染、热原反应、输血反应、高温透析,还有不明原因的发热,但最常见的是内毒素进入血液引起热原反应,一般对热原反应主要采取对症治疗和应用抗过敏药物,24 h 内完全恢复。如患者高热严重,或症状持续 24 h 以上,应做血培养,不必等结果就应给予抗生素治疗,应采取各种措施防止热原反应的发生,透析液达到卫生学要求可以避免热原反应。

8. 出血　透析中应用抗凝药可以增加出血倾向。常见胃肠道出血、硬膜下血肿、脑出血、蛛网膜下腔出血、泌尿系统出血、后腹膜血肿、血性胸腔积液,血性渗出性心包炎和眼底及自发性眼前房出血等,有出血倾向者可以用低分子肝素,有活动性出血者可以用枸橼酸抗凝或不用抗凝药透析,脑出血应采用腹膜透析。

9. 溶血　在透析中发生溶血的原因有:①血泵或管道内表面对红细胞的机械损伤;②透析液浓度异常,特别在低钠时;③消毒剂残留(如 EOG、氯、甲醛溶液等);④异型输血;⑤高温透析。发生溶血时可见血液管道内呈淡红色,尿液呈酱油色,也可伴有发冷、发热、胸闷和急性贫血,严重者终止透析并丢弃管道中的血液,贫血严重可输新鲜血液,预防高血钾引起的致命危险。透析中溶血完全可以预防,血泵转子松紧要适宜,透析器及管道中的消毒剂要冲洗干净,严密观察透析液的浓度和温度变化。

10. 痉挛　发生率约 7.0%,容易发生于除水较多和老年患者,多出现在透析的中后期,以下肢多发,也可在腹部,为肌肉痉挛性疼痛,发生痉挛时首先降低超滤速度,通常输入生理盐水 100 ~ 200 mL,或注入 10% 氯化钠 10 ~ 20 mL,或用高糖溶液使症状缓解,对经常发生痉挛者要考虑是否调整干体重。

11. 心律失常　血液透析相关心律失常发生率较高,美国 72 个多中心研究(HEMO)心律失常发生率为 31%,国内报道为 19.7%,均以房性心律失常为多见。

(1)心律失常的原因包括冠心病、心力衰竭、心包炎、严重贫血、电解质(钾、钙、镁)异常、酸碱平衡紊乱、低氧血症、低碳酸血症、低血压及某些药物影响等。

(2)临床表现:根据心电图可分如下几类。①心动过缓和房室传导阻滞(AVB),窦性心动过缓少见,AVB 相对多发,高钾是造成 AVB 最常见的原因,治疗措施除尽早透析外,如同时存在代谢性酸中毒,则纠正酸中毒是当务之急。②室上性心动过速:发生率占心律失常的 15.9% ~ 23.0%,患者感觉心慌、心悸,心电图主要表现为心房扑动和心房纤颤,多与低血钾有关,提高透析液钾浓度(3.0 ~ 3.5 mmol/L)可以预防。③室性心律失常:发生率占心律失常的 10.6% ~ 27.9%,患者感觉心悸、呼吸困难、肢体麻木(高血钾)、血压降低等,成为患者猝死常见原因。心电图表现可为室性心律不齐、室性心动过速、房室传导阻滞,甚至室颤,患者多有基础心脏疾病,透析是诱发因素,如血流动力学的变化,不仅与电解质组分有关,而且还与其比例有关。④猝死:据 USRDS 报道,心源性猝死占透析患者全因死亡的 29.9%,长期透析患者猝死的心脏原因(如冠心病、高血压及左心室肥厚、主动脉僵硬度增加)肺栓塞、电解质异常、营养不良、糖尿病、贫血、甲状旁腺功能亢进以及原因不明等。心电图呈现典型的室颤图形。

(3)处理:仔细寻找导致心律失常的原因,使用治疗心律失常的药物应严格根据药品说明书,注意剂量和对其他脏器的影响,预防心律失常很重要,治疗基础心脏病、改善贫血状态、降压等干预措施,增加透析充分性,提高患者基础血钾水平,可降低透析中 QT 间期和 QT 离散度,有利于降低猝死发生率,透析患者需要治疗的心律失常包括复发性房性心动过速、频发室性早搏伴复发性室性心动过速和缓慢性心律失常,治疗包括使用药物、电转复和安装起搏器等。①积极控制血压,选择 β 受体阻滞剂、ACEI、ARB、钙通道阻滞剂,透析中预防性吸氧,预防血浆电解质异常,特别是血钾异常。②通常房性早搏、窦性心律不齐不产生严重后果,不必急于用药。③对于频发或多源性房性早搏,可选择 β 受体阻滞剂或钙通道阻滞剂,必要时用洋地黄制剂。④室性早搏尤其为多源性或频发性

(>30 次/h)或呈二联律时可选用利多卡因。⑤心动过缓的治疗,首先要停用或减少某些影响心率的药物剂量(如受体阻滞剂),病窦综合征和高度房室传导阻滞,给予异丙肾上腺素阿托品,必要时安装临时起搏器。⑥对于快速房、室上性心动过速,宜选毛花苷 C(西地兰)、胺碘酮等药物,室性心动过速宜选用利多卡因、胺碘酮、卡维地洛等。窦性心动过速可以选用 β 受体阻滞剂。预防心脏猝死,服用 β 受体阻滞剂、ACEI 可降低猝死率。置入式电复律除颤器(ICD)对非缺血性心肌病、左室射血分数低于35%、恶性心律失常的患者,可预防心源性猝死。

六、练习题

1. 慢性肾脏病和急性肾脏病是如何鉴别的?
2. 急性肾功能衰竭行血液透析的指征有哪些?
3. 血液透析常见的并发症有哪些?

七、推荐阅读

[1]王质刚.血液净化学[M].4 版.北京:科学技术出版社,2016.

[2]王海燕.肾脏病学[M].北京:人民卫生出版社,2008.

[3]陈香美.血液净化标准操作规程[M].北京:人民卫生出版社,2021.

(赵 京 王 凯)